营养天天学 健康全方位

丁钢强 | 主审

姜红如　王志宏 | 主编

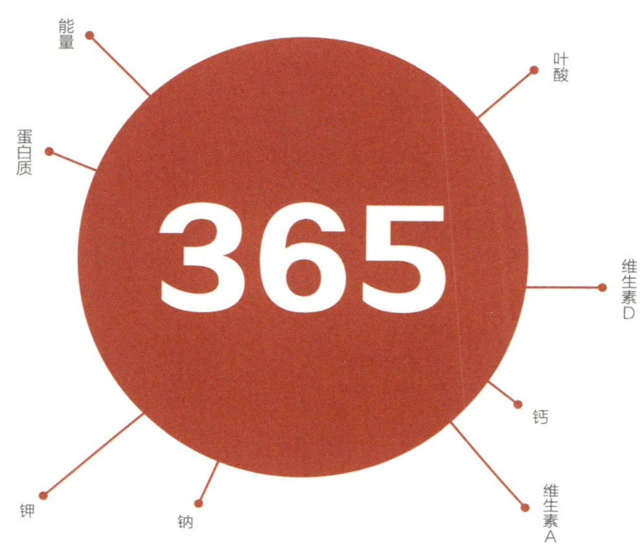

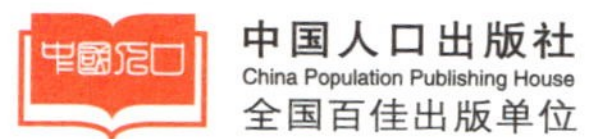

中国人口出版社
China Population Publishing House
全国百佳出版单位

图书在版编目（CIP）数据

营养天天学 健康全方位 / 姜红如，王志宏主编 . -- 北京：中国人口出版社，2022.12
ISBN 978-7-5101-8826-8

Ⅰ . ①营… Ⅱ . ①姜… ②王… Ⅲ . ①食品营养 – 基本知识 Ⅳ . ① R151.3

中国版本图书馆 CIP 数据核字（2022）第 227677 号

营养天天学 健康全方位

YINGYANG TIANTIANXUE JIANKANG QUANFANGWEI

姜红如 王志宏 主编

责任编辑 刘继娟 刘梦迪
策　　划 郭弘葳
装帧设计 华兴嘉誉
插画绘制 张秋霞 万 艺
责任印制 林 鑫 任伟英
出版发行 中国人口出版社
印　　刷 河北巴彩丰包装制品有限公司
开　　本 787毫米 ×1092毫米 1/32
印　　张 23.5
字　　数 300 千字
版　　次 2022 年 12 月第 1 版
印　　次 2022 年 12 月第 1 次印刷
书　　号 ISBN 978-7-5101-8826-8
定　　价 98.00 元

电子信箱 rkcbs@126.com
总编室电话 （010）83519392
发行部电话 （010）83510481
传　　真 （010）83538190
地　　址 北京市西城区广安门南街 80 号中加大厦
邮政编码 100054

《营养天天学　健康全方位》编辑委员会

主　　审　丁钢强

主　　编　姜红如　王志宏

编　　者　杜文雯　王　鸥　李惟怡　郝丽鑫

李方园　王柳森　王邵顺子　刘梦冉

潘　峰　张思婷　洪　溪

科学顾问　徐　娇　张　兵　章荣华　王惠君

黄　建　刘爱东　王瑛瑶

January 一月

February 二月

March 三月

April 四月

May

五月

June 六月

July

七月

1 / 水产类
2 / 鱼肉与健康
3 / 鱼类脂肪
4 / 生鱼片
5 / 草鱼
6 / 鲈鱼
7 / 河豚
8 / 过敏原
9 / 武昌鱼
10 / 鲫鱼
11 / 鲤鱼
12 / 黑鱼
13 / 带鱼
14 / 对虾
15 / 罗氏虾
16 / 皮皮虾
17 / 青虾
18 / 斑节虾
19 / 小龙虾
20 / 河蟹
21 / 梭子蟹
22 / 生蚝
23 / 蛤
24 / 扇贝
25 / 鲍鱼
26 / 竹节蛏
27 / 贝类食物中毒
28 / 甲型病毒性肝炎
29 / 鱿鱼
30 / 海蜇
31 / DHA

August

八月

September 九月

1 / 中国居民膳食指南（2022）
2 / 菌藻类
3 / 银耳
4 / 杏鲍菇
5 / 金针菇
6 / 草菇
7 / 平菇
8 / 食三白
9 / 毒蕈中毒
10 / 香菇
11 / 茶树菇
12 / 叶酸
13 / 黑木耳
14 / 牛肝菌
15 / 豆腐
16 / 泡发干制的菌藻类
17 / MIND 饮食推荐食物
18 / 竹荪
19 / 猴头菇
20 / 不喝或少喝含糖饮料
21 / MIND 饮食限制食物
22 / 菌类多糖
23 / 螃蟹
24 / 紫菜
25 / 海带
26 / 裙带菜
27 / 羊栖菜
28 / 石花菜
29 / 中秋节话月饼
30 / 碘

October 十月

1 / 食药物质
2 / 姜
3 / 丁香
4 / 莱菔子
5 / 山楂
6 / 罗汉果
7 / 决明子
8 / 减盐
9 / 当归
10 / 鲜芦根
11 / 姜黄
12 / 党参
13 / 肉苁蓉
14 / 铁皮石斛
15 / 西洋参
16 / 黄芪
17 / 灵芝
18 / 科学度过更年期
19 / 金银花
20 / 预防骨质疏松
21 / 鸡内金
22 / 草果
23 / 山茱萸
24 / 覆盆子
25 / 茯苓
26 / 蒲公英
27 / 胖大海
28 / 菊花
29 / 预防脑卒中
30 / 藿香
31 / 珍惜食物，杜绝浪费

November 十一月

1 / 坚果
2 / 坚果与健康
3 / 花生
4 / 瓜子
5 / 开心果
6 / 松子
7 / 核桃
8 / 板栗
9 / 杏仁
10 / 碧根果
11 / 巴旦木
12 / 夏威夷果
13 / 腰果
14 / 糖尿病患者饮食
15 / 榛子
16 / 芡实
17 / 预防肺癌
18 / 烹调油
19 / 油脂与健康
20 / 学龄儿童膳食指南
21 / 花生油
22 / 橄榄油
23 / 菜籽油
24 / 玉米油
25 / 素食人群合理选择烹调油
26 / 豆油
27 / 葵花籽油
28 / 核桃油
29 / 芝麻油
30 / 必需脂肪酸

December 十二月

平衡膳食

平衡膳食模式能最大限度地满足人体正常生长发育及各种生理活动的需要，提高机体免疫力，降低膳食相关疾病的发生风险。

平衡膳食的核心是食物多样、合理搭配，每人平均每天应摄入 12 种以上的食物，保证蔬果、奶类、全谷和大豆的充足摄入，适量吃鱼、禽、蛋、瘦肉等动物性食物。加工烹调时应科学合理、少油少盐，养成良好的进餐习惯，提倡使用公筷和分餐制，珍惜食物、杜绝浪费。每天还应保持一定的身体活动，主动足量喝水，戒烟限酒，选购食品时关注营养标签，少吃甜食。

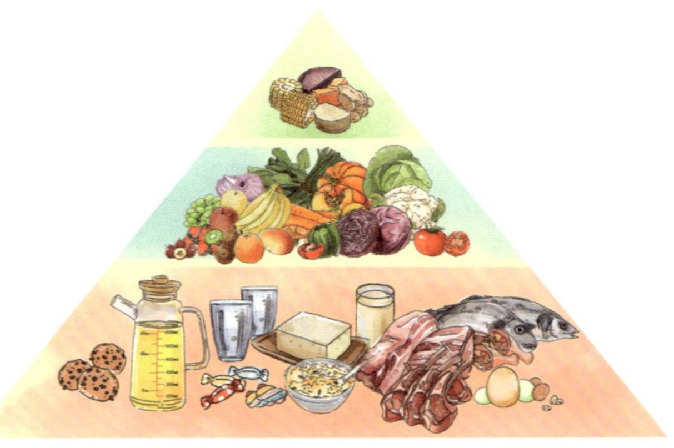

2023年1月·星期日

1

农历十二月初十

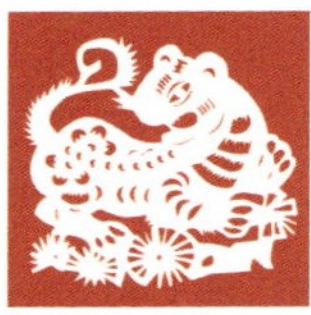

农历壬寅年 虎年

元旦

食物多样

食物多样指食物种类全、品样多，是平衡膳食的基础。每日膳食应由五大类食物组成：第一类为谷薯类，包括谷类（含全谷物）、薯类与杂豆；第二类为蔬菜和水果；第三类为动物性食物，包括畜、禽、鱼、蛋、奶；第四类为大豆类和坚果；第五类为烹调油和盐。

食物多样是平衡膳食的基础

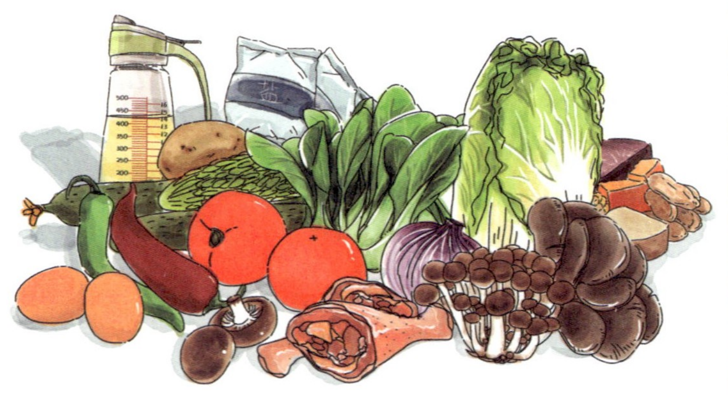

2023年1月·星期一

2

农历十二月十一

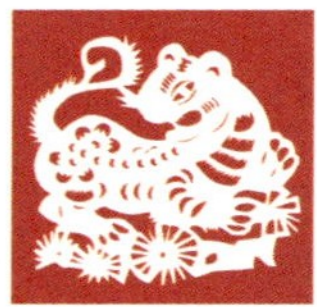

农历壬寅年 虎年

谷类

谷类是我国主要的粮食作物，是人体最经济、最重要的能量来源，富含碳水化合物，也是B族维生素、矿物质、膳食纤维和蛋白质的重要食物来源。在保障儿童生长发育、维持人体健康方面发挥着重要作用。

主食一定要吃，建议平均每人每天摄入谷类食物200～300克，其中全谷物和杂豆类50～150克。

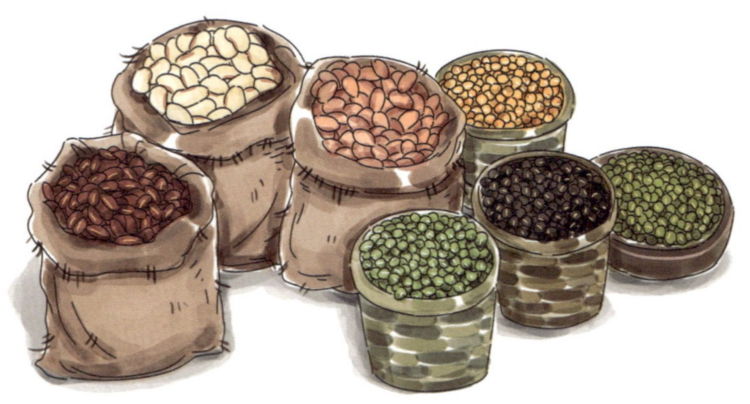

2023年1月·星期二

3

农历十二月十二

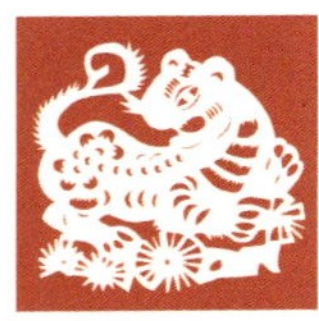

农历壬寅年 虎年

全谷物

全谷物是指经过处理但未经进一步加工，保留了完整颖果结构的谷物籽粒；或虽经碾磨、粉碎、挤压等方式加工，但皮层、胚乳、胚芽的相对比例仍与完整颖果保持一致的谷物制品。推荐的全谷物食品是配方中全谷物原料高于 51%。

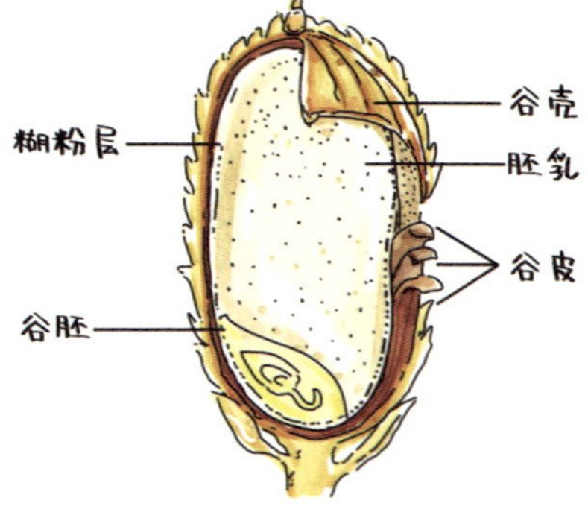

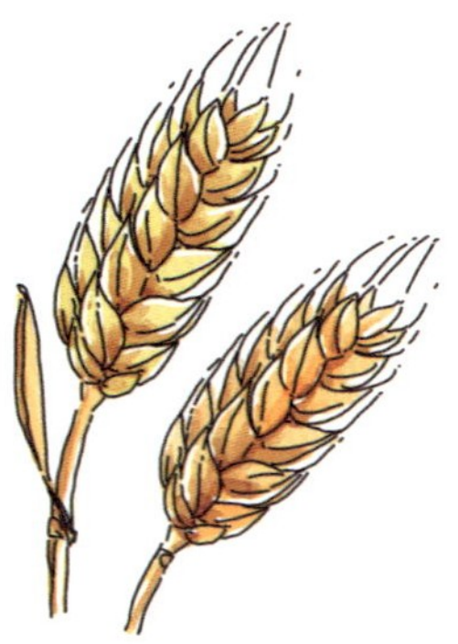

2023年1月·星期三

4

农历十二月十三

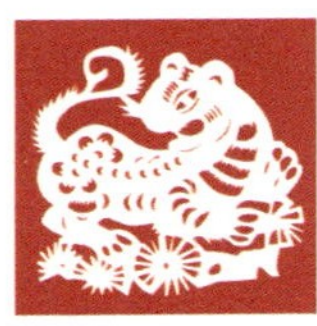

农历壬寅年 虎年

糯米

糯米富含蛋白质、脂肪、糖类、钙、磷、铁、维生素 B_1、维生素 B_2、烟酸等。广州地区有小寒早上吃糯米饭的传统，为避免太糯，一般是 60％糯米加 40％香米蒸熟，把腊肉和腊肠切碎炒熟，花生米炒熟，加一些碎葱白，拌在饭里吃。糖尿病患者可以少量食用糯米，切忌长期大量地食用。

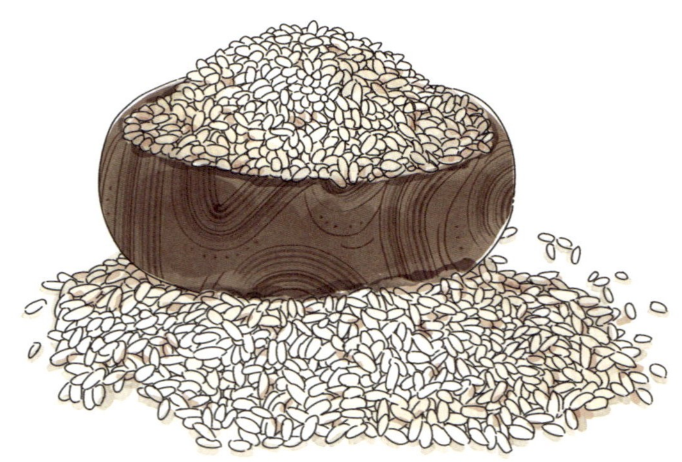

2023年1月·星期四

5

农历十二月十四

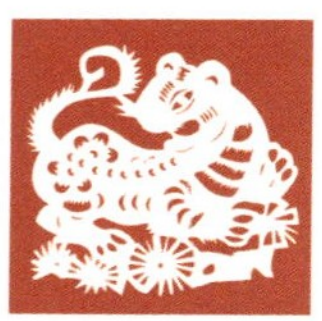

农历壬寅年 虎年

小寒

全谷物与健康

全谷物保留了天然谷物的全部成分。与精制谷物相比，全谷物可提供更多的 B 族维生素、矿物质、膳食纤维及有益健康的植物化学物。目前有充足的证据表明，增加全谷物摄入有利于控制体重、降低肥胖风险，还可降低 2 型糖尿病、心血管疾病及全因死亡风险。

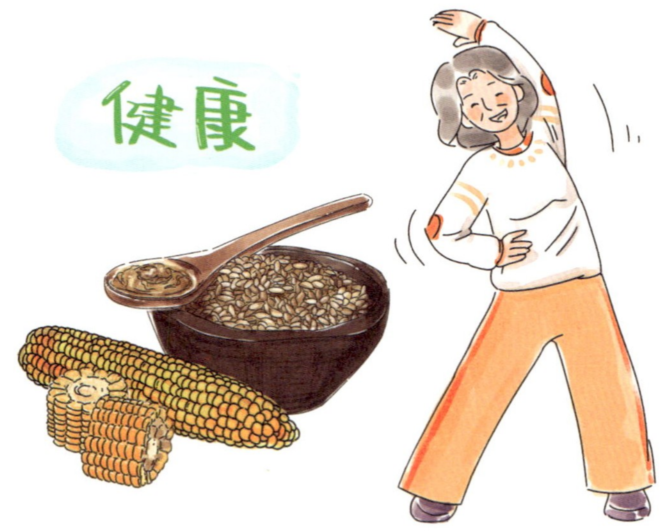

2023年1月·星期五

6

农历十二月十五

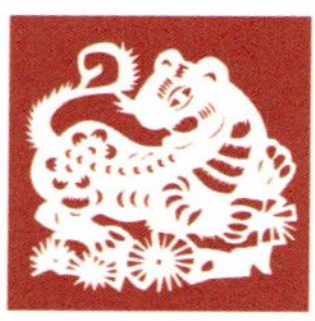

农历壬寅年 虎年

糙米

糙米是稻谷脱壳后不加工或较少加工所获得的全谷粒米，由米糠、胚和胚乳三大部分组成。糙米富含多种营养素，如蛋白质、氨基酸、维生素、膳食纤维、无机盐等，据测定，糙米中含有的氨基酸种类多达8种，膳食纤维含量是相应白米中含量的6倍多。

与白米相比，糙米较大程度地实现了稻谷的全营养保留。

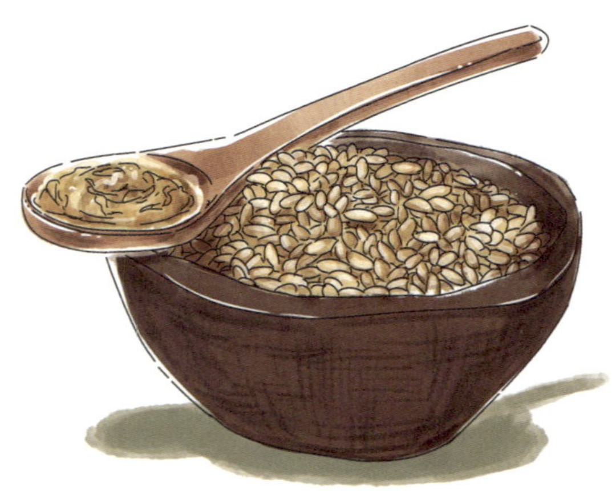

2023年1月·星期六

7

农历十二月十六

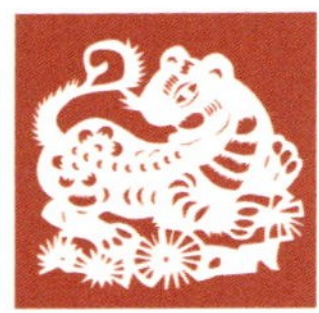

农历壬寅年 虎年

小麦

小麦富含淀粉、蛋白质、脂肪、钙、铁、硫胺素、核黄素、烟酸及维生素 A 等。

小麦仁是以小麦为原料，经过简单加工，脱去种皮的制品。小麦仁是全谷物食品，保留了其全部营养，烹饪前必须浸泡（1 杯麦加 2 杯水，浸泡 3 小时左右），烹饪时间为 30 ~ 40 分钟。

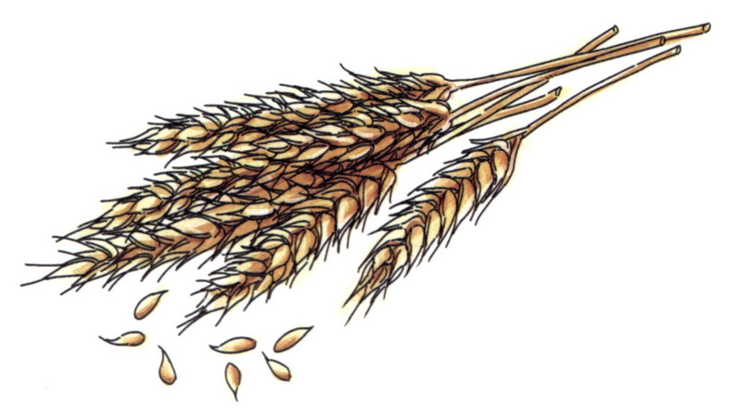

2023年1月·星期日

8

农历十二月十七

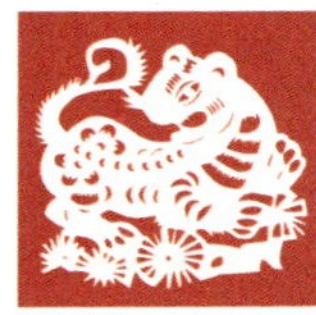

农历壬寅年 虎年

大米

大米中约含碳水化合物 75%、蛋白质 7% ~ 8%、脂肪 1.3% ~ 1.8%，并含有丰富的 B 族维生素。大米中的碳水化合物主要是淀粉，蛋白质主要是米谷蛋白，其次是米胶蛋白和球蛋白，是含蛋白质较高的一种谷类。

大米中加入各种糙米、麦仁、燕麦等，做成杂粮饭，可以帮助实现多吃全谷物的目标。

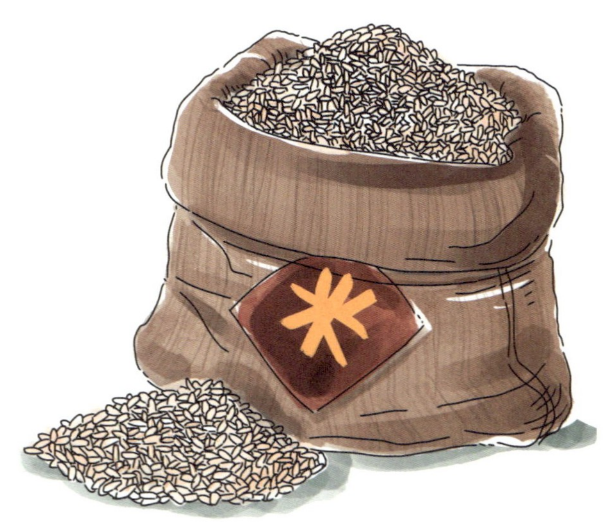

2023年1月·星期一

9

农历十二月十八

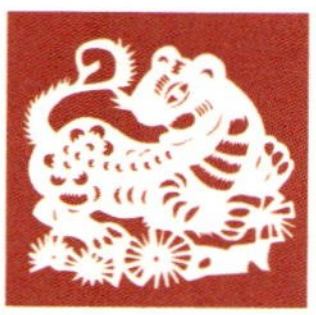

农历壬寅年 虎年

大米、面粉是否越白越好？

精白米、面由于过度加工，谷物籽粒仅留下淀粉含量高的胚乳部分，从而导致营养价值下降，膳食纤维损失严重，B 族维生素和矿物质的损失达 60％～80％。长期食用精白米、面可造成维生素和矿物质摄入不足，甚至导致维生素缺乏病。

因此，大米、面粉并不是越白越好，从营养学角度，推荐多吃全谷物。

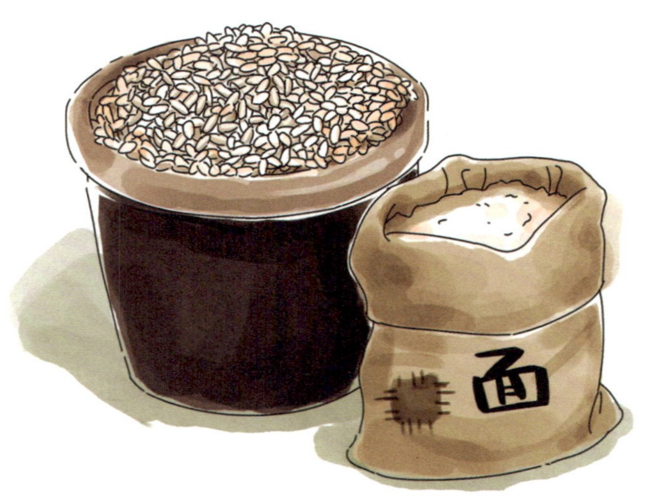

2023年1月·星期二

10

农历十二月十九

农历壬寅年 虎年

小米

常言道，“五谷杂粮，谷子为首”，“谷子”就是指小米。小米含蛋白质、脂肪、淀粉、烟酸、钙、磷、铁及维生素 B_1、维生素 B_2 等。

平时用小米熬粥较为常见，除熬粥外，小米还可与大米一起做成“二米饭”，易消化吸收，也不会给胃带来很大负担。

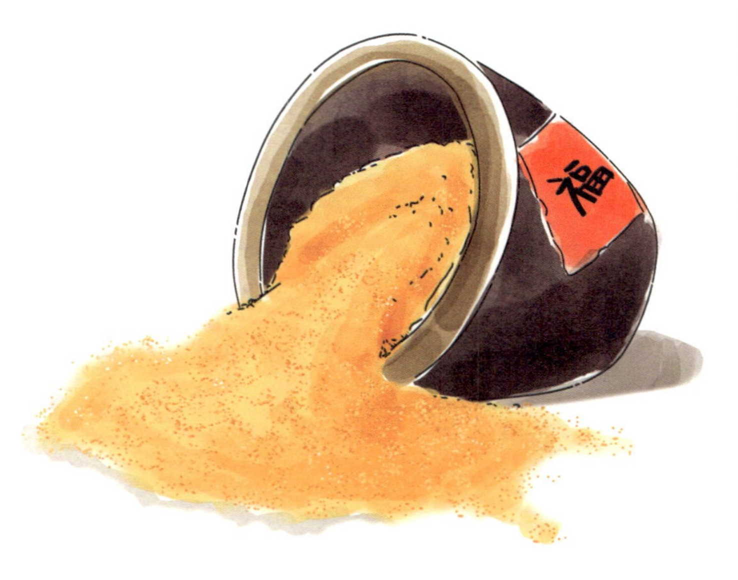

2023年1月·星期三

11

农历十二月二十

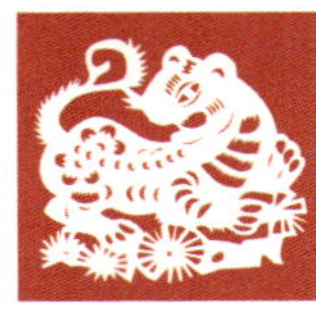

农历壬寅年 虎年

玉米

玉米又称包谷、苞米、棒子等。玉米的营养成分比较全面，含蛋白质、脂肪、糖类、钙、磷、铁、胡萝卜素、维生素 B_1、维生素 B_2 和烟酸以及谷固醇、卵磷脂、维生素 E、赖氨酸等。

玉米可以做成多种美食，如玉米粥、玉米面窝头、玉米汁等。

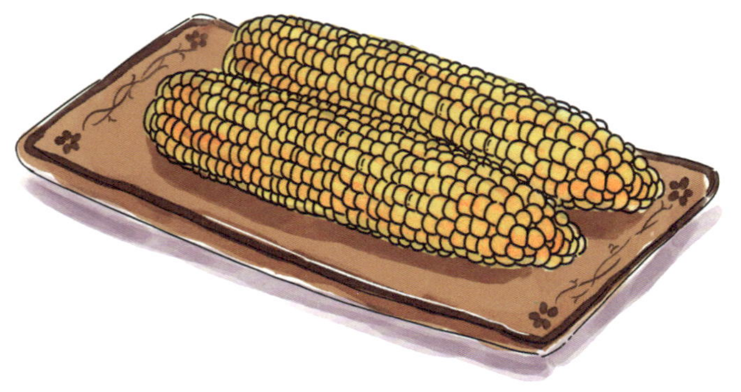

2023年1月·星期四

12

农历十二月廿一

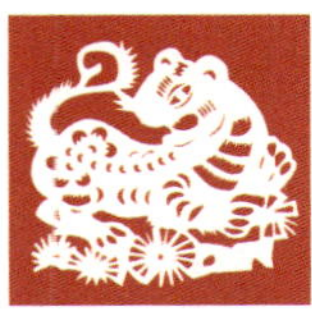

农历壬寅年 虎年

燕麦

纯燕麦片是全谷物食品的典型代表。

燕麦中蛋白质含量十分丰富（15.6%），在禾谷类粮食中居首位。燕麦蛋白的营养价值很高，含有18种氨基酸，其中8种是人体必需氨基酸。燕麦还含有丰富的维生素，包括维生素 B_1、维生素 B_2、维生素E及烟酸、叶酸等。

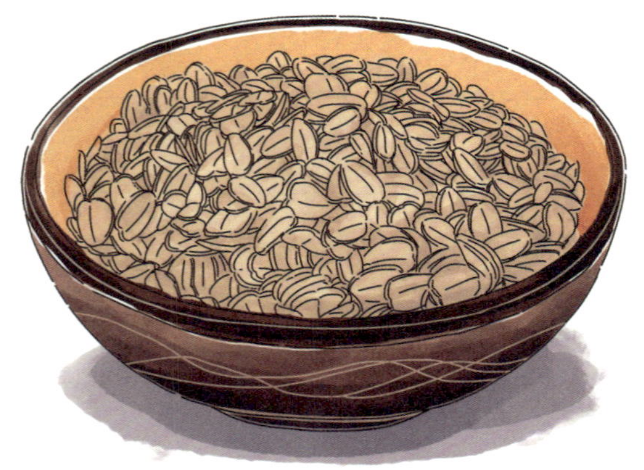

2023年1月·星期五

13

农历十二月廿二

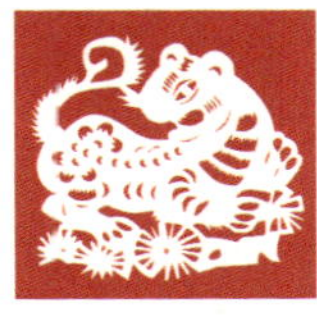

农历壬寅年 虎年

糖瓜

“二十三，糖瓜粘”。歌谣中的糖瓜是用黄米和麦芽熬制而成的风味独特的高黏性糖制品。制成扁圆形的就是糖瓜，而长条形的就是“关东糖”，也叫“灶王糖”。在寒冷的冬季，香甜可口的糖瓜能迅速升高血糖，补充能量。但糖瓜虽甜，不宜多吃！

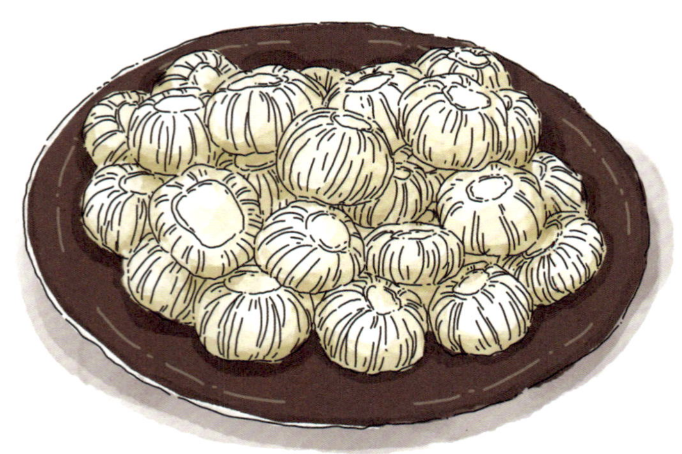

2023年1月·星期六

14

农历十二月廿三

农历壬寅年 虎年

北方小年

年糕

年糕是用大米或糯米，煮成饭通过打制或水磨成粉后压制而成的糕，不仅味道香甜可口，而且含有蛋白质、脂肪、碳水化合物、烟酸、磷、钾、镁等营养素。小年吃年糕，是我国春节的一项习俗。“年”与“粘”同音，寓意合家团圆;“糕”与“高”同音，寓意步步高升，也寓意着小朋友身高一年比一年高。方块状的黄、白年糕象征着黄金、白银，寄寓新年发财。新春之际，人们借“吃年糕”表达对新一年的期待及美好的祝愿。

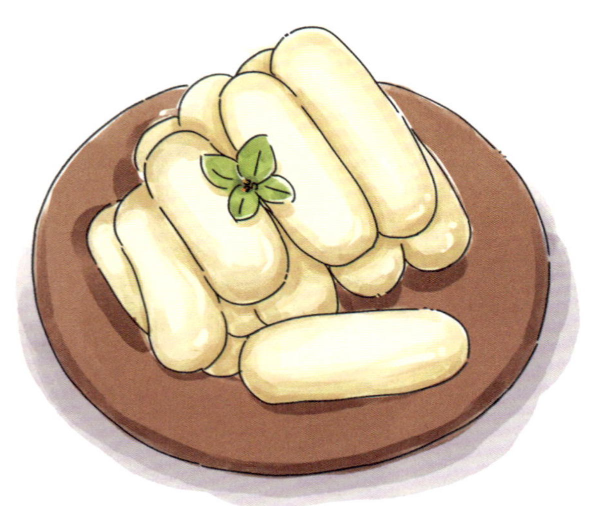

2023年1月·星期日

15

农历十二月廿四

农历壬寅年 虎年

南方小年

荞麦

荞麦含丰富膳食纤维，可促进胃肠蠕动，有助于通便。荞麦分为苦荞麦和甜荞麦。其中，苦荞中油酸和亚油酸含量高，而亚油酸作为必需脂肪酸有利于防治动脉粥样硬化及心血管疾病。此外，苦荞中所富含的槲皮素等生物类黄酮有助于降低甘油三酯和总胆固醇含量。

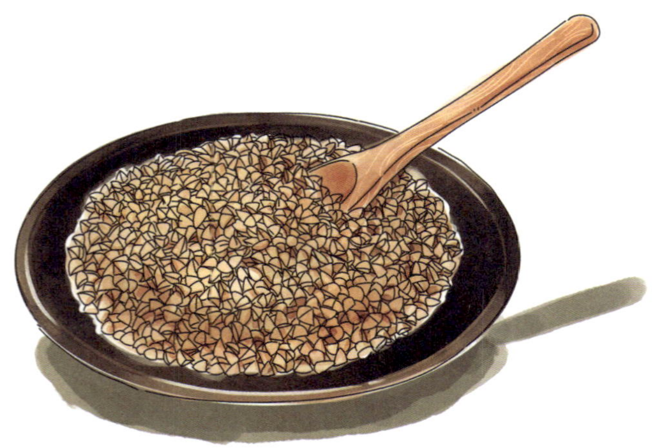

2023年1月·星期一

16

农历十二月廿五

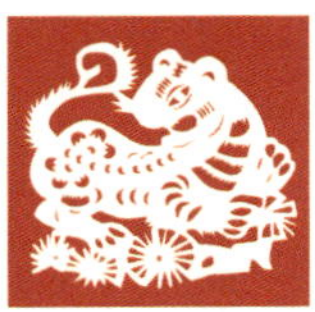

农历壬寅年 虎年

黑米

黑米含蛋白质、碳水化合物、B 族维生素、维生素 E、钙、磷、钾、镁、铁、锌等营养元素。黑米的米粒外部有坚韧的种皮包裹，不易煮烂，故食用黑米前应先在水中浸泡一夜再煮。黑米若不煮烂不仅会影响各类营养素的溶出，而且当消化功能弱的人过多食用后易引起胃肠不适。

营养贴士

黑米一定要提前浸泡、煮烂。

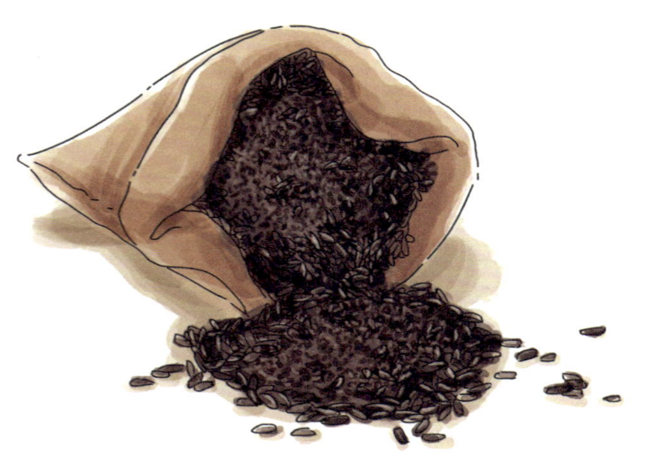

2023年1月·星期二

17

农历十二月廿六

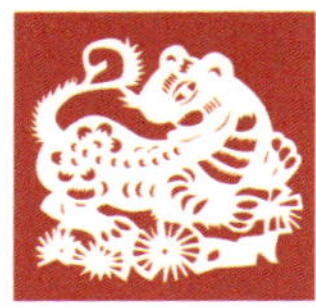

农历壬寅年 虎年

薏米

薏米中不仅富含优质蛋白质、碳水化合物、脂肪、矿物质和维生素，还含有丰富的多糖、脂肪酸与酯类化合物、黄酮类化合物、三萜类化合物等多种活性成分。日常煮粥、煲汤均可。

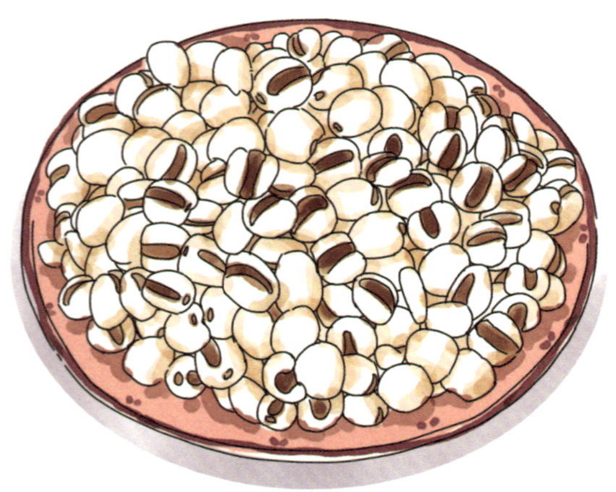

2023年1月·星期三

18

农历十二月廿七

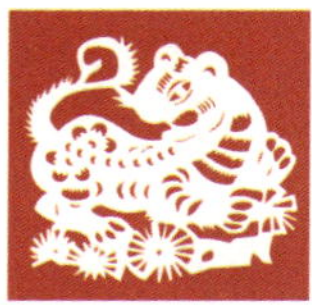

农历壬寅年 虎年

薯类

常见的薯类有马铃薯（土豆）、甘薯（红薯、山芋）、芋头、山药和木薯。薯类含有丰富的淀粉、膳食纤维，并含有维生素和矿物质。其中，碳水化合物含量为25%左右，蛋白质、脂肪含量较低，维生素C含量较谷类更高。

适当增加薯类摄入可增加膳食纤维摄入量、降低便秘的风险。建议每人每天摄入薯类50～100克。

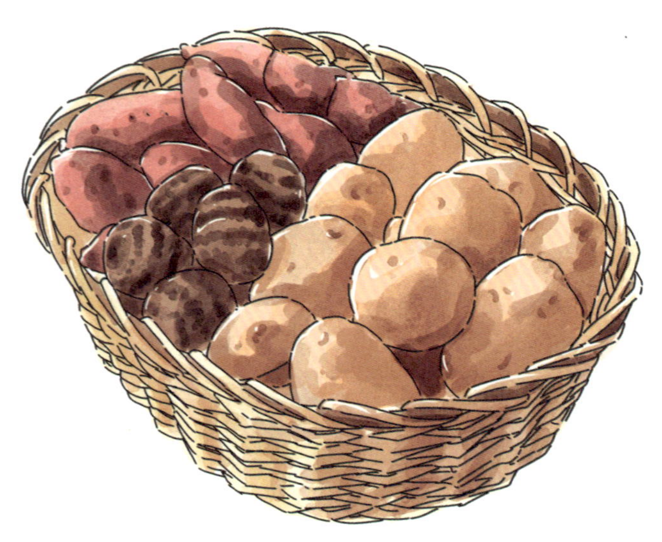

2023年1月·星期四

19

农历十二月廿八

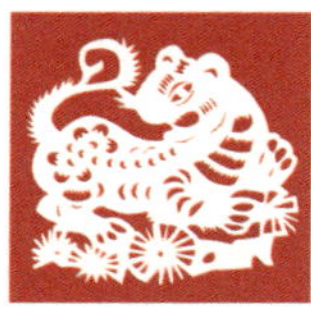

农历壬寅年 虎年

甘薯

甘薯又称红薯、白薯、山芋、甜薯、地瓜等，是我国居民喜爱的粮、菜兼用的食物。新鲜甘薯的氨基酸组成与大米相近，其中人体必需氨基酸的含量高；胡萝卜素、维生素 B_1、维生素 B_2、维生素 C 和烟酸的含量比其他谷类高；钙、磷、铁等矿物质较多。

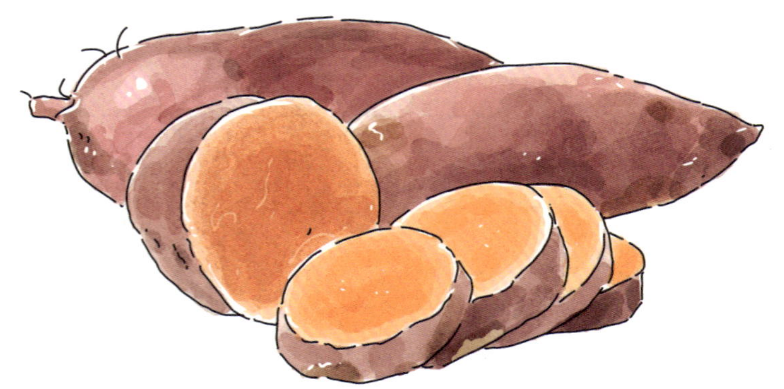

2023年1月·星期五

20

农历十二月廿九

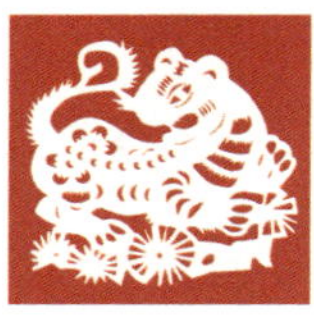

农历壬寅年 虎年

大寒

在外就餐，莫忘主食

在外就餐特别是聚餐时，容易忽视主食。点餐时，宜首先点主食和蔬菜类，不可只点肉菜；就餐时，主食与其他菜肴同时上桌，不要在用餐快结束时才把主食端上桌，从而出现主食吃得很少或不吃主食的情况。

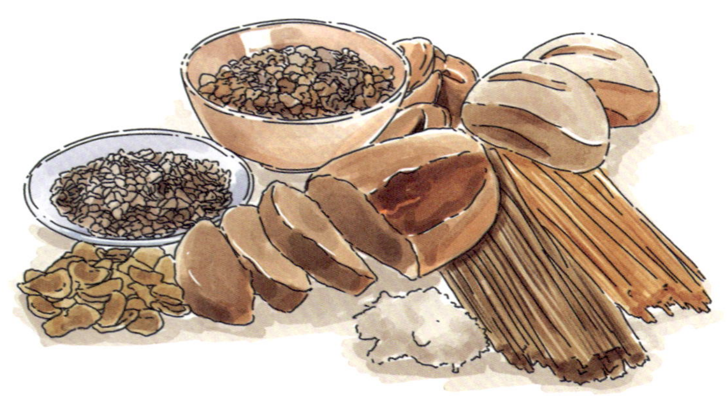

2023年1月·星期六

21

农历十二月三十

农历壬寅年 虎年

除夕

饺子

饺子一直是春节不可缺少的传统食品，究其原因：一是饺子形如元宝，人们在春节吃饺子取“招财进宝”之意；二是饺子有馅，便于人们把各种寓意吉祥的食材做成馅，以寄托人们对新的一年的美好祝愿。

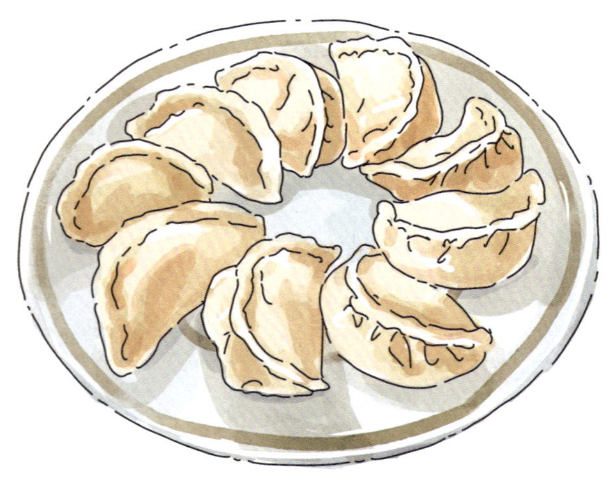

2023年1月·星期日

22

农历正月初一

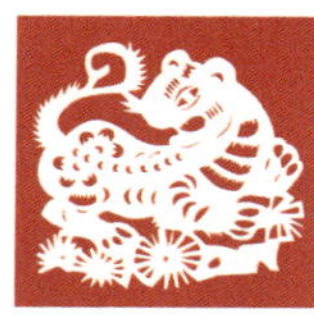

农历壬寅年 虎年

春节

马铃薯

马铃薯又称土豆、洋芋等。马铃薯约含 17.8% 碳水化合物，成人每天吃 250 克新鲜土豆，可以产生 200 千卡的能量，丰富的膳食纤维可增加饱腹感，因此土豆可作为主食食用。又因土豆蛋白质含量高，富含谷类常缺的赖氨酸，且维生素含量丰富，所以它也常作为蔬菜食用。

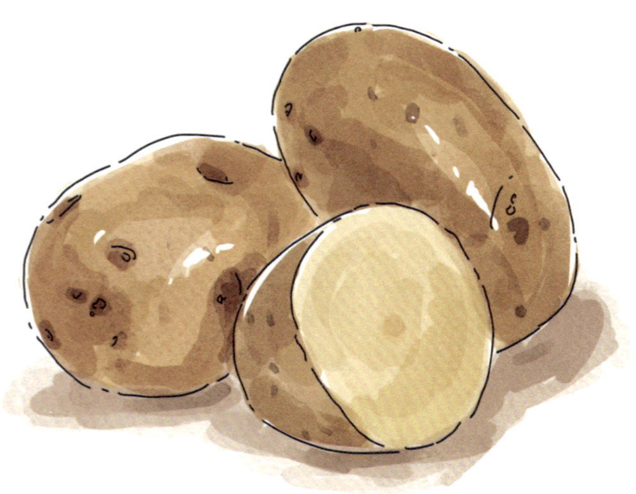

2023年1月·星期一

23

农历正月初二

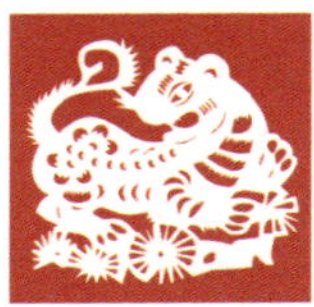

农历壬寅年 虎年

预防马铃薯中毒

马铃薯中含有一种毒性成分龙葵素，可引起溶血，并对运动中枢及呼吸中枢有麻痹作用。成熟马铃薯中，龙葵素含量很低，不会引起中毒。但是，未成熟或发芽的马铃薯中，这种毒素明显增多，因此要避免食用未成熟（青紫皮）以及发芽的马铃薯。

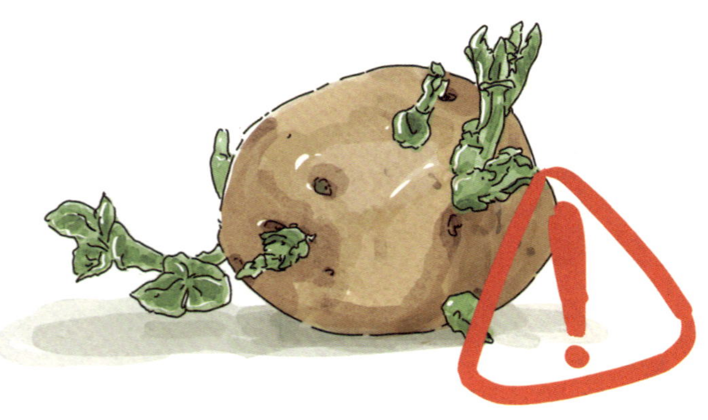

2023年1月·星期二

24

农历正月初三

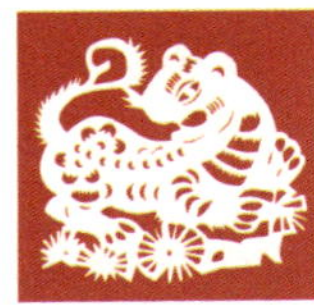

农历壬寅年 虎年

芋头

芋头又称芋、芋艿，含有蛋白质、钙、磷、铁、钾、镁、钠、胡萝卜素、烟酸、维生素 C、B 族维生素、皂角苷等多种成分。芋头既是蔬菜，又是粮食，可熟食、干制或制粉。由于芋头的淀粉颗粒小（仅为马铃薯淀粉的 1/10），消化率可达 98.8%，在芋头加工方面，可将其制成芋粉及芋泥馅以延长保存。

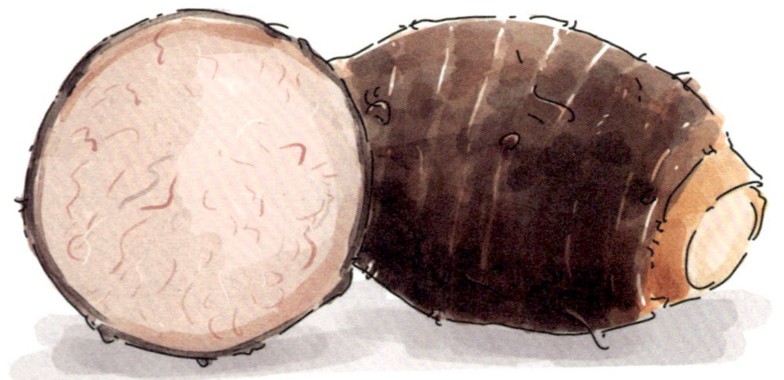

2023年1月·星期三

25

农历正月初四

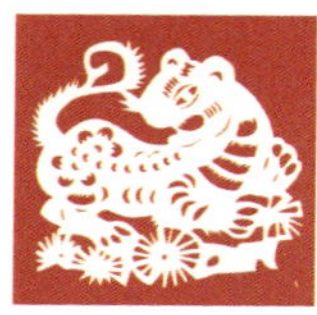

农历壬寅年 虎年

山药

山药又称薯蓣，含蛋白质、维生素及碘、钙等多种营养素。山药多糖具有改善胰岛 β 细胞功能的作用。山药可与红枣搭配熬粥，或用于煲汤，也可与各种食材清炒。

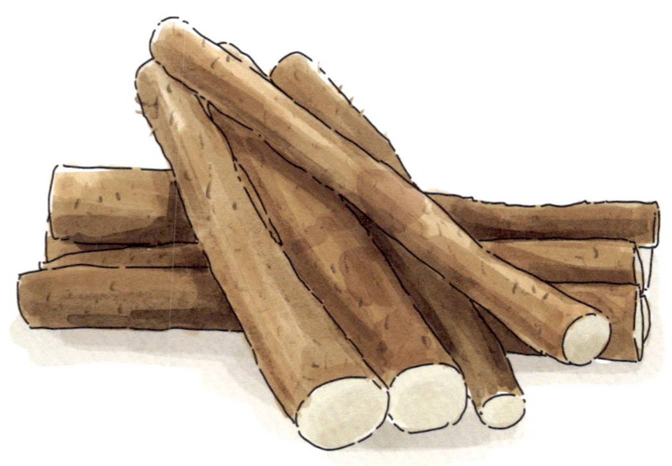

2023年1月·星期四

26

农历正月初五

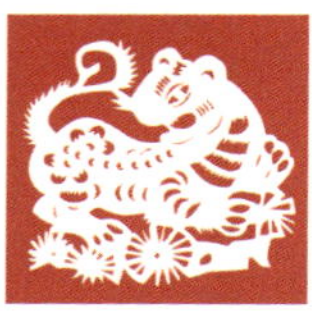

农历壬寅年 虎年

木薯

木薯又称树薯、树番薯、南洋薯等，是世界三大薯类（木薯、甘薯、马铃薯）之一。木薯分为甜种薯和苦种薯。甜种薯适宜作食品原料，苦种薯适宜制作淀粉。木薯全株有毒，以新鲜块根毒性较大，食用前应注意去除，即浸水、切片干燥、剥皮蒸煮、研磨制淀粉等。

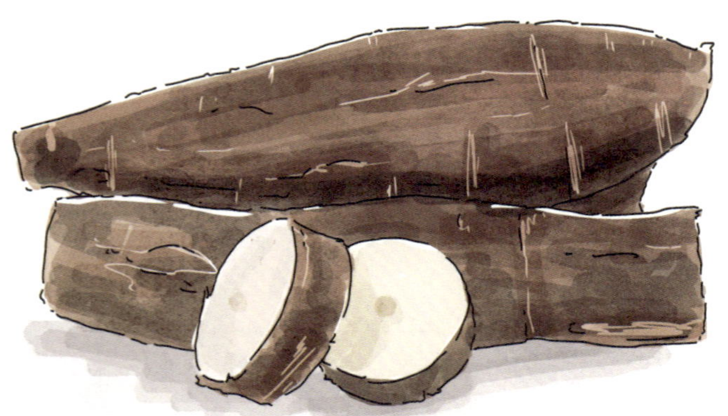

2023年1月·星期五

27

农历正月初六

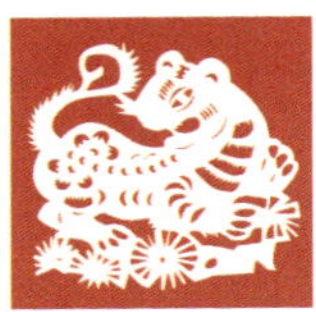

农历壬寅年 虎年

建议多吃的谷薯类食物

多吃：糙米饭、全麦面包、玉米粒、青稞仁、燕麦粒、荞麦、莜麦、全麦片、二米饭、豆饭、蒸红薯、八宝粥。

少吃：油条、油炸薯条、调制面筋（辣条）。

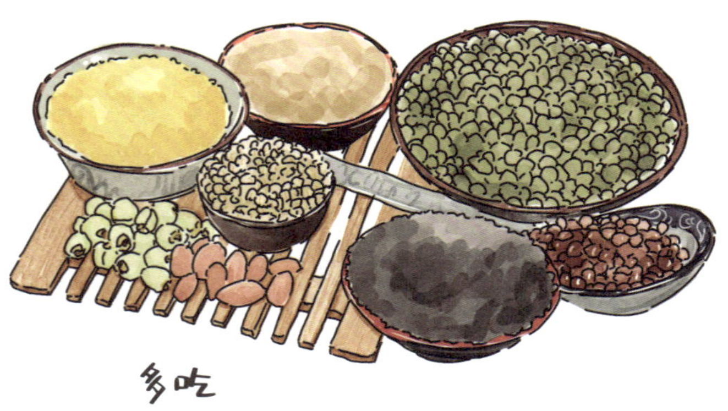

2023年1月·星期六

28

农历正月初七

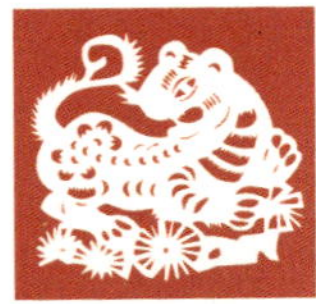

农历壬寅年 虎年

同类食物常变换

没有一种食物可以满足人体所需的全部营养素。每类食物都包含丰富的品种，可彼此互换，有利于丰富一日三餐，从而做到食物多样，每天享受色、香、味不同的美食。例如，主食可以在米饭、面条、小米粥、全麦馒头、杂粮饭间互换；红薯与马铃薯互换等。

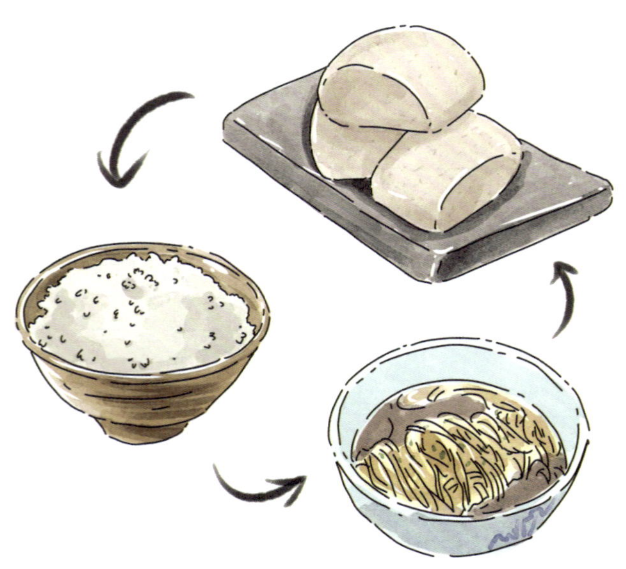

2023年1月·星期日

29

农历正月初八

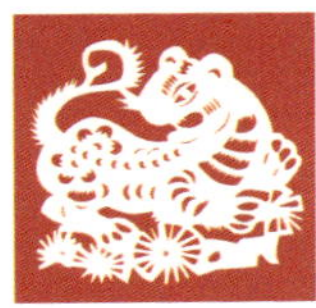

农历壬寅年 虎年

什么是碳水化合物？

碳水化合物是人体最主要的能量来源，是神经系统和心肌的主要能源，也是肌肉活动时的主要“燃料”。在每天的饮食中，碳水化合物应提供膳食总能量的50%～65%，并且优选来自谷类、薯类、豆类、蔬菜和水果中的多种形式的碳水化合物。

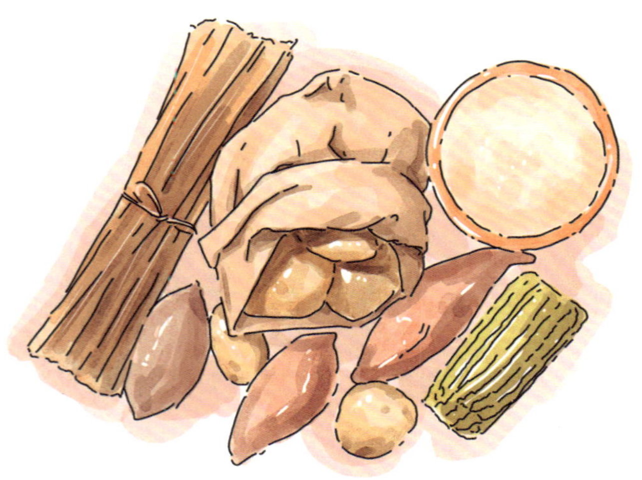

2023年1月·星期一

30

农历正月初九

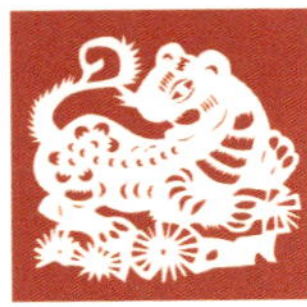

农历壬寅年 虎年

生酮饮食好不好？

生酮饮食的特点是高脂肪、适量蛋白质、低碳水化合物。正常情况下机体主要靠碳水化合物供应能量，但在生酮饮食中，碳水化合物摄入量很少，机体的供能方式由碳水化合物供能转变为脂肪供能。脂肪酸通过 β 氧化来供应能量，其间会产生酮体，故称“生酮饮食”。生酮饮食最初在临床用于辅助治疗癫痫，近年来有人将其用于辅助降低血糖和减重。生酮饮食虽可以在短时期内有效减轻体重，但长时间食用会引起体重不增、便秘、低血糖、胃肠道反应、酸中毒、血脂改变、胰腺炎、心肌病等，对健康产生危害。

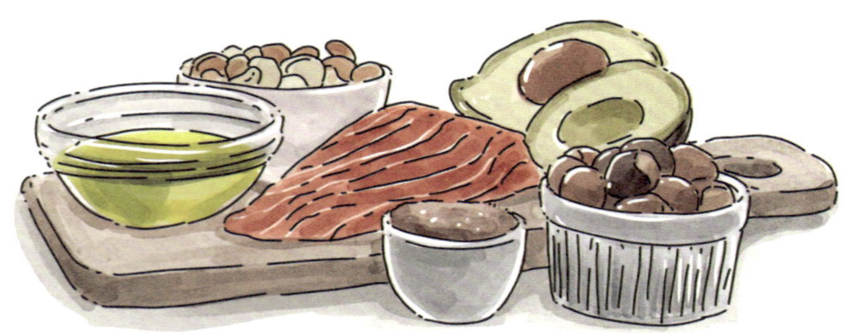

2023年1月·星期二

31

农历正月初十

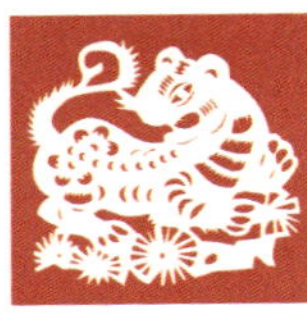

农历壬寅年 虎年

蔬菜

蔬菜根据颜色，分为深色蔬菜和浅色蔬菜。深色、浅色可以按叶绿素和胡萝卜素的含量加以区分，深绿色、红色、橘红色、紫红色蔬菜属于深色蔬菜，如菠菜、油菜、芹菜叶、空心菜、西红柿、胡萝卜、南瓜、红苋菜、紫甘蓝等；而白色、微黄或微绿的蔬菜属于浅色蔬菜。深色蔬菜的营养价值一般优于浅色蔬菜。维生素 C、β－胡萝卜素、叶酸、钾等是蔬菜中具有代表性的营养素。蔬菜还含有维生素 B_1、维生素 B_2、维生素 E、镁、钙、铁等微量营养素和多酚类、萜类等植物化学物。除此之外，具有能量低的特点，一般都低于 125 千焦（30 千卡）/100 克。

应保证每人每天摄入不少于 300 克的新鲜蔬菜，深色蔬菜应占 1/2。

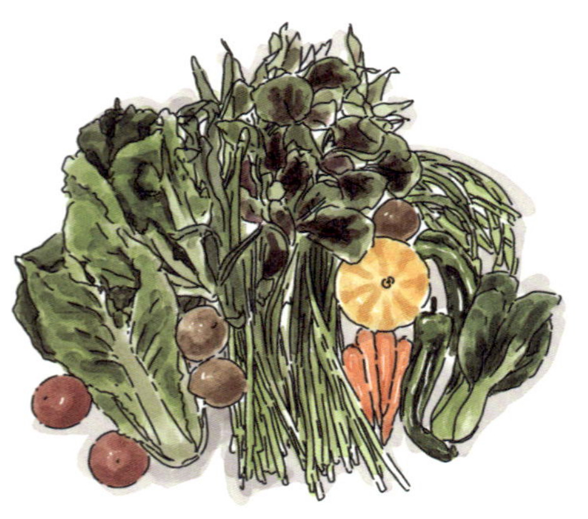

2023年2月·星期三

1

农历正月十一

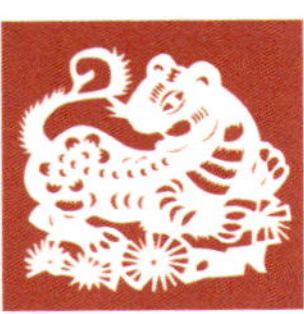

农历壬寅年 虎年

深色蔬菜

深色蔬菜是指绿、红、黄、橙、紫等非白色、浅色的蔬菜。深绿色蔬菜有菠菜、油菜、芹菜叶、空心菜、莴笋叶、韭菜、西蓝花、茼蒿、萝卜缨、芥菜、西洋菜等。橙黄色蔬菜有西红柿、胡萝卜、南瓜、彩椒、红辣椒等。红紫黑色蔬菜有红或紫苋菜、紫甘蓝、红菜薹等。

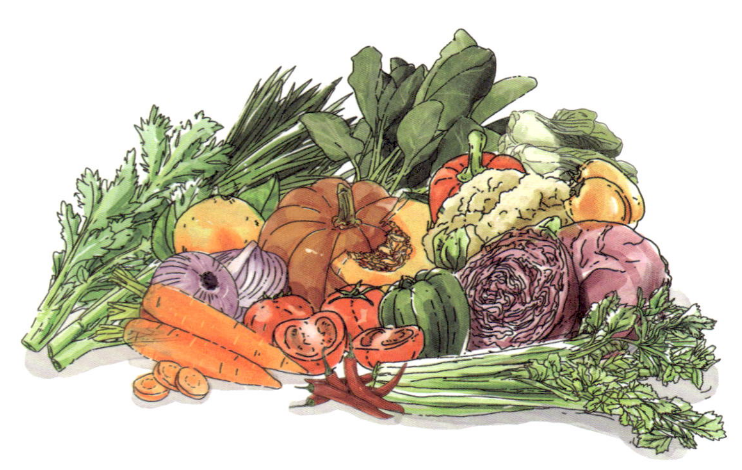

2023年2月·星期四

2

农历正月十二

农历壬寅年 虎年

十字花科蔬菜

十字花科蔬菜，顾名思义，有十字形花冠。常见的蔬菜种类有：小白菜、西蓝花、小卷心菜、卷心菜、花菜、绿叶甘蓝、白菜、芥菜、白萝卜、油菜、芝麻菜、芜菁等。

近年研究结果证实，这类蔬菜具有高营养价值，并对人体有很好的健康益处。这些益处与十字花科植物中存在的酚类、硫代葡萄糖苷（简称硫苷，又称芥子油苷）、类胡萝卜素、生育酚、抗坏血酸和类黄酮等有关。

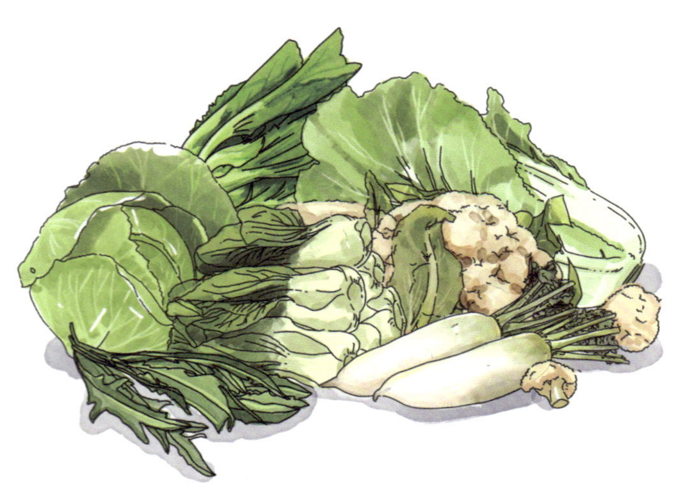

2023年2月·星期五

3

农历正月十三

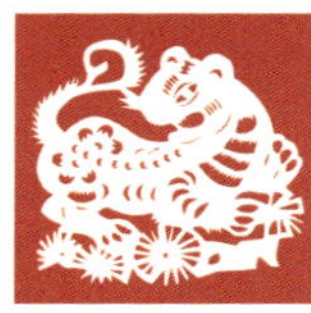

农历壬寅年 虎年

蔬菜与癌症

多吃蔬菜有助于预防各类癌症。增加蔬菜摄入有助于预防食管鳞（腺）癌；蔬菜摄入总量增加可降低结肠癌的发病风险；十字花科蔬菜摄入增加可降低乳腺癌发病风险；葱类及十字花科蔬菜对预防胃癌有作用；增加蔬菜、十字花科蔬菜和绿叶菜摄入均可降低肺癌发病风险。

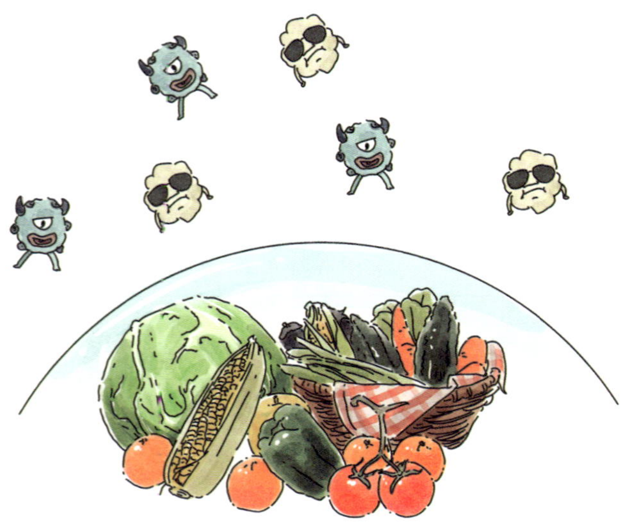

2023年2月·星期六

4

农历正月十四

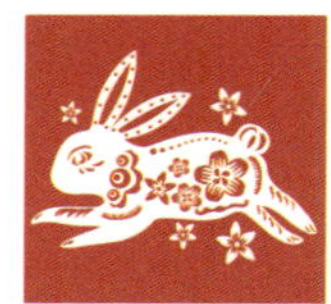

农历癸卯年 兔年

立春

世界抗癌症日

汤圆

汤圆是元宵佳节的传统美食，象征团团圆圆，阖家幸福。阖家赏月话家常，来碗热腾腾的汤圆，幸福感满满。

但是汤圆的主要原料糯米不易消化，因此胃肠功能较弱的老人和小孩应严格控制摄入量，以免过多食用造成消化不良。

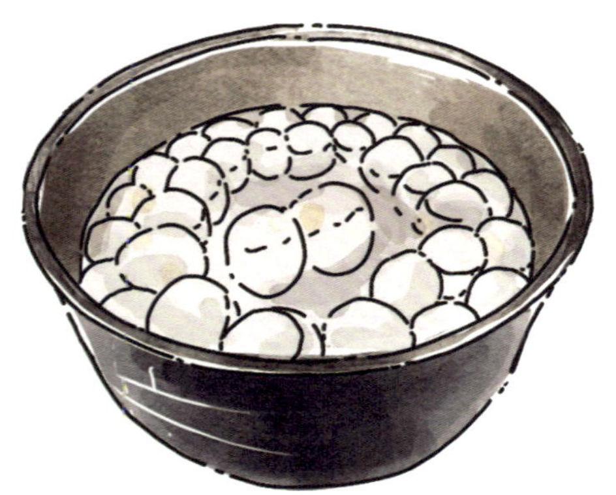

2023年2月·星期日

5

农历正月十五

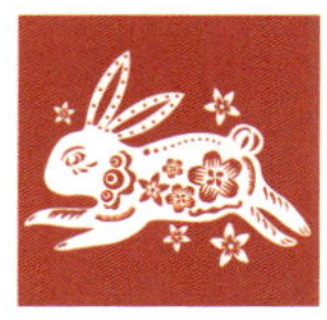

农历癸卯年 兔年

元宵节

水生蔬菜

水生蔬菜是指生长在水里可供食用的一类蔬菜。分为深水类和浅水类两大类。能适应深水的有莲藕、菱等，浅水栽培的有茭白、荸荠、慈姑和豆瓣菜等。

红菱、菱角、慈姑、荸荠和藕等水生蔬菜碳水化合物含量较高，因此对于糖尿病患者，吃水生蔬菜时应适当控制主食的量。

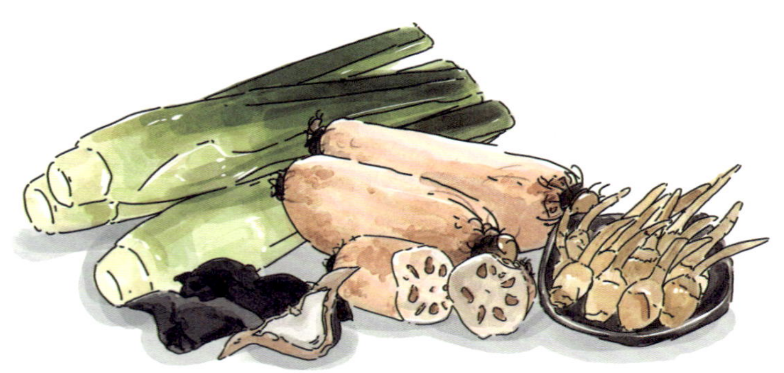

2023年2月·星期一

6

农历正月十六

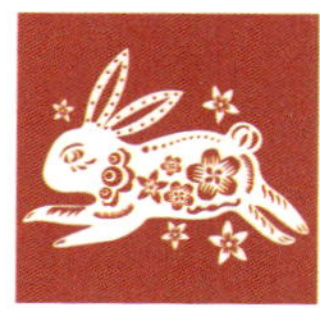

农历癸卯年 兔年

莲藕

莲藕含有丰富的维生素 C 和钾，其碳水化合物含量在蔬菜中较高，每 100 克可食部达 16.4 克，还含有黄酮与多酚氧化酶。

莲藕生吃脆甜，熟食软绵，做法多样，深受人们的喜爱。

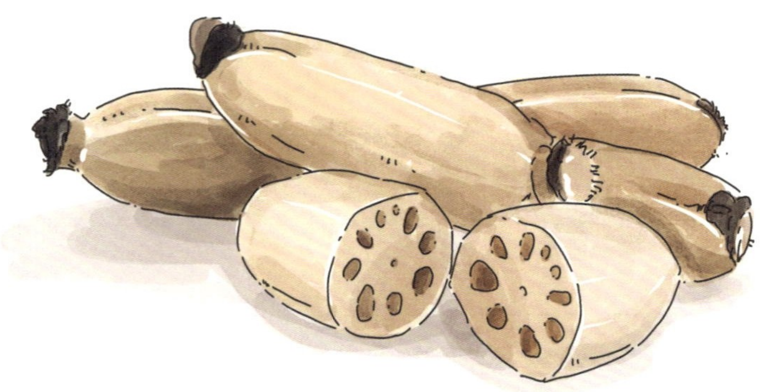

2023年2月·星期二

7

农历正月十七

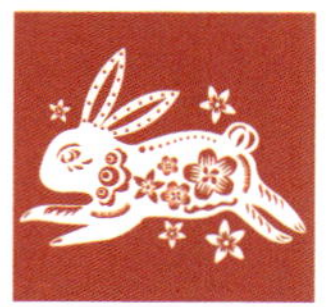

农历癸卯年　兔年

荸荠

荸荠又名马蹄、乌芋、菩荠等，皮色紫黑，肉质洁白，味甜多汁，清脆可口，既可作为水果生吃，又可作为蔬菜食用。

荸荠中含有抗菌成分荸荠英，可对金黄色葡萄球菌、大肠杆菌和绿脓杆菌等有一定的抑制作用。

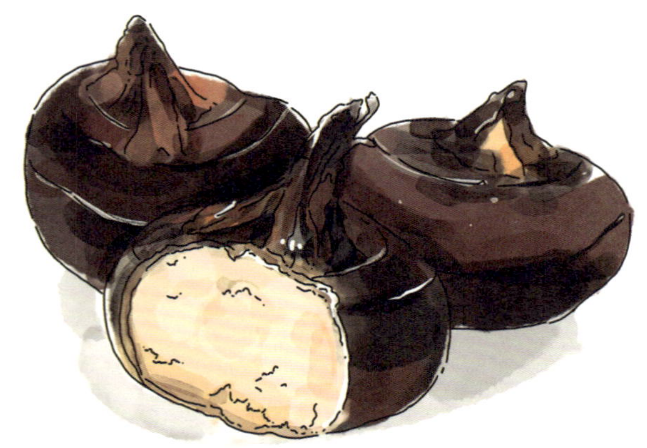

2023年2月·星期三

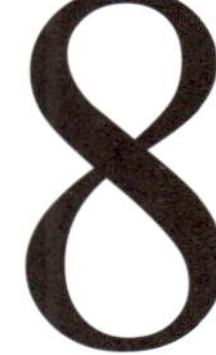

农历正月十八

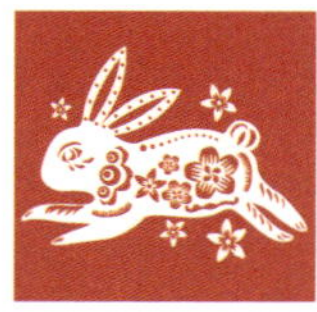

农历癸卯年 兔年

菱角

菱角，又名腰菱、水栗、菱实等，含有丰富的淀粉、蛋白质、不饱和脂肪酸及多种微量营养素，如维生素 B_1、维生素 B_2、维生素 C、胡萝卜素及钙、磷、铁等。

菱角幼嫩时可生食，成熟后可烹调食用或加工制成菱粉。

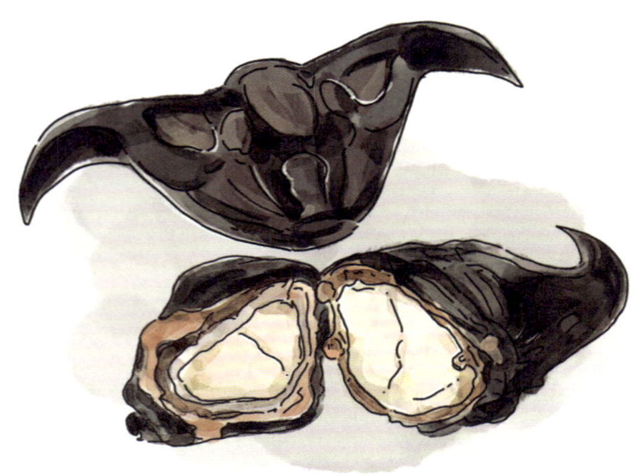

2023年2月·星期四

9

农历正月十九

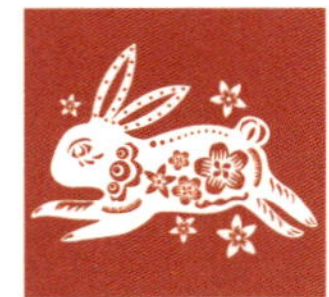

农历癸卯年 兔年

豆瓣菜

豆瓣菜，别名西洋菜、水田芥、水芥等，在蔬菜界中是含碘丰富的代表（14.3 微克 /100 克）。豆瓣菜的食用方法很多，可做沙拉生吃，做火锅和盘菜的配料，做汤粉和面条的菜料、汤料，脆嫩爽口，清香诱人。但豆瓣菜十分鲜嫩，不宜烹得过烂，既影响口感，又会造成营养损失。

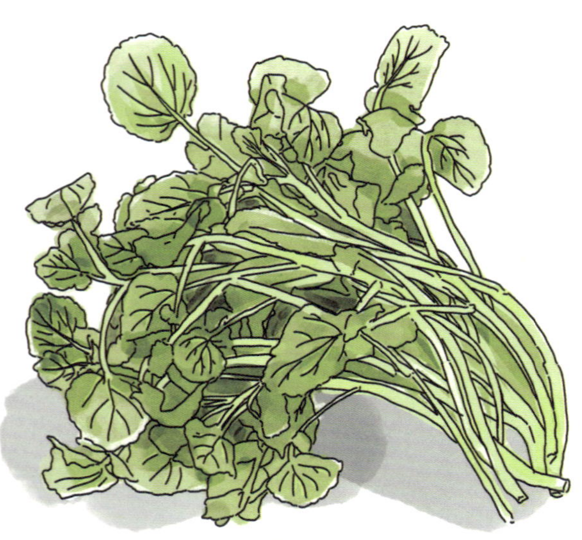

2023年2月·星期五

10

农历正月二十

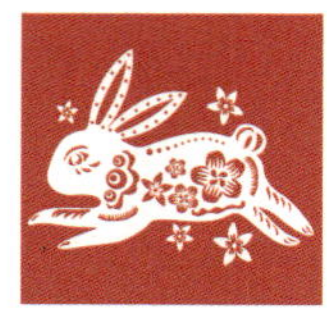

农历癸卯年 兔年

茄果、瓜菜类

蔬菜食用部分来自植物的不同部位，如根、茎、叶、花、果等。茄果、瓜菜类蔬菜主要是来自植物的果。这类蔬菜包括辣椒、茄子、番茄、黄瓜、南瓜、苦瓜、西葫芦等，在营养价值方面各具特色。

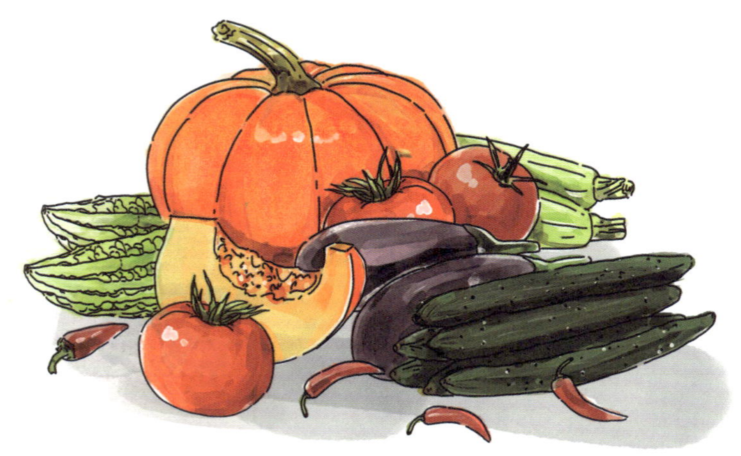

2023年2月·星期六

11

农历正月廿一

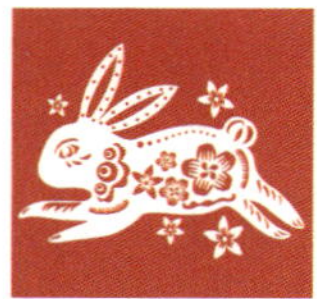

农历癸卯年 兔年

青椒

青椒又称灯笼椒、柿子椒，富含维生素 C、维生素 A、纤维质、钙等多种营养成分，本身味道清淡，但在配菜界是绝对的声名显赫。

烹制青椒时，要注意火候，应采取猛火快炒法，加热时间不要太长，以免维生素 C 损失过多。

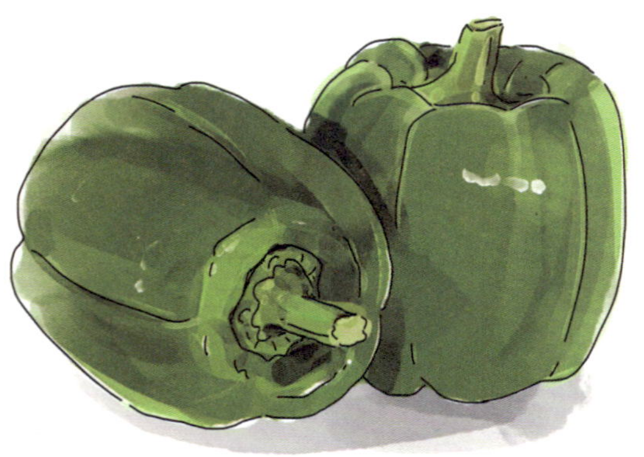

2023年2月·星期日

12

农历正月廿二

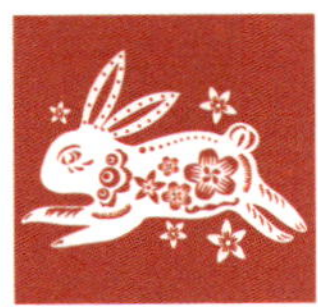

农历癸卯年 兔年

茄子

茄子，紫色外皮自带高雅气质，富含钾等多种矿物质和维生素，营养价值高。茄子是东北名菜“地三鲜”中的三鲜之一，烹饪得当有肉的口感。

需要注意茄子吸油，先除去多余水分再烹饪可有效减少吸油量。

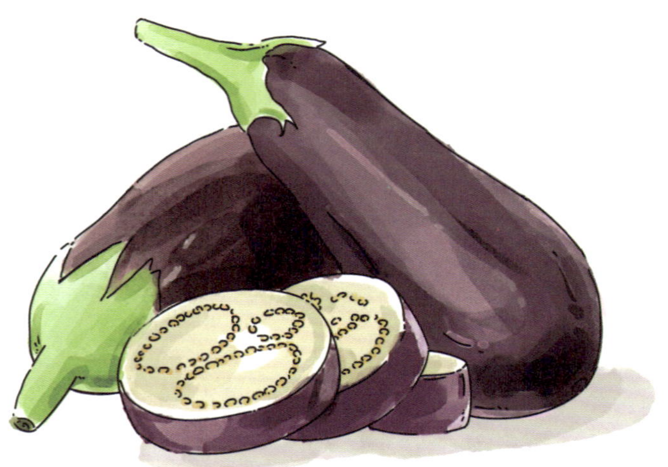

2023年2月·星期一

13

农历正月廿三

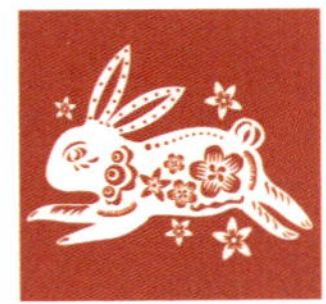

农历癸卯年 兔年

辣椒

火红的辣椒最能代表爱情火焰的颜色，有人选择甜蜜的西餐，也有人选择热辣的火锅。人人向往爱情的保鲜，维生素 E 作为最重要的抗氧化剂之一，在蔬菜界中偏爱火红的辣椒，而干小红尖辣椒以 27.51 毫克 /100 克的维生素 E 含量居蔬菜榜首。

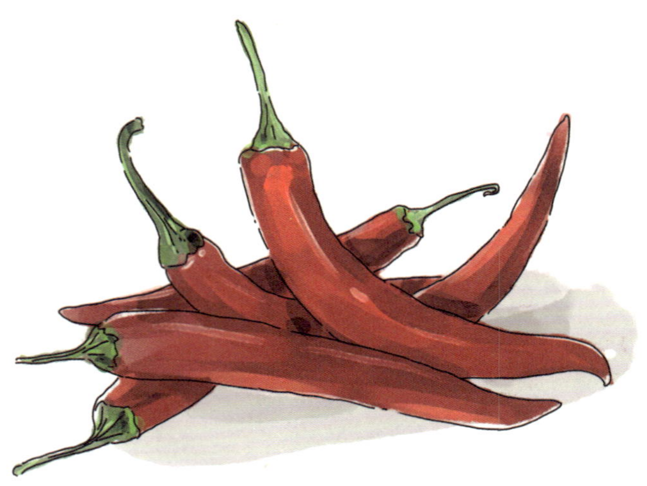

2023年2月·星期二

14

农历正月廿四

农历癸卯年 兔年

情人节

西红柿

西红柿又名番茄、洋柿子，含有丰富的胡萝卜素和番茄红素，是全世界栽培最为普遍的果菜之一。西红柿既可做生食冷菜，也可炒、炖或煲汤。

青色未成熟的西红柿含番茄碱，生食可能引起头昏、恶心、呕吐等症状，烹饪时稍加一些醋，即可破坏番茄碱活性。

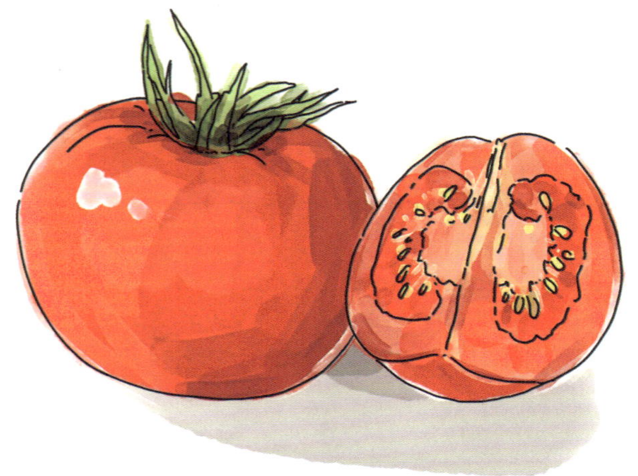

2023年2月·星期三

15

农历正月廿五

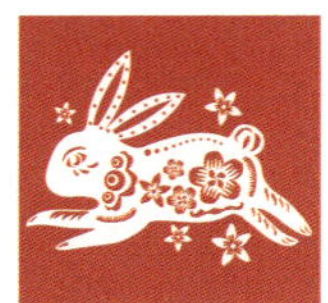

农历癸卯年 兔年

黄瓜

黄瓜皮所含营养素丰富，应当保留生吃。清洗浸泡黄瓜时切勿掐头去根，要保持黄瓜的完整，以免营养素在泡的过程中从切面流失。另外，凉拌菜应现做现吃，不要做好后长时间放置，避免维生素的损失。

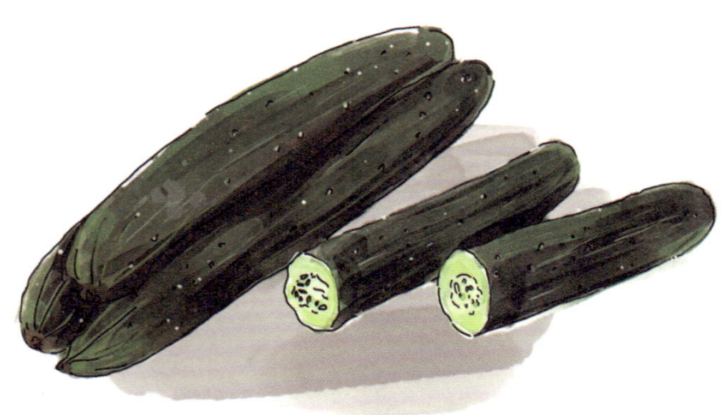

2023年2月·星期四

16

农历正月廿六

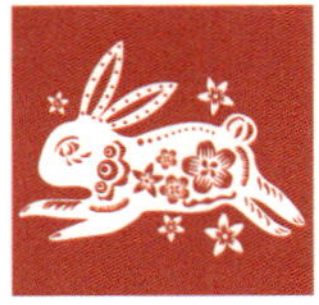

农历癸卯年 兔年

南瓜

南瓜，又称倭瓜、番瓜。南瓜跟西葫芦同属葫芦科南瓜属。南瓜属于蔬菜类，且富含南瓜多糖、类胡萝卜素、果胶以及各种矿物质，但其血糖生成指数极高（GI=75），属于高 GI 食物，因此糖尿病患者要少吃。

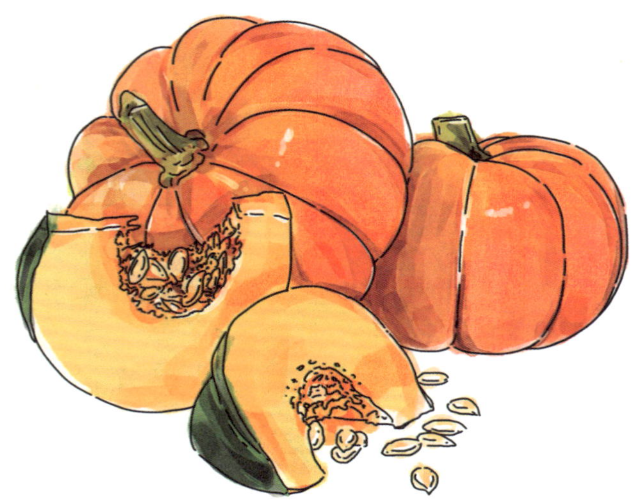

2023年2月·星期五

17

农历正月廿七

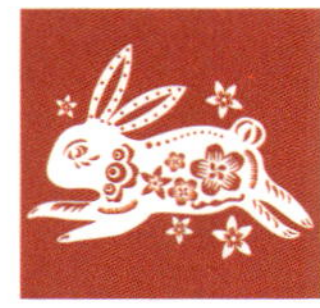

农历癸卯年 兔年

苦瓜

苦瓜的维生素C含量居瓜类之首，还含有5-羧色氨和多种氨基酸，以及皂苷、黄酮、酚类等植物化学物。

苦瓜的苦味来自两种物质：瓜苦叶素和野黄瓜汁酶。苦瓜虽苦，但是和其他菜一起烹饪时并不会传递苦味，所以又被称为“君子菜”。

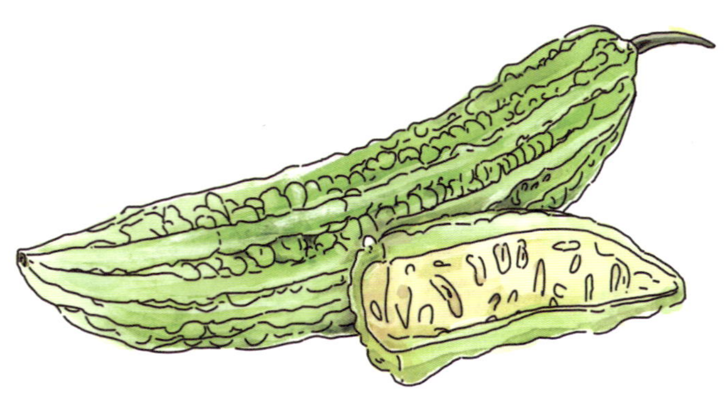

2023 年 2 月 · 星期六

18

农历正月廿八

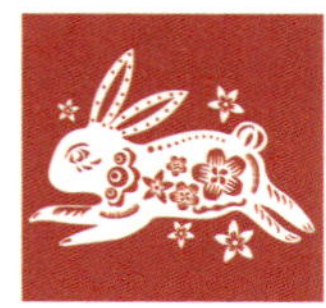

农历癸卯年 兔年

西葫芦

西葫芦含有较多维生素C、葡萄糖、钙等营养物质。因西葫芦能量低，且含有丰富的纤维素，能够促进胃肠的蠕动，是辅助减肥的不错选择。

西葫芦因皮薄、肉厚、汁多、可荤可素、可菜可馅而深受人们喜爱。若食用时发现西葫芦有苦味，则可能含有苦味物质“葫芦素”，请勿食用。

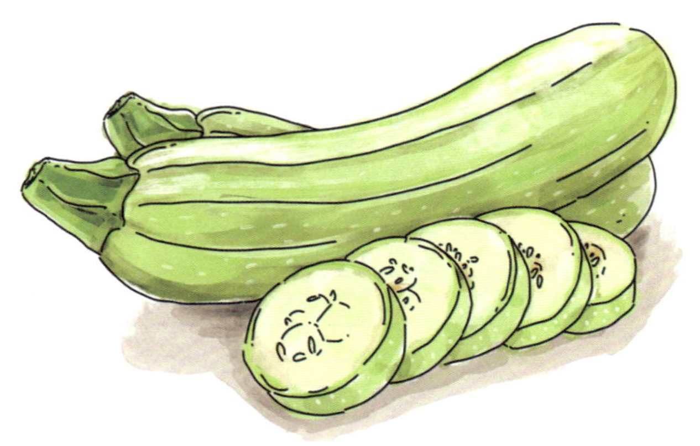

2023年2月·星期日

19

农历正月廿九

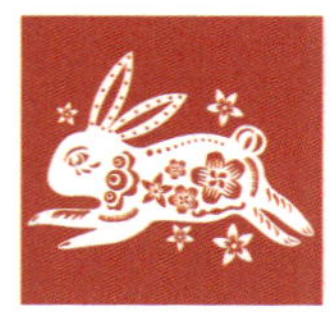

农历癸卯年 兔年

雨水

丝瓜

丝瓜为夏季蔬菜，含有皂苷类成分、丝瓜苦味质、黏液质、木胶、瓜氨酸、木聚糖等物质。丝瓜汁水丰富，宜现切现做，以免营养成分随汁水流走。烹制丝瓜时，应注意尽量保持清淡，少油少盐，可勾稀芡，保持丝瓜香嫩爽口的特点。

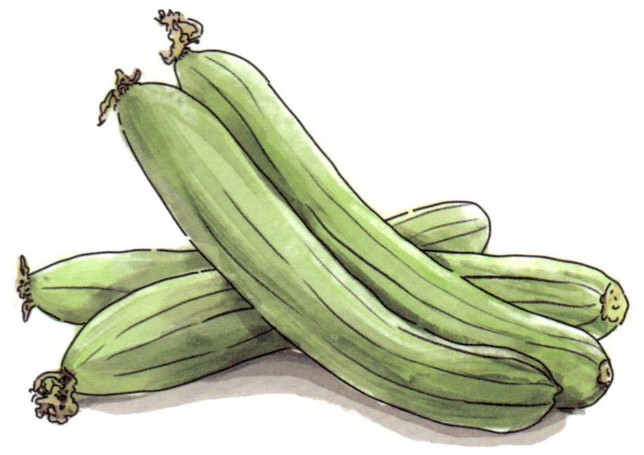

2023年2月·星期一

20

农历二月初一

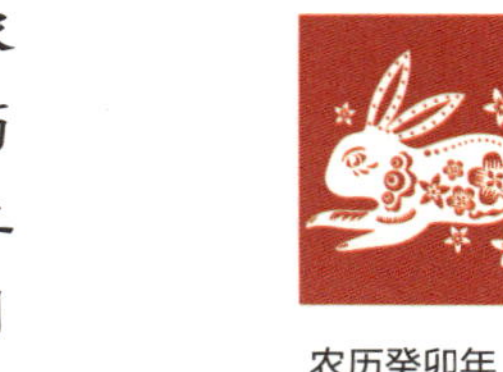

农历癸卯年 兔年

冬瓜

冬瓜含有丰富的碳水化合物、维生素以及矿物质，属于高钾低钠型蔬菜，对高血压、肾病、浮肿等患者最为适合。

冬瓜全身都是宝，冬瓜皮、冬瓜子、冬瓜叶、冬瓜藤、冬瓜瓤等均可入药。

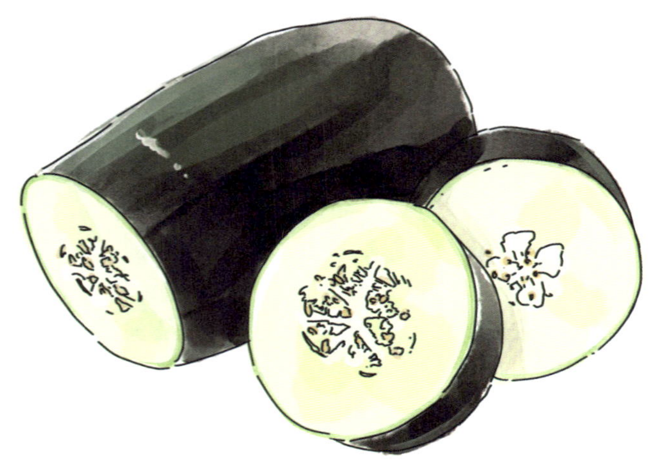

2023年2月·星期二

21

农历二月初二

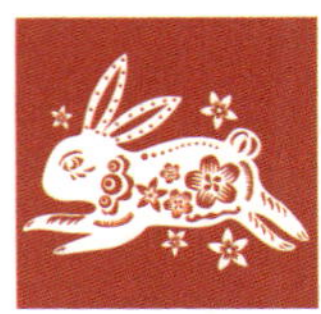

农历癸卯年 兔年

龙抬头

野生蔬菜类

野生蔬菜含有丰富的膳食纤维、矿物质和维生素等营养物质，是天然的健康食品。我国作为野菜食用的植物很多，如荠菜、马齿苋、苦苣菜、蕨菜、香椿、鱼腥草等，均可凉拌、炒食、蒸煮、配菜、煲汤。

野菜采摘要注意：不认识、不熟悉的野菜不采、不吃，卫生环境较差的区域及公路周边的野菜也不要采摘。生食野菜应清洗干净。对不宜生食的野菜，需要经浸泡、蒸煮等烹调处理。

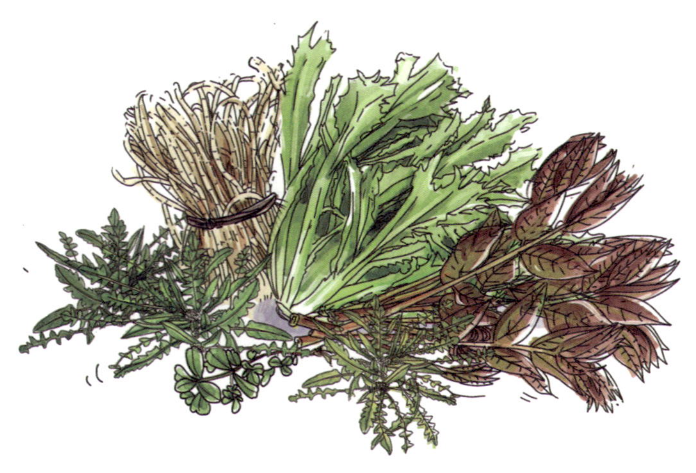

2023年2月·星期三

22

农历二月初三

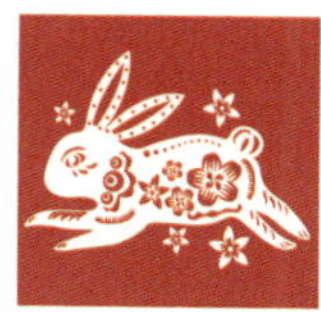

农历癸卯年 兔年

紫萼香茶菜

紫萼香茶菜是生长在高海拔地区的野生蔬菜，多产自云南西北部及四川西南部，是目前所测含镁和铜最高的新鲜蔬菜，镁含量高达 229 毫克 /100 克。具有药用价值，可清热利湿、活血散瘀、解毒消肿。

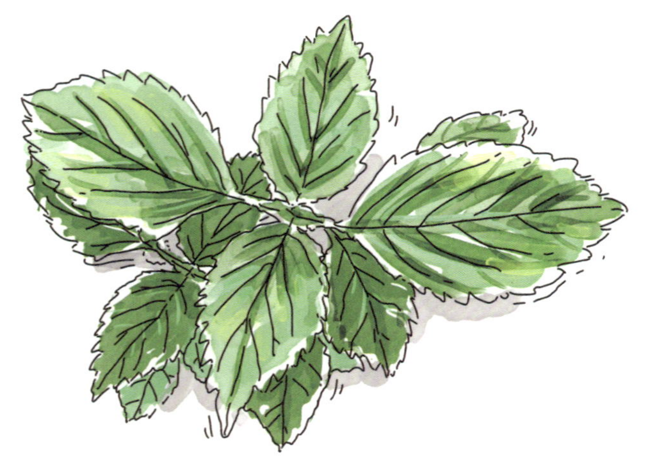

2023年2月·星期四

23

农历二月初四

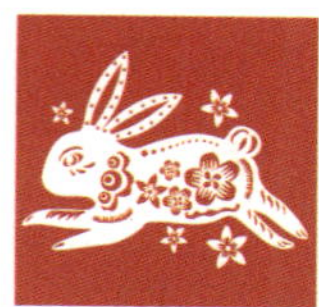

农历癸卯年 兔年

香椿

香椿被称为“树上蔬菜”，是香椿树的嫩芽。每年春季谷雨前后，香椿树发的嫩芽可做成各种菜肴，如香椿炒鸡蛋、香椿竹笋、香椿拌豆腐等。

挑选香椿时，尽量选择嫩芽，并且在其最新鲜的时候食用，此时香椿芽所含的硝酸盐和亚硝酸盐比较少。

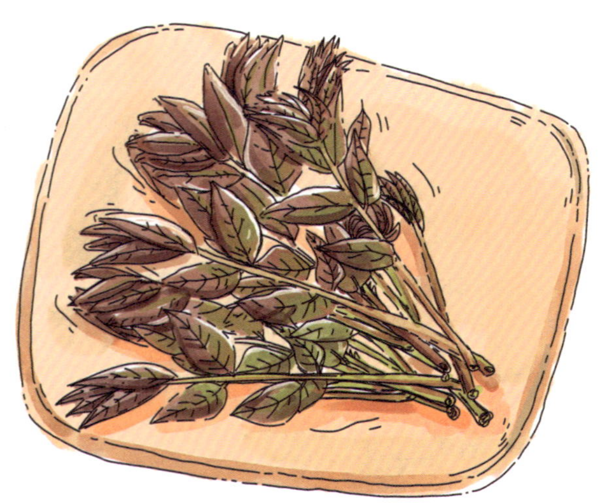

2023年2月·星期五

24

农历二月初五

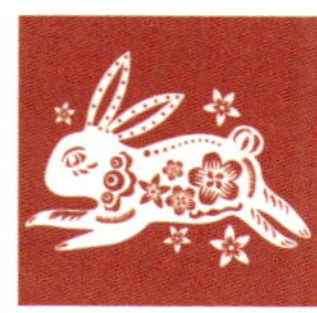

农历癸卯年 兔年

荠菜

荠菜属于十字花科蔬菜，含丰富的营养成分，包括蛋白质、脂肪、膳食纤维、碳水化合物、胡萝卜素、维生素 B_1、维生素 B_2、维生素 C 及钙、磷、铁、钾、钠、镁、锰、锌、铜、硒等微量元素。春季采摘时，要注意周围环境施药的情况，不要在卫生环境差的水沟、路边等地方采摘。荠菜可凉拌，但不建议直接生食，应焯水后食用。

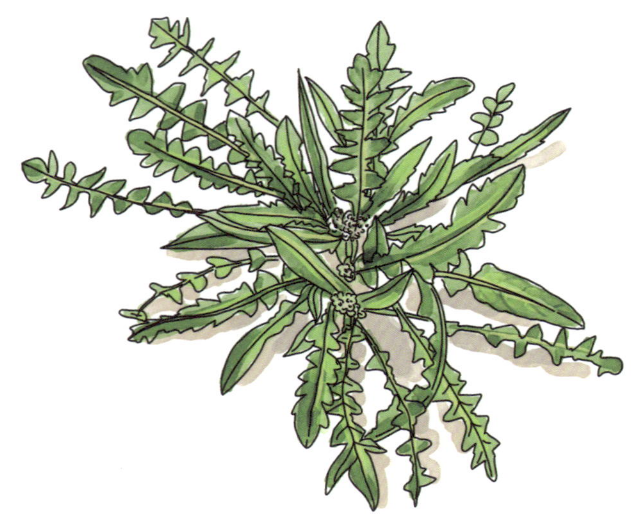

2023年2月·星期六

25

农历二月初六

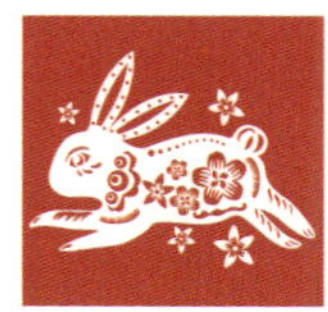

农历癸卯年 兔年

苦苣菜

苦苣菜又名苦菜、苦荬菜、小鹅菜，其胡萝卜素含量是胡萝卜的 13 倍。推荐鲜食，将幼苗或嫩茎叶洗净，用沸水焯 2 ~ 3 分钟，放入清水中浸泡，去苦味，凉拌、蘸酱、炒食或做馅。其中凉拌最为常见，适宜夏季食用。

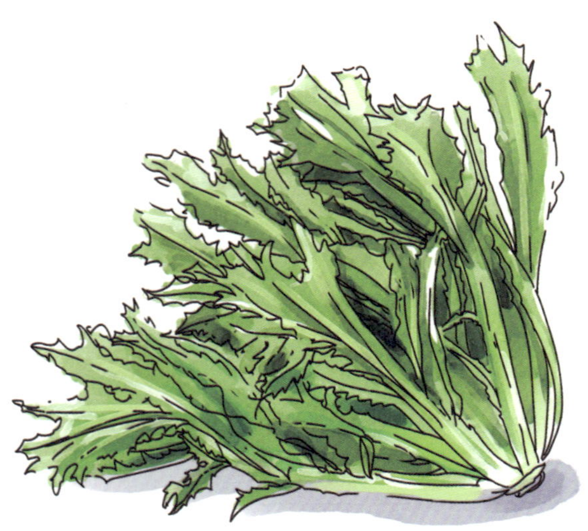

2023年2月·星期日

26

农历二月初七

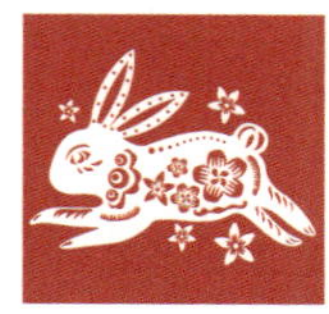

农历癸卯年 兔年

掐不齐

掐不齐，又称鸡眼菜、牛黄草。维生素 C 含量为 270 毫克 /100 克，是柠檬维生素 C 含量的 12 倍，是蔬菜界的维生素 C 之王。其性味苦，具有清热解毒、健脾利湿的功效。可治感冒发烧、暑湿吐泻、疟疾、痢疾等。

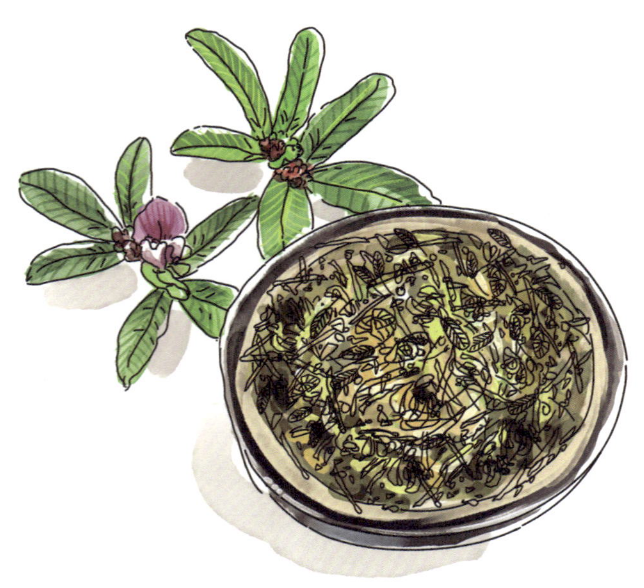

2023年2月·星期一

27

农历二月初八

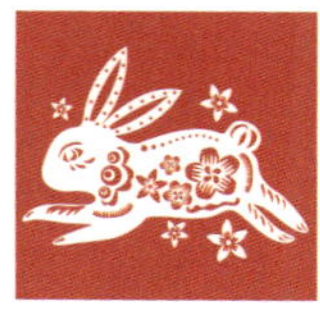

农历癸卯年 兔年

槐花

槐花，又称洋槐花、豆槐花。北方一般在每年4、5月开花，花期一般为10～15天。维生素B_3含量居新鲜蔬菜榜榜首，达6.6毫克/100克。踏春时节，路边采一袋洋槐花回家，做一份春日特供槐花炒蛋，香甜又营养。

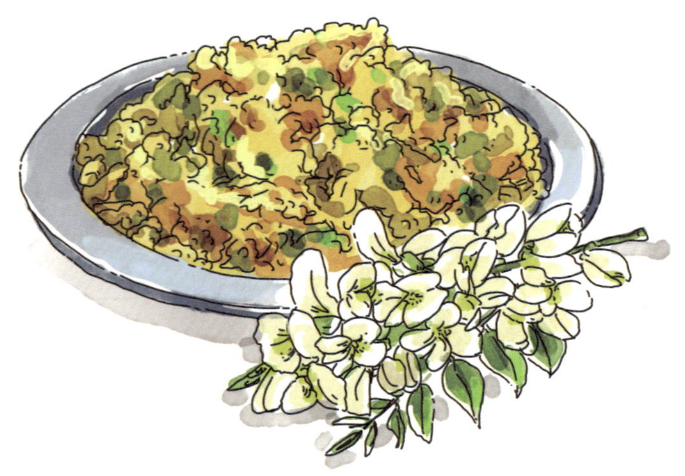

2023年2月·星期二

28

农历二月初九

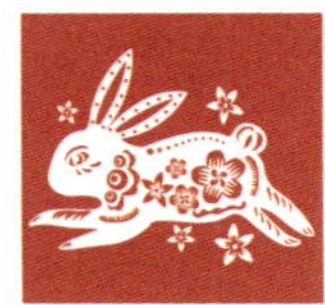

农历癸卯年 兔年

嫩茎、叶、花菜类

嫩茎、叶、花菜类蔬菜（如白菜、菠菜、西蓝花）是胡萝卜素、维生素 C、维生素 B_2、矿物质及膳食纤维的良好来源，维生素 C 在蔬菜代谢旺盛的叶、花、茎内含量丰富，与叶绿素分布平行。同一蔬菜，叶部的维生素含量一般高于根茎部，如莴笋叶、芹菜叶、萝卜缨等。

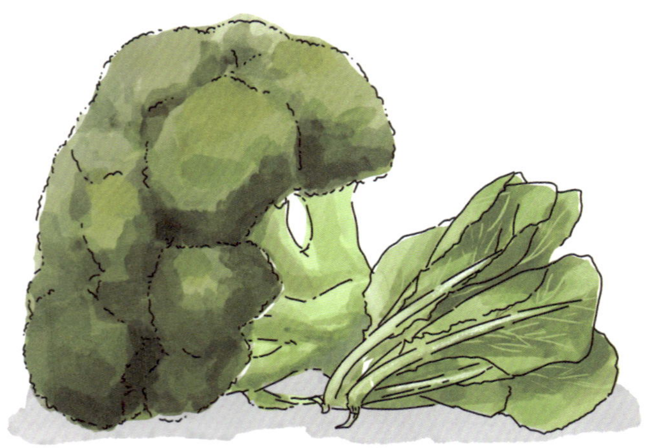

2023年3月·星期三

1

农历二月初十

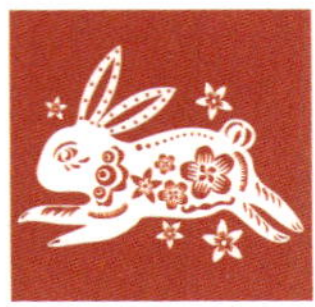

农历癸卯年 兔年

白菜

白菜味道鲜美，营养丰富，素有“菜中之王”的美称，是十字花科植物中的代表之一。含丰富的维生素、膳食纤维和抗氧化物质，维生素 C 含量堪比柑橘类。虽然物美价廉，但朴素与大雅集结一身，既能适宜寻常百姓家，又能登上国宴成为精品。

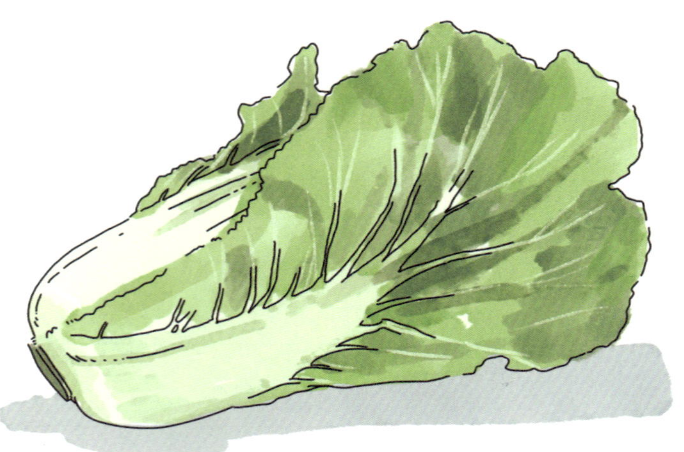

2023年3月·星期四

2

农历二月十一

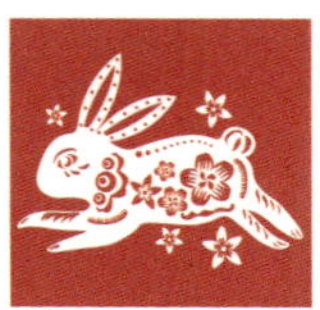

农历癸卯年 兔年

红菜薹

红菜薹又称紫菜薹，是武汉地区的特产。营养丰富，含有钙、磷、铁、胡萝卜素和维生素 C 等成分，维生素 C 含量是柠檬的 2 倍多。除此之外，它还是新鲜蔬菜含硒代表，含量达 8.43 微克 /100 克。

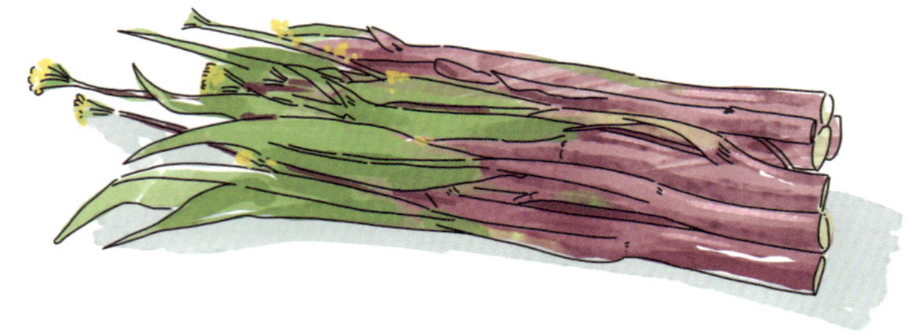

2023年3月·星期五

3

农历二月十二

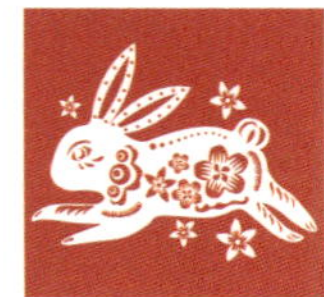

农历癸卯年 兔年

瓢儿白

瓢儿白又称瓢儿菜，含有丰富的营养物质，每百克可食部含蛋白质 1.7 克，碳水化合物 3.2 克，膳食纤维 1.6 克，胡萝卜素 1.2 毫克，维生素 C 10 毫克，钙 59 毫克，钾 245 毫克，镁 91 毫克。

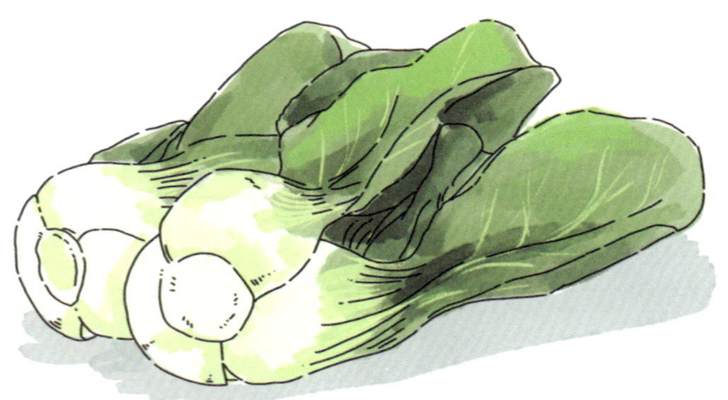

2023年3月·星期六

4

农历二月十三

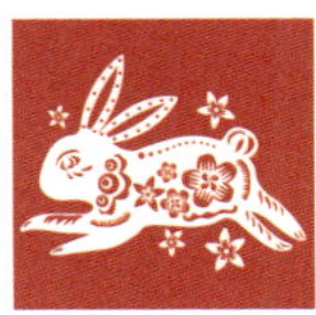

农历癸卯年 兔年

油菜

油菜富含钙、钾等矿物质，还含有胡萝卜素、维生素 A、维生素 C、碳水化合物及纤维素等营养物质。油菜富含膳食纤维和植物纤维素，且能量、脂肪含量低，适合减肥人士食用。

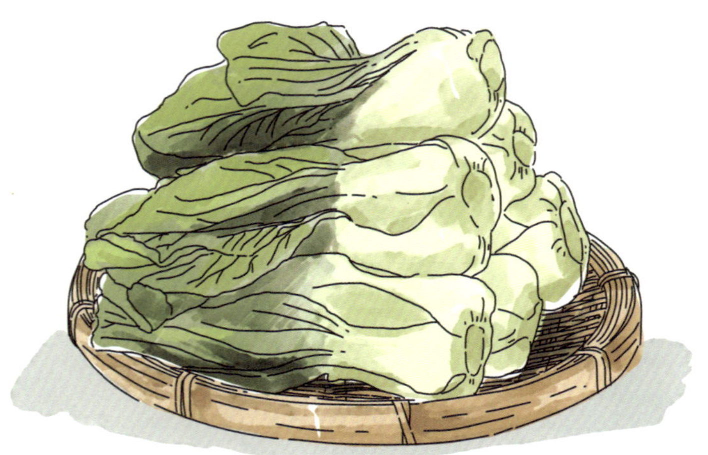

2023年3月·星期日

5

农历二月十四

农历癸卯年 兔年

毛笋

毛笋是幼竹刚出土还未木质化的部分，可作为蔬菜食用。毛笋含有丰富的蛋白质、矿物质、维生素等营养物质，值得一提的是，毛笋中的蛋白质不仅质量优，还含有人体所需要的赖氨酸、色氨酸、苏氨酸等必需氨基酸，对人体健康是非常有益的。

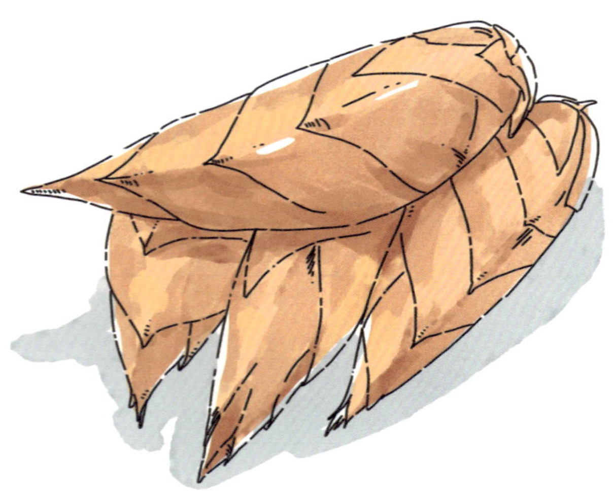

2023年3月·星期一

6

农历二月十五

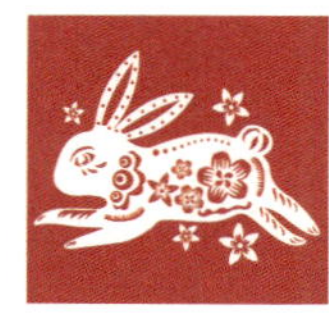

农历癸卯年 兔年

惊蛰

春笋

春笋味道清淡鲜嫩，是高蛋白、低脂肪、低淀粉、多粗纤维素的营养美食，含有充足的水分、丰富的植物蛋白以及钙、磷、铁等人体必需的营养成分和微量元素。

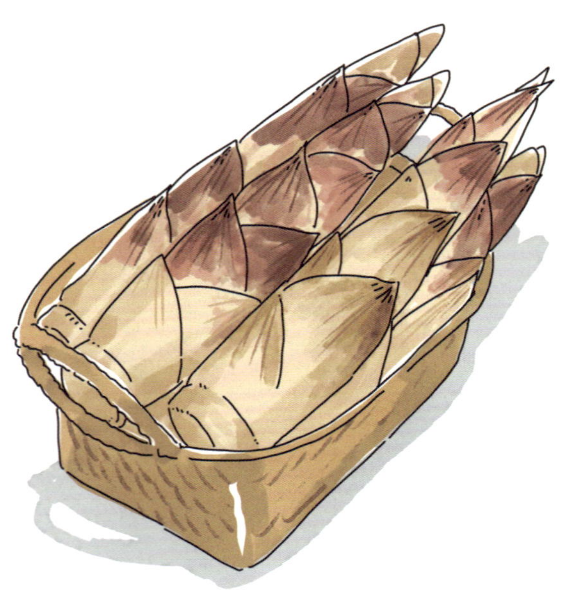

2023年3月·星期二

7

农历二月十六

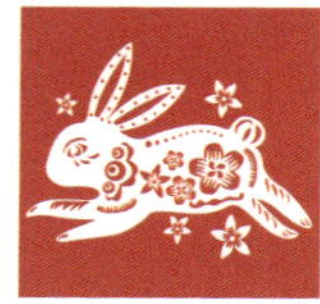

农历癸卯年 兔年

芦笋

芦笋是石刁柏的幼苗，未出土的呈白色称为白笋，出土后呈绿色称为绿笋。芦笋含有丰富的维生素 B、维生素 A 以及叶酸、硒、铁、锰、锌等微量元素，还含有芦笋皂苷、多糖和黄酮等生物活性成分。

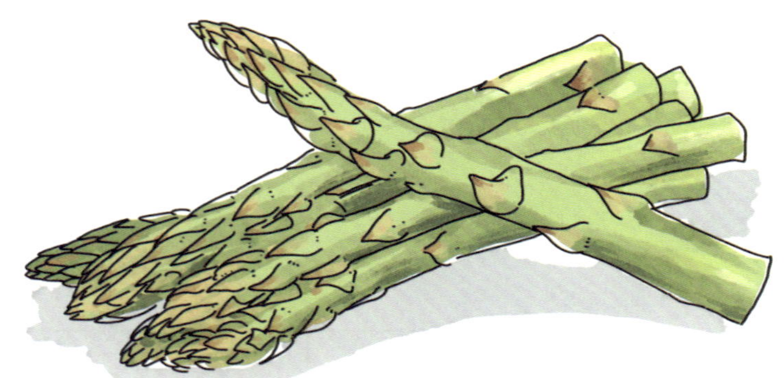

2023年3月·星期三

8

农历二月十七

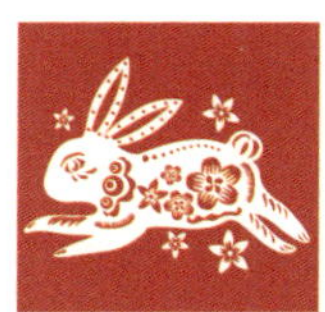

农历癸卯年 兔年

妇女节

足量饮水

研究表明，饮水不足会降低机体的身体活动能力和认知能力，还会增加患泌尿系统疾病等风险。在温和气候条件下，低身体活动水平成年男性每天应喝水 1700 毫升，成年女性每天应喝水 1500 毫升。应主动、足量饮水，少量多次，推荐喝白水或淡茶水，不喝含糖饮料。

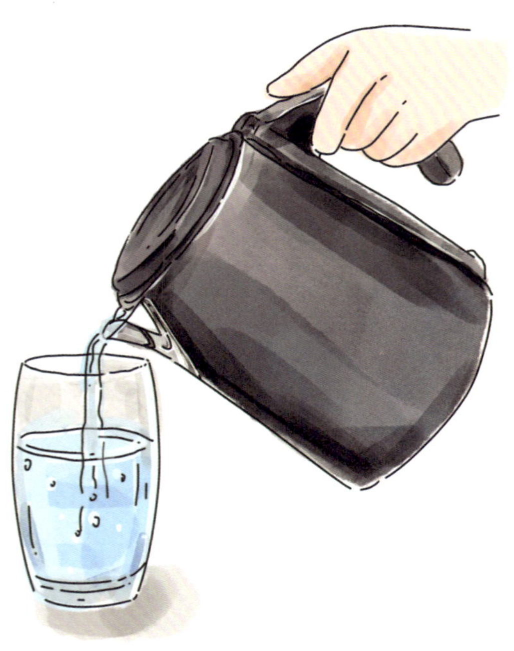

2023年3月·星期四

9

农历二月十八

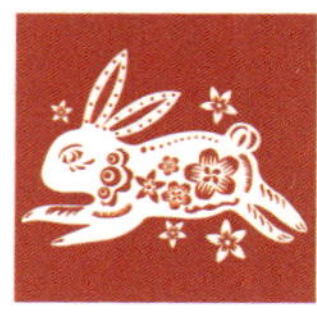

农历癸卯年 兔年

世界肾脏日

甘蓝

甘蓝中有多达 15 种具有不同程度抗癌功效的化学成分，其中“萝卜硫素”也称“莱菔子素”，它可诱导机体产生对许多致癌物有抗性的Ⅱ型解毒酶——谷光甘肽转移酶和醌还原酶，使细胞形成对抗外来致癌物侵蚀的膜，是蔬菜中强有力的抗癌成分。

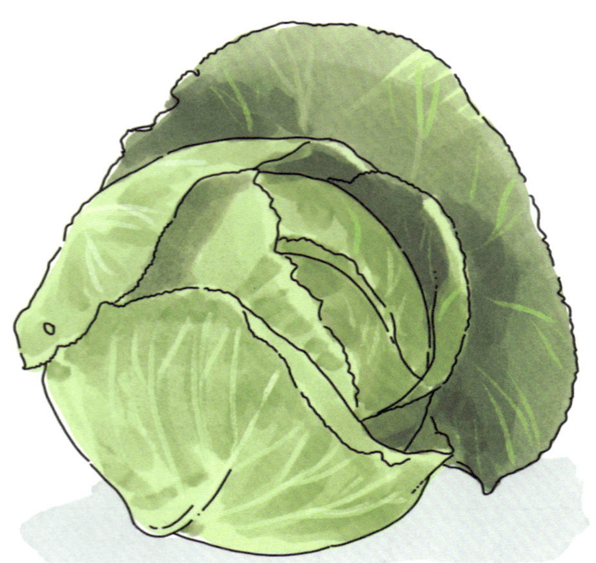

2023年3月·星期五

10

农历二月十九

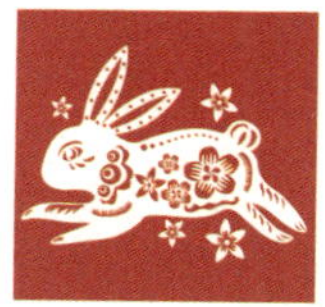

农历癸卯年 兔年

菜花

菜花又称花椰菜，十字花科蔬菜，除富含维生素 A、B 族维生素及维生素 C 外，还含蛋白质、脂肪、碳水化合物、钙、磷、铁、胡萝卜素等。其中维生素 C 含量丰富，为番茄的 3 倍、芹菜的 5 倍。此外，花椰菜含多种植物化学物，如槲皮酮、谷胱甘肽、吲哚、异硫氰酸盐等。

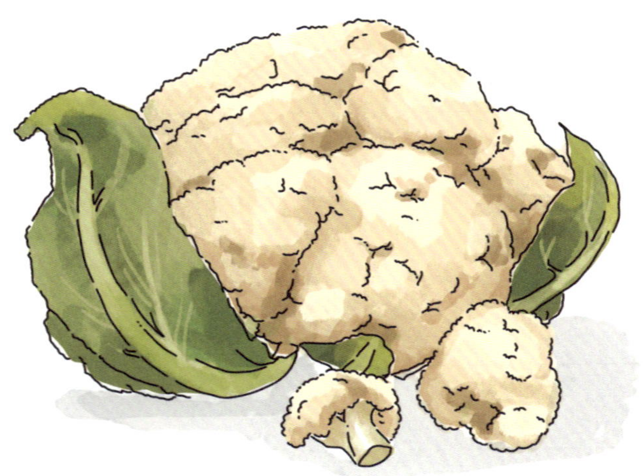

2023年3月·星期六

11

农历二月二十

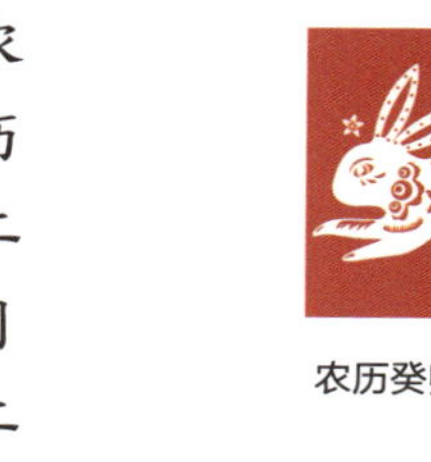

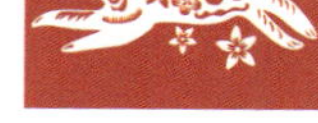

菠菜

菠菜，又称赤根菜，其胡萝卜素含量特别突出，胡萝卜素在人体内可转换为维生素 A，有助于保护眼睛，并维持皮肤黏膜的完整性。菠菜中的维生素 C 含量也较高，每 100 克中含有 32 毫克，与柑橘类水果的含量相当。

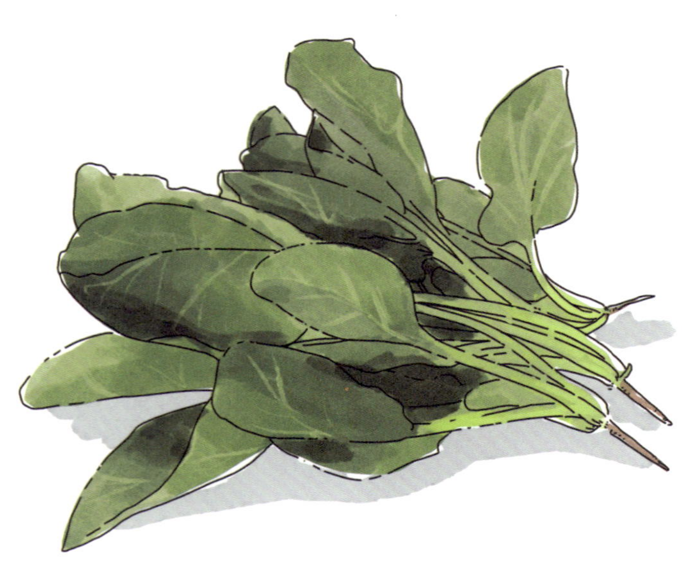

2023年3月·星期日

12

农历二月廿一

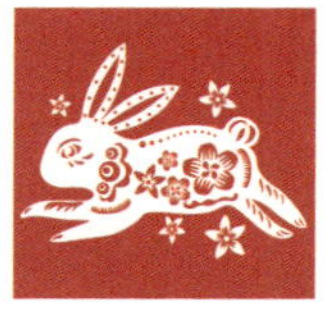

农历癸卯年 兔年

植树节

空心菜

空心菜原名蕹菜，又名藤藤菜、通心菜、瓮菜。它开白色喇叭状花，其梗中心是空的，故称“空心菜”。空心菜含有丰富的胡萝卜素、B族维生素、维生素C及烟酸和蛋白质、脂肪、磷、钾、铁等。此外，空心菜含有大量的纤维素和半纤维素、胶浆、果胶等，可以帮助胃肠蠕动，促进消化。

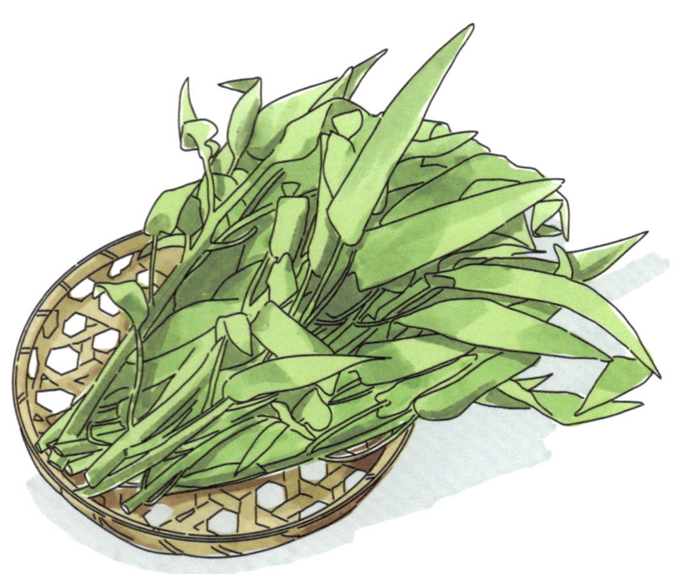

2023年3月·星期一

13

农历二月廿二

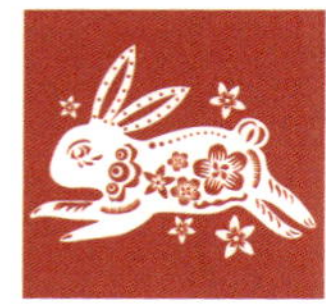

农历癸卯年 兔年

茼蒿

茼蒿含有丰富的胡萝卜素、维生素 A，对眼睛有益，还含有钾、钠、纤维素等营养物质。茼蒿有蒿之清气、菊之甘香，在中国古代为宫廷佳肴，所以又称“皇帝菜”。

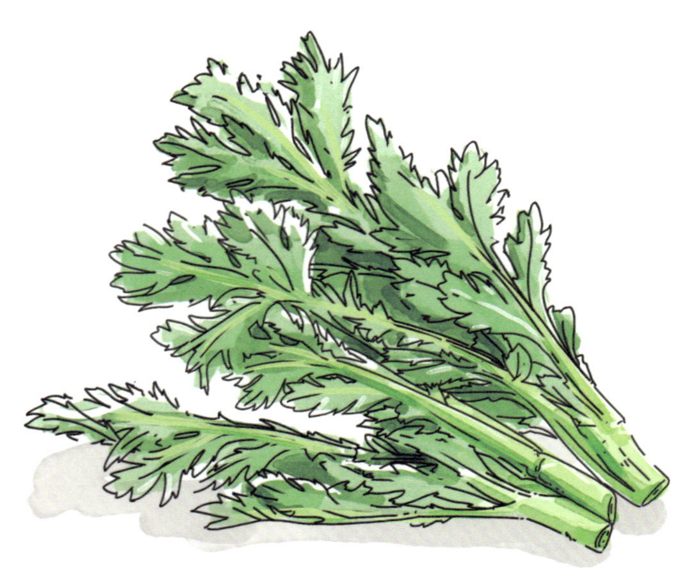

2023 年 3 月 · 星期二

14

农历二月廿三

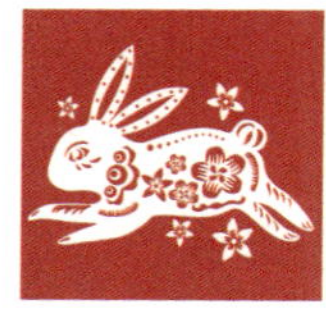

农历癸卯年 兔年

黄花菜

鲜黄花菜中含有秋水仙碱，经肠道吸收后可在体内转变成有毒的二秋水仙碱，引起食物中毒。秋水仙碱可溶解于水，因而经焯水、泡煮等过程可有效减少其含量，降低对人体的毒性。所以，鲜黄花菜应先用水浸泡或用开水浸烫后弃水，炒、煮食用。

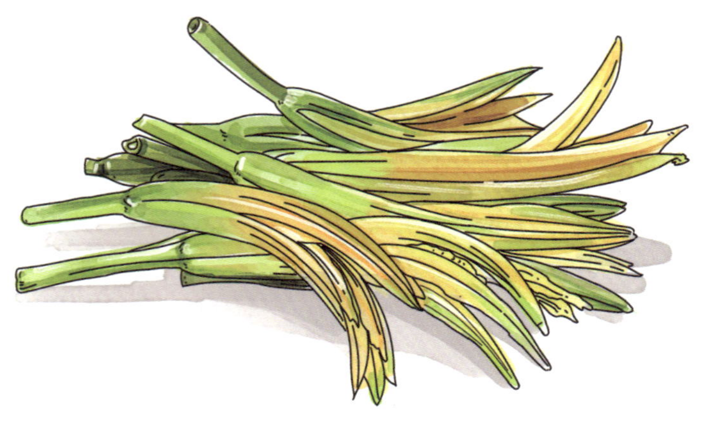

2023年3月·星期三

15

农历二月廿四

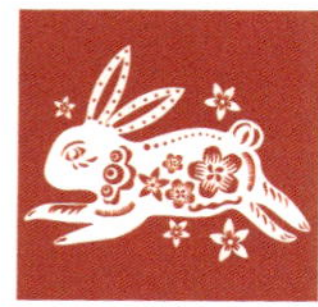

农历癸卯年 兔年

番杏

番杏又称新西兰菠菜、夏菠菜。自带咸味，是含钠高的新鲜蔬菜（445.2 毫克 /100 克），食用时要少放盐。

番杏与冰叶日中花（俗称“冰草”）同属番杏科，水嫩微咸，适合凉拌。

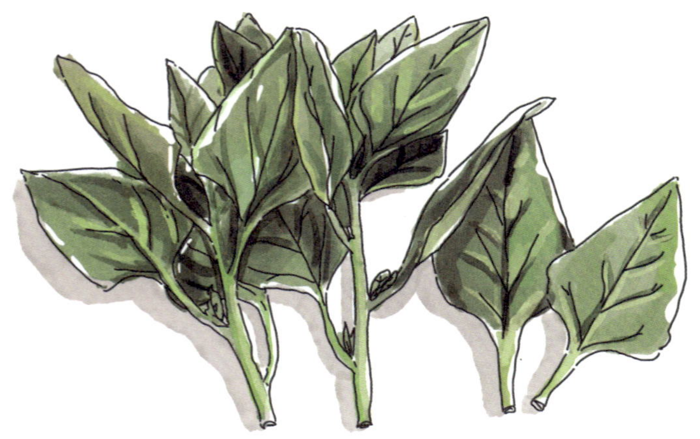

2023年3月·星期四

16

农历二月廿五

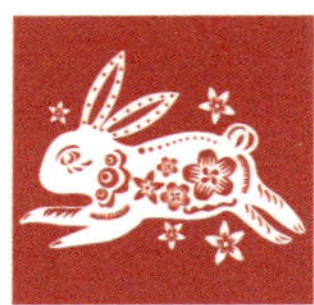

农历癸卯年 兔年

芹菜

芹菜富含多种营养物质，芹菜叶的 B 族维生素和维生素 C 含量都是茎的两倍多。芹菜中含有芹菜素，它能够舒张血管、降低血压。但芹菜素在芹菜中的含量很低，所以目前并没有吃芹菜能降血压的充分证据。

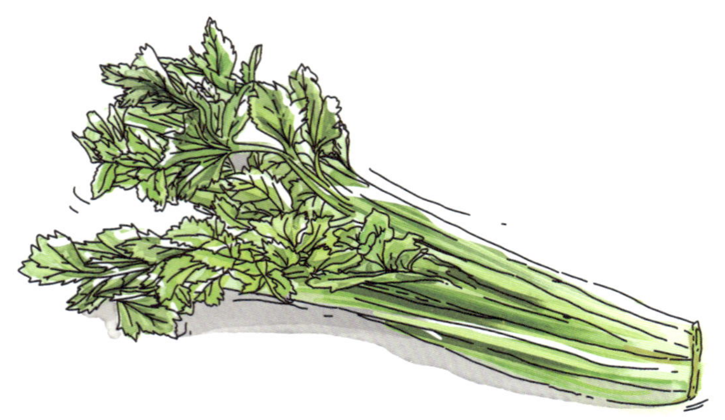

2023年3月·星期五

17

农历二月廿六

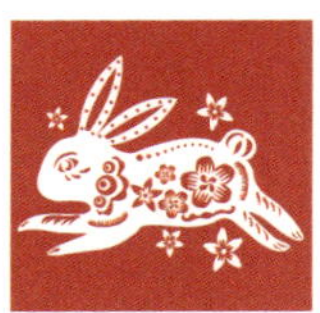

农历癸卯年 兔年

饮酒应限量

饮酒对健康并无益处，若饮酒，应限量。注意饮酒时不劝酒、不酗酒，适量而止。过度饮酒可导致急、慢性酒精中毒、酒精性脂肪肝，严重时还会造成酒精性肝硬化；过量饮酒还会增加高血压、脑卒中等疾病的发生风险。

以酒精量计算，成年人一天最大饮酒的酒精量建议不超过 15 克，任何形式的酒精对人体都无益处。

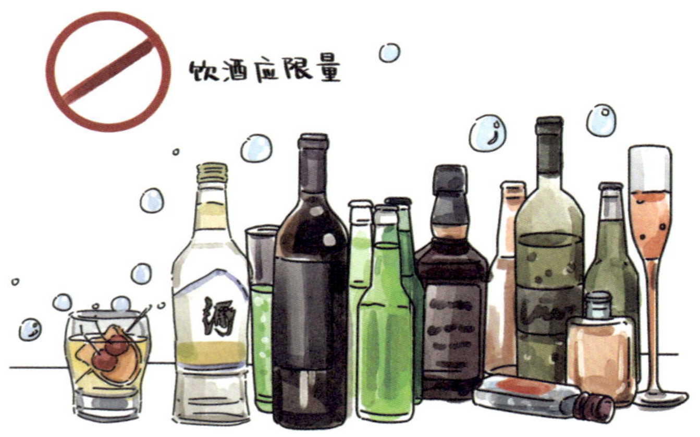

2023年3月·星期六

18

农历二月廿七

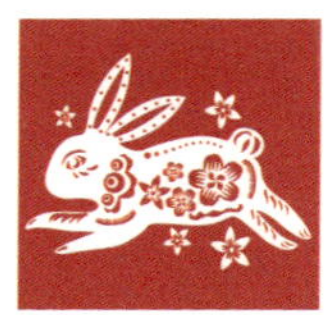

农历癸卯年 兔年

全国爱肝日

莴苣

莴苣又称莴苣菜、莴笋、千金菜，含有黄酮类、萜类、多酚类、香豆素等多种植物化学物质，还含有丰富的氟元素，可参与牙和骨骼的生长。莴苣叶比其茎所含胡萝卜素、硫胺素、维生素 C 都高，因此，建议烹饪时莴苣叶也不要浪费。

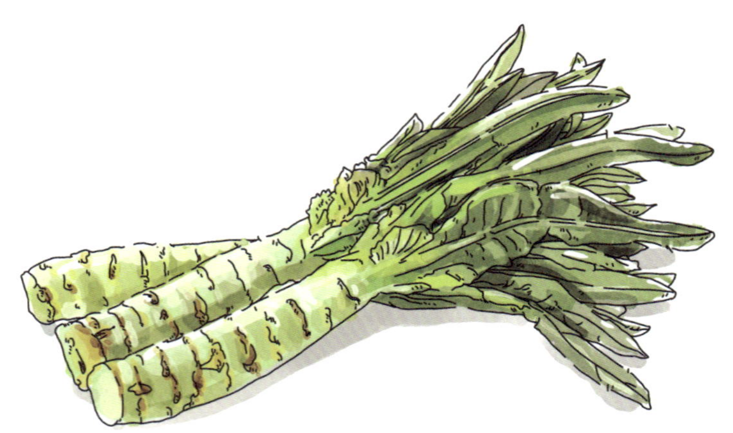

2023年3月·星期日

19

农历二月廿八

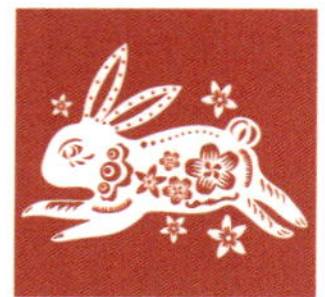

农历癸卯年 兔年

茴香

茴香含有非常丰富的胡萝卜素，每 100 克可食部含量达 2.41 毫克，还含有其他多种维生素和矿物质，为挥发油、甾醇、三萜等多种植物化学物。其嫩叶可作为蔬菜食用或用作调味，果实可入药。

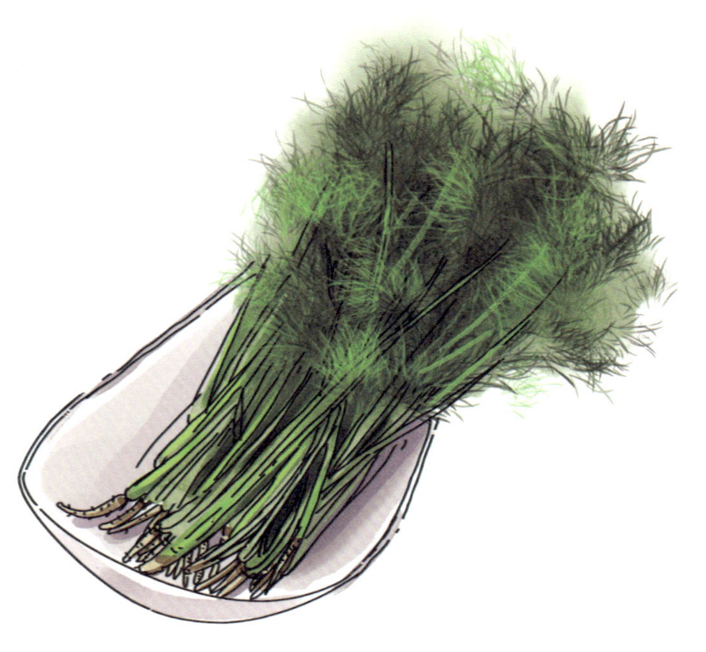

2023年3月·星期一

20

农历二月廿九

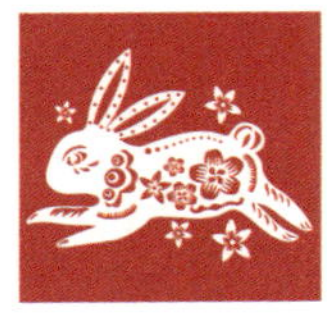

农历癸卯年 兔年

春菜

春菜是春天的蔬菜。在岭南一带，春分有吃春菜的风俗。“春菜”是一种野苋菜，也称之为“春碧蒿”。采回的春菜一般与鱼片一起“滚汤”，名曰“春汤”。

春汤灌脏，洗涤肝肠。阖家老少，平安健康。

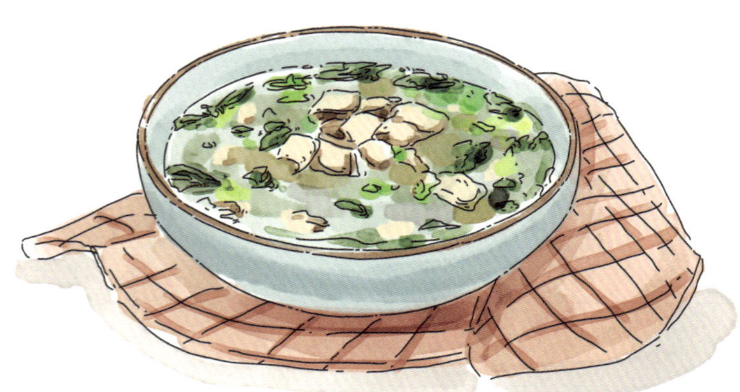

2023年3月·星期二

21

农历二月三十

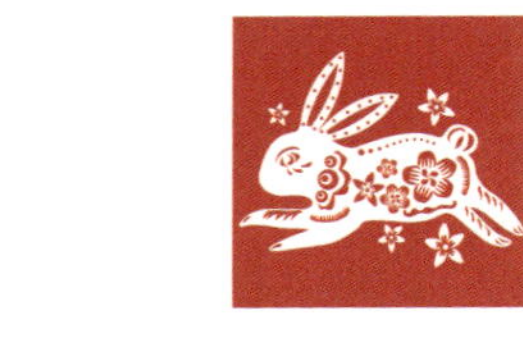

农历癸卯年 兔年

春分

百合

百合富含钾、磷、锌等营养元素，属于食药物质。肝肾阴虚的高脂血症者可煎服 6 ~ 12 克百合进行预防（鲜品用量可加倍）。此外，百合还是安神类食物，可使精神安静、利睡眠等。

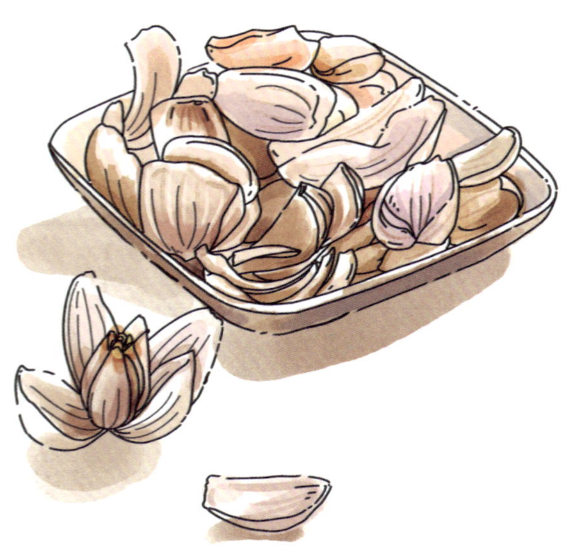

2023年3月·星期三

22

农历闰二月初一

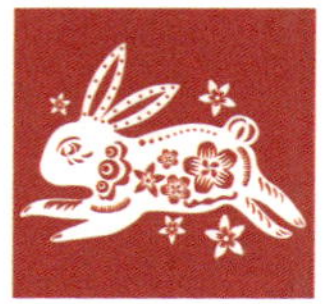

农历癸卯年 兔年

根菜类和薯芋类蔬菜

根菜类蔬菜是指由直根膨大而成为肉质根的蔬菜植物，其中种植最广的是萝卜与胡萝卜，其次为芥菜头（大头菜）、芜菁和甜菜头等。

薯芋类蔬菜是指具有可供食用的肥大多肉的块根、块茎的一类蔬菜。如马铃薯、甘薯（番薯、山芋）、芋头、山药、菊芋、生姜等。由于其富含碳水化合物，也会将马铃薯、甘薯、芋头和山药等作为主食推荐食用。

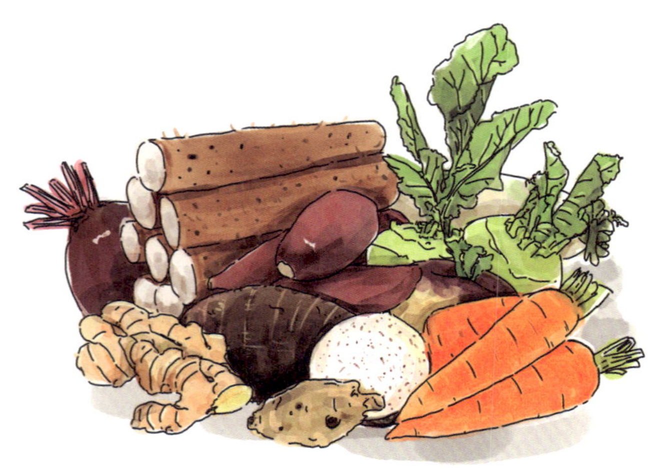

2023年3月·星期四

23

农历闰二月初二

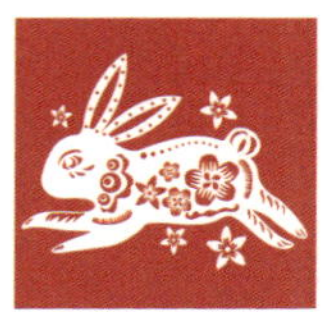

农历癸卯年 兔年

胡萝卜

胡萝卜是根菜类蔬菜的代表，富含多种维生素和矿物质，尤其富含 β－胡萝卜素，可在体内转化成维生素 A，有助于防治夜盲、皮肤干燥等。

维生素 A 缺乏可能导致夜盲、皮肤干燥、生长发育障碍、免疫力低下及贫血等。除了胡萝卜外，富含维生素 A 的食物还包括动物肝脏、深绿色蔬菜、蛋、乳、黄红色水果等。

维生素 A 是脂溶性维生素，相对于生食和蒸煮胡萝卜，用少量油炒制食用更易于吸收维生素 A。

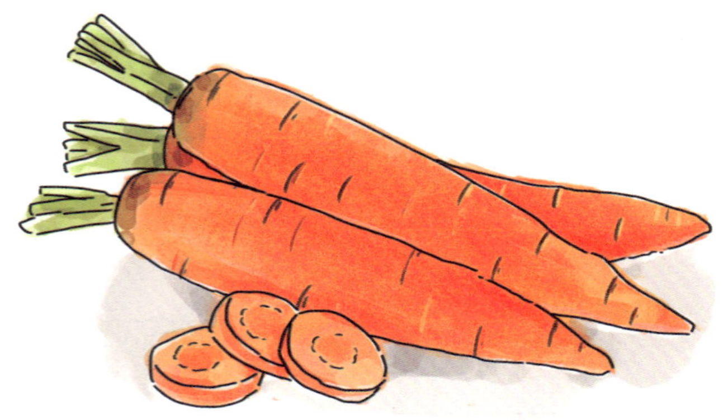

2023年3月·星期五

24

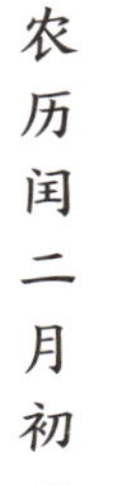

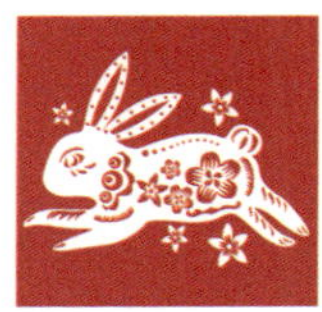

农历癸卯年 兔年

白萝卜

白萝卜富含碳水化合物、维生素及磷、铁、硫等无机盐类。白萝卜中稍带辣味成分的芥子油有促进肠胃蠕动功能，使人食欲增加。白萝卜中的淀粉酶、氧化酶等也有助于改善消化功能。

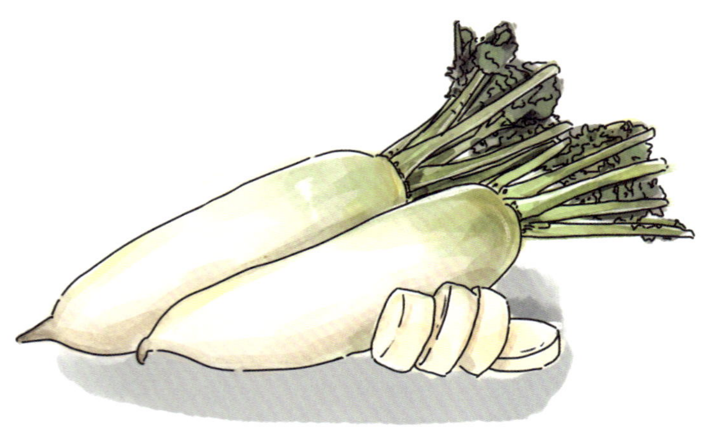

2023年3月·星期六

25

农历闰二月初四

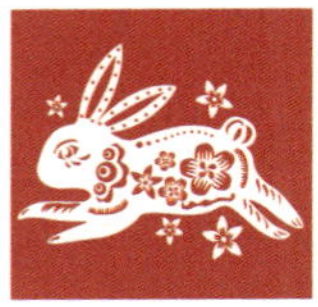

农历癸卯年 兔年

甜菜

食用甜菜俗称“红甜菜”。根和叶为紫红色，因此也称“火焰菜”。甜菜可以煎炒、凉拌、腌制食用。食用时注意仔细刮洗，最好连皮一起烹制，将根留 2.5 ~ 5 厘米长。根据甜菜的大小不同，蒸煮时间需 30 ~ 60 分钟不等。煮熟的甜菜皮易剥落。

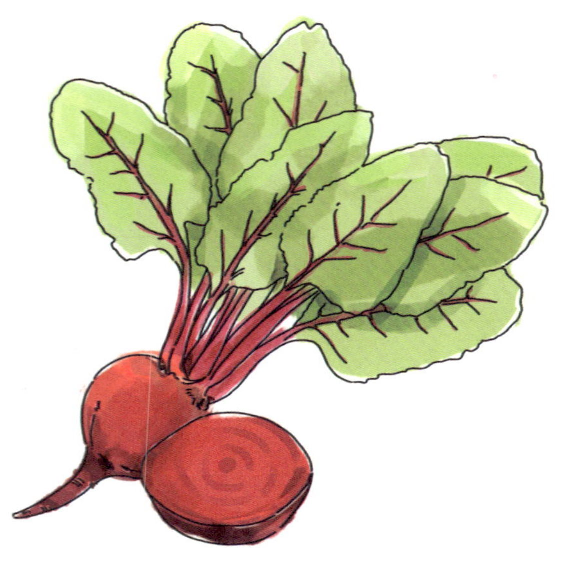

2023年3月·星期日

26

农历闰二月初五

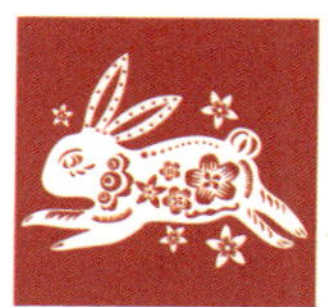

农历癸卯年 兔年

葱蒜类

俗话说“菜看葱姜蒜，香味占大半”，这显示了葱蒜类蔬菜在人们日常饮食中的重要地位。葱蒜类蔬菜主要包括葱、洋葱、韭菜、大蒜等。

葱蒜类蔬菜除富含维生素C、β-胡萝卜素、维生素B_2、钾及膳食纤维之外，还含有独特的植物化学物质——含硫化合物，使其具有刺激性气味。因此，该类蔬菜普遍味道辛辣，具有去腥等作用，被广泛用作烹调调料。

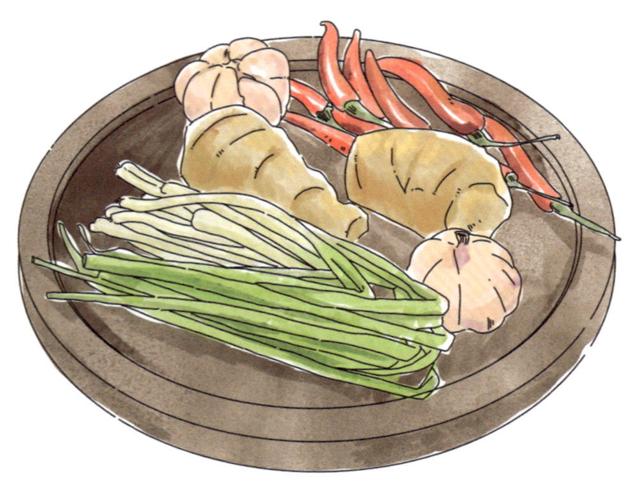

2023年3月·星期一

27

农历闰二月初六

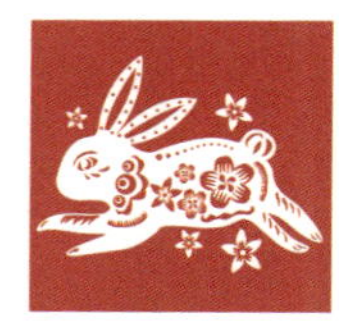

农历癸卯年 兔年

大葱

大葱有一种独特的香辣味，其来源于挥发硫化物——葱素，能刺激唾液和胃液分泌，增进食欲。常用于去除荤、腥、膻等油腻厚味及菜肴中的异味，并产生特殊的香味，还有较强的杀菌作用。

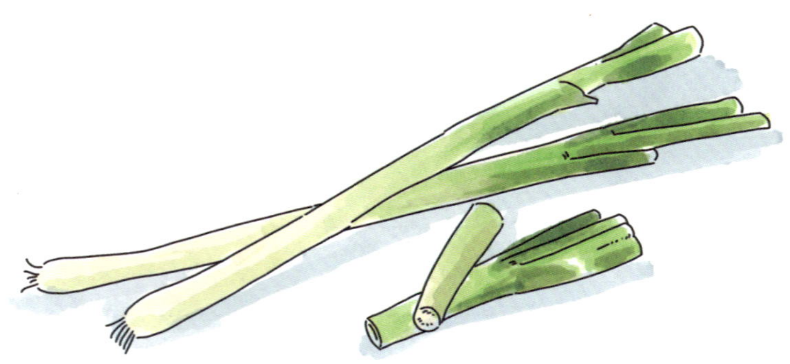

2023年3月·星期二

28

农历闰二月初七

农历癸卯年 兔年

大蒜

大蒜含有特殊的植物化学物——大蒜素，具有活化细胞、促进能量产生、增强抗菌能力的作用，还有降血脂、降血压、降血糖、防癌、调节肠胃等功效。

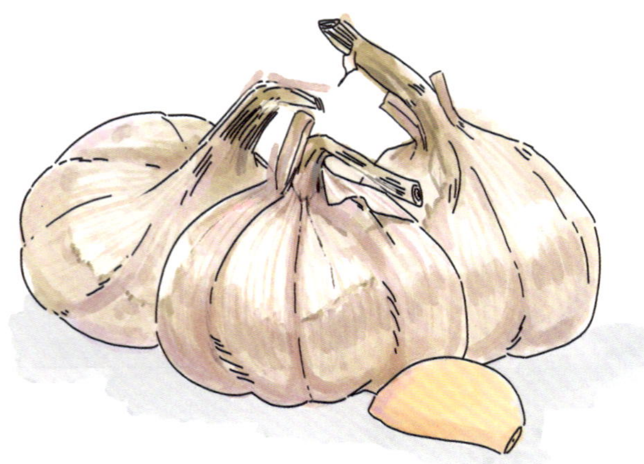

2023年3月·星期三

29

农历闰二月初八

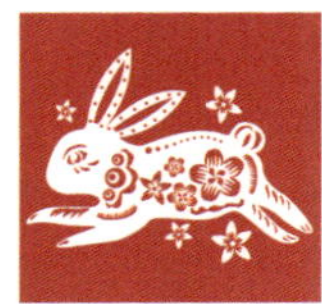

农历癸卯年 兔年

洋葱

洋葱肉质柔嫩，汁多，辣味淡，品质佳。洋葱中的营养成分十分丰富，不仅富含钾、维生素 C、叶酸、锌、硒及纤维质等营养素，还含有槲皮素和前列腺素 A，对肥胖、高血脂、动脉硬化等的预防有益。

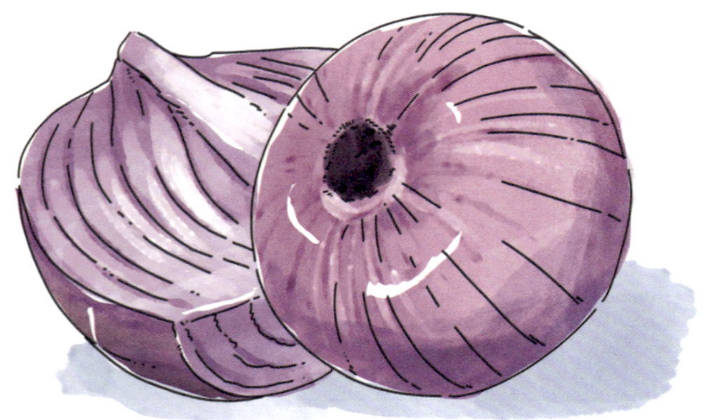

2023年3月·星期四

30

农历闰二月初九

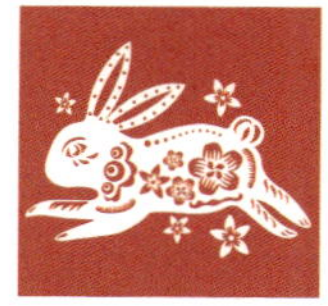

农历癸卯年 兔年

韭菜

韭菜的主要营养成分有维生素 C、维生素 B_1、维生素 B_2、烟酸、胡萝卜素、碳水化合物及矿物质。韭菜还含有丰富的纤维素，可以促进肠道蠕动，减少对胆固醇的吸收。

韭菜的粗纤维较多，不易消化吸收，所以一次不能吃太多，否则大量粗纤维刺激肠壁，易引起腹泻。最好控制在每餐 100 ~ 200 克，建议不超过 400 克。

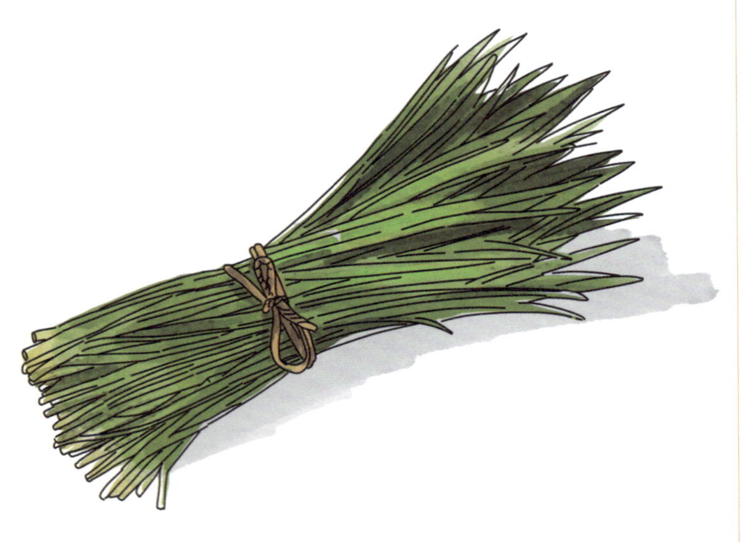

2023年3月·星期五

31

农历闰二月初十

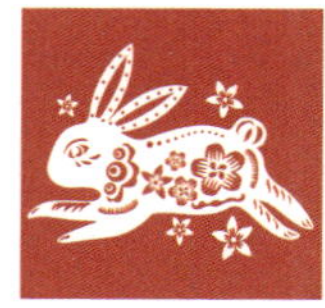

农历癸卯年 兔年

水果

水果，是指多汁且主要味觉为甜味和酸味，可食用的植物果实。多数新鲜水果含水量为85%~90%，是维生素C、钾、镁和膳食纤维（纤维素、半纤维素和果胶）的良好来源。水果有机酸含量较多，能刺激人体消化腺分泌，增进食欲，有利于食物的消化。一些水果含有丰富的膳食纤维，有增加肠道蠕动作用。此外，水果中还含有许多植物化学物，它们具有特殊的生物活性，有益于机体健康。

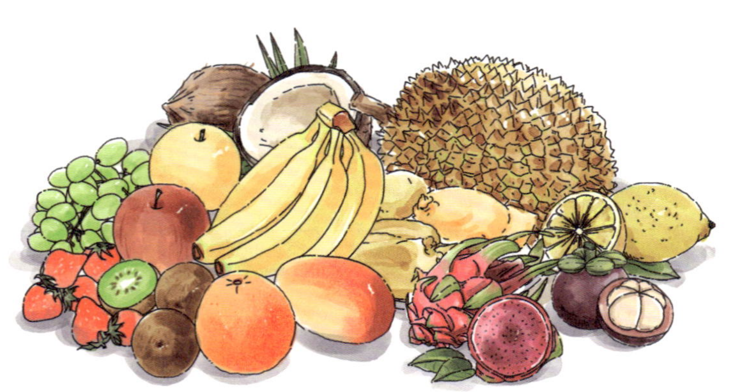

2023年4月·星期六

1

农历闰二月十一

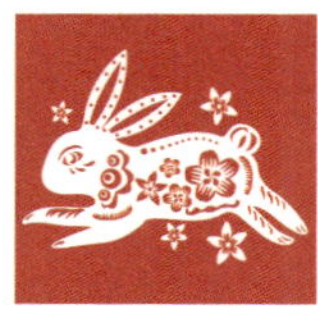

农历癸卯年 兔年

天天吃水果

蔬菜、水果不一样，营养价值和风味各有特点，二者不可相互替代。一般成年人每天摄入 200 ~ 350 克的新鲜水果，更有利于身体健康。

营养贴士

①每天选择不同种类的新鲜应季水果。

②两次正餐中间吃，更有利于保持血糖稳定。

③放在容易拿取的地方更有利于培养吃水果的习惯。

④果汁制作过程可能会破坏维生素、膳食纤维等营养物质，一般不建议做成果汁。

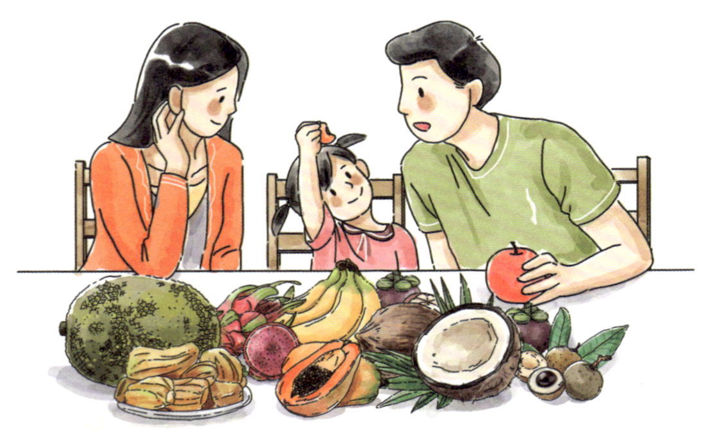

2023年4月·星期日

2

农历闰二月十二

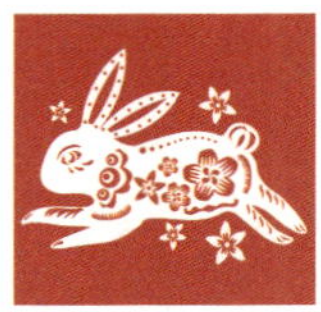

农历癸卯年 兔年

糖尿病患者能吃水果吗？

一般的糖尿病患者是可以吃水果的，但要注意选择适合的种类并注意适时、适量。

（1）适合。选择血糖负荷（GL）低的水果直接吃，不要榨成果汁或吃水果罐头。

（2）适时。两次正餐中间作为加餐食用。

（3）适量。根据血糖值，分次少量食用。如上午和下午各吃一半水果。

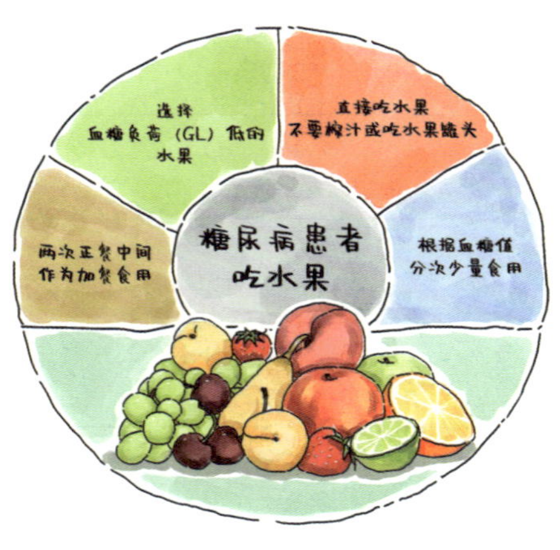

不同种类水果的血糖负荷指数。

低 GL（ < 10）：牛油果、樱桃、李子、木瓜、草莓、火龙果、西瓜、桃、苹果、梨、猕猴桃、香蕉、杧果；

中 GL（10 ~ 20）：椰子、芭蕉；

高 GL（ > 20）：枣。

2023年4月·星期一

3

农历闰二月十三

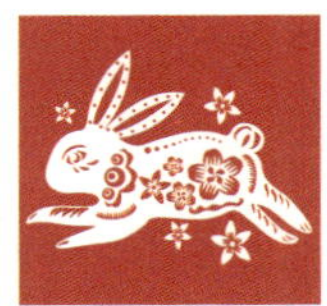

农历癸卯年 兔年

苹果

苹果是最常见的水果之一。其味甜，口感爽脆，含有丰富的营养，并且是一种低能量的水果，每 100 克只含 60 千卡能量。它的维生素、果胶等多存在于果皮及近果皮处，且苹果皮较果肉具有更强的抗氧化作用，建议清洗后带皮食用。

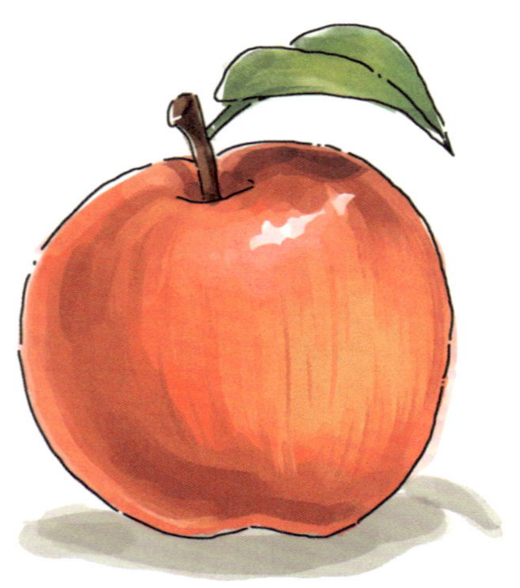

2023年4月·星期二

4

农历闰二月十四

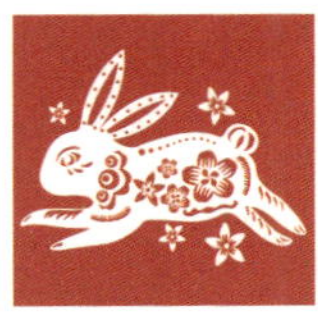

农历癸卯年 兔年

青团

清明时节，江南一带有吃青团的风俗习惯。青团是用艾草或浆麦草的汁拌进糯米粉里，再包裹进豆沙馅或者莲蓉，制作而成。其味道清甜，口感软糯。

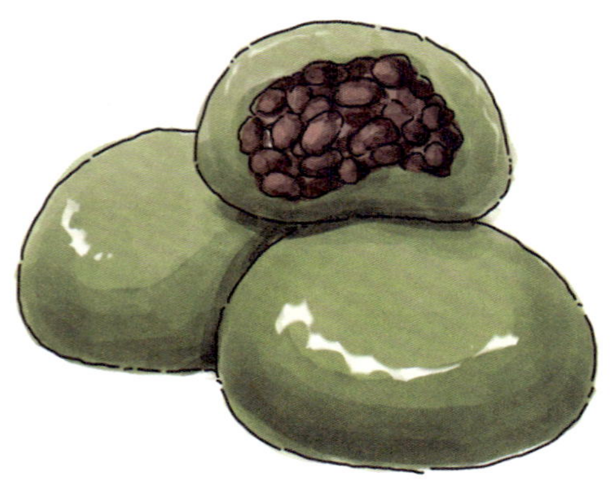

2023年4月·星期三

5

农历闰二月十五

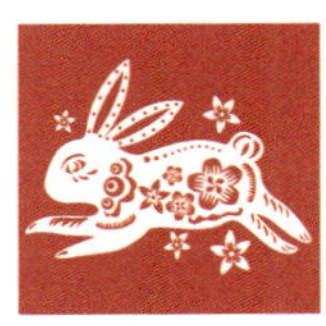

农历癸卯年 兔年

清明节

梨

梨是生活中很常见的水果之一，香甜多汁，梨性寒味甘，不仅能清热润肺，还能缓解气候转暖带来的口干舌燥。梨有很多吃法，可以直接削皮吃，也可以拿来蒸着吃，或做冰糖蒸梨、川贝蒸梨等。

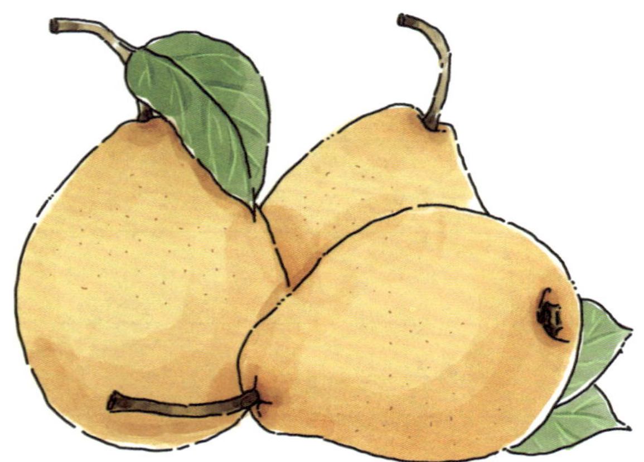

2023年4月·星期四

6

农历闰二月十六

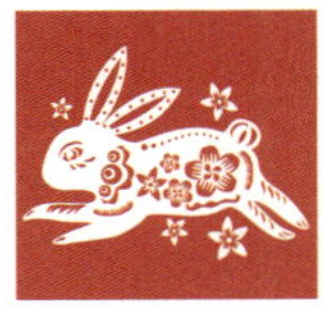

农历癸卯年 兔年

樱桃

樱桃是色、香、味与形俱佳的水果。含有丰富的钾、钙、磷、铁、胡萝卜素、B 族维生素、维生素 C 等营养素，还含有柠檬酸、酒石酸等有机酸。属于低能量、高纤维的水果之一。

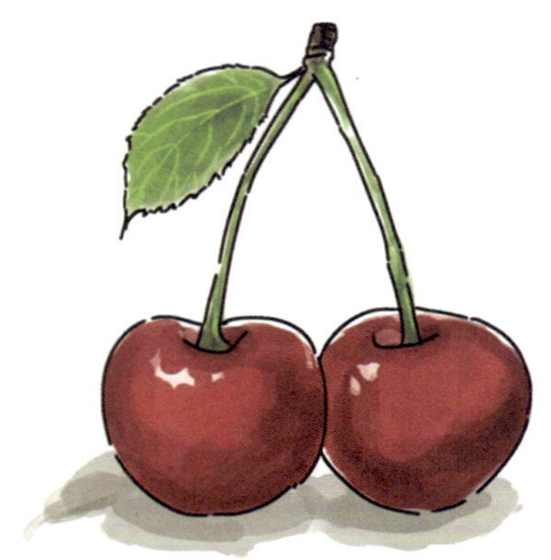

2023年4月·星期五

7

农历闰二月十七

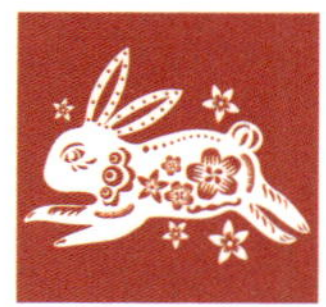

农历癸卯年 兔年

葡萄

葡萄中含有矿物质钙、钾、磷、铁以及维生素 B_1、维生素 B_2、维生素 B_6 和维生素 C 等，还含有多种人体所需的氨基酸。常见的葡萄加工品有葡萄干、葡萄汁、葡萄籽饮料、葡萄籽油等。

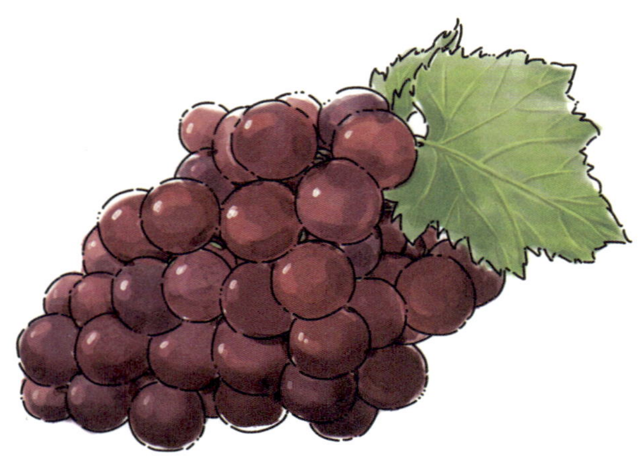

2023年4月·星期六

8

农历闰二月十八

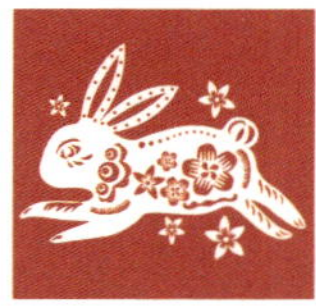

农历癸卯年 兔年

预防胃病

胃病大部分是由于不规律的生活造成的，特别是一日三餐无规律，过分吃辛辣、过冷、过硬等刺激性食物。为减少胃病的发生，饮食应定时定量，肠胃不好时应避免进食刺激和油腻的食物，烹调方法以蒸、煮为佳。生活要有规律，注意劳逸结合，保持心情愉悦，保证充足的睡眠，少吃生、冷、硬的食物。

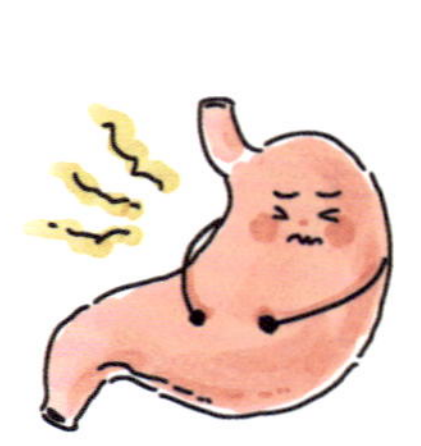

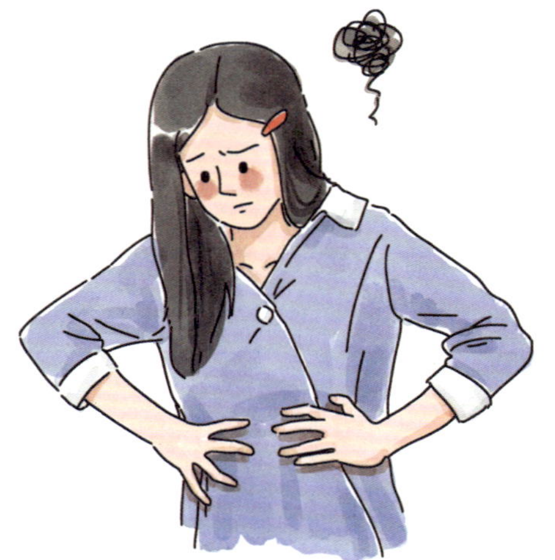

2023年4月·星期日

9

农历闰二月十九

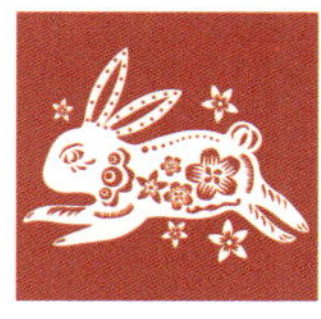

农历癸卯年 兔年

国际护胃日

草莓

草莓富含氨基酸、果糖、蔗糖、葡萄糖、柠檬酸、苹果酸、果胶、胡萝卜素、维生素 B_1、维生素 B_2、烟酸及钙、镁、磷、钾、铁等矿物质，这些营养素对生长发育有很好的促进作用。

2023年4月·星期一

10

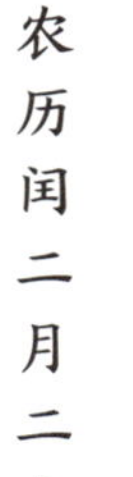

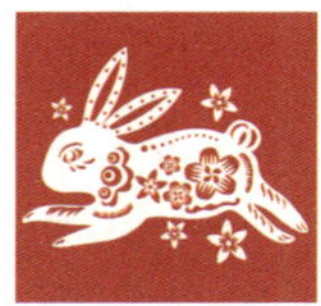

农历癸卯年 兔年

帕金森病患者饮食

中老年帕金森病患者要坚持优蛋白、高能量、易消化的饮食原则。可多食富含不饱和脂肪酸的食物，如鱼、坚果等，避免辛辣刺激性食物。帕金森患者容易出现胃肠蠕动减慢，多食蔬果等高膳食纤维的食物，有助于缓解腹胀与便秘。

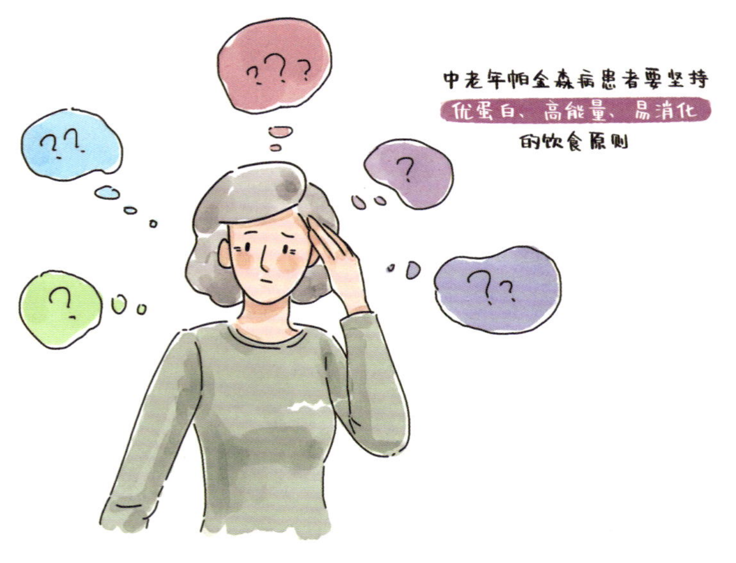

2023年4月·星期二

11

农历闰二月廿一

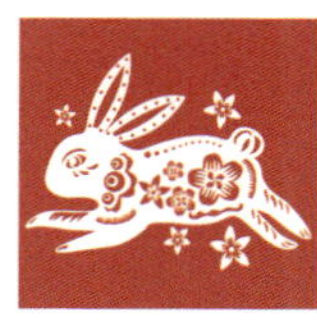

农历癸卯年 兔年

世界帕金森病日

猕猴桃

猕猴桃也称奇异果，含有丰富的维生素 C。猕猴桃需要放软后再吃，硬猕猴桃中含有大量的蛋白酶，会分解口腔黏膜和舌头上的蛋白质，可能会引起口腔不适，如舌头发麻、刺痛等。成熟后捏起来软硬适中比较有弹性，会散发出浓郁果香味，吃起来酸甜可口、软嫩多汁。

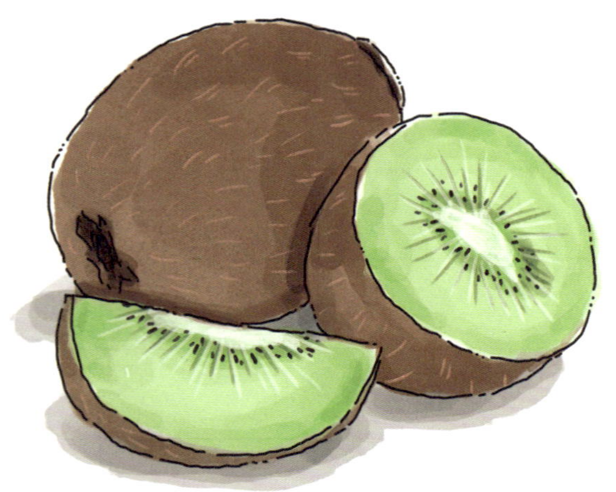

2023年4月·星期三

12

农历闰二月廿二

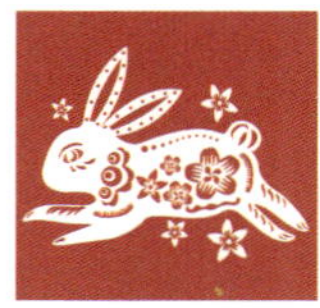

农历癸卯年 兔年

泼水粑粑

泼水粑粑，傣族人称“豪诺索”，属于年糕中的一种，是傣族节日常见食物。由糯米粉、红糖、石梓花等制成，外面包裹芭蕉叶定型。剥开芭蕉叶咬上一口，鲜香软糯，满口芭蕉叶和红糖特有的香味。消化不良或糖尿病患者应少吃或不吃。

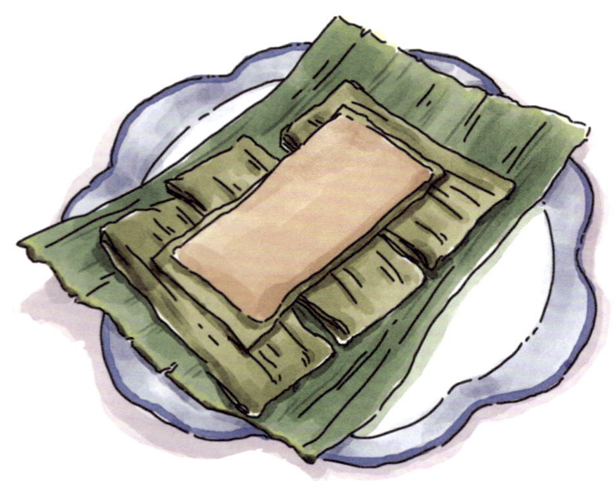

2023年4月·星期四

13

农历闰二月廿三

农历癸卯年 兔年

浚水节

无花果

无花果是一种开花植物，但它的花向内开放，属于隐形花絮，很容易让人误以为它是不会开花的，因此得名“无花果”。无花果含有丰富的氨基酸，目前已经发现 18 种，包括 8 种人体必需氨基酸。无花果可鲜食，还可加工制干，制果脯、果酱、果汁、果茶、罐头等。

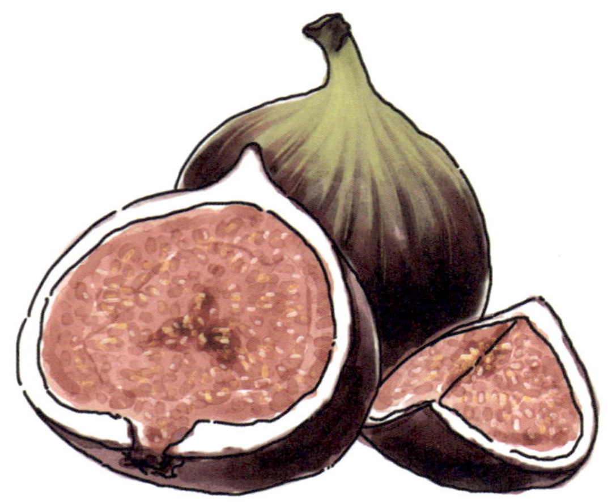

2023年4月·星期五

14

农历闰二月廿四

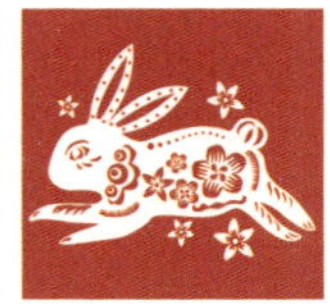

农历癸卯年 兔年

桑葚

桑葚5月开花，果熟期是6～7月。新鲜成熟的桑葚富含水分、B族维生素、维生素C和矿物质，含有芸香苷、花青素等植物化学物。桑葚的表皮比较娇嫩，而且凹凸不平，清洗时可以选择使用小苏打水或者食盐溶水后浸泡。

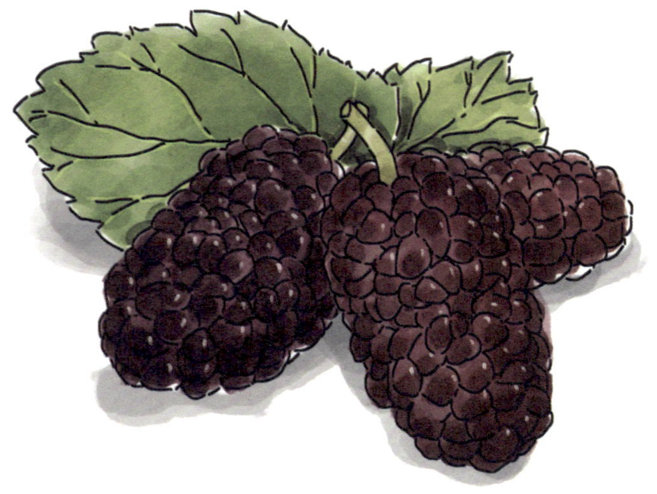

2023年4月·星期六

15

农历闰二月廿五

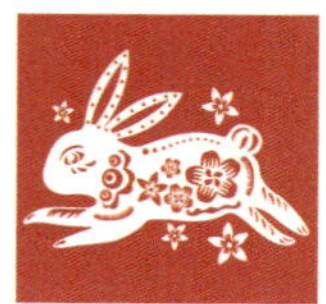

农历癸卯年 兔年

枇杷

成熟的枇杷味道甜美，营养丰富，含多种维生素和矿物质。有止咳平喘、助消化等功效。枇杷的止咳功效主要与其含有的苦杏仁苷有关，但枇杷叶的止咳功效更佳，因此“川贝枇杷膏”中用到的是枇杷叶而不是枇杷果。

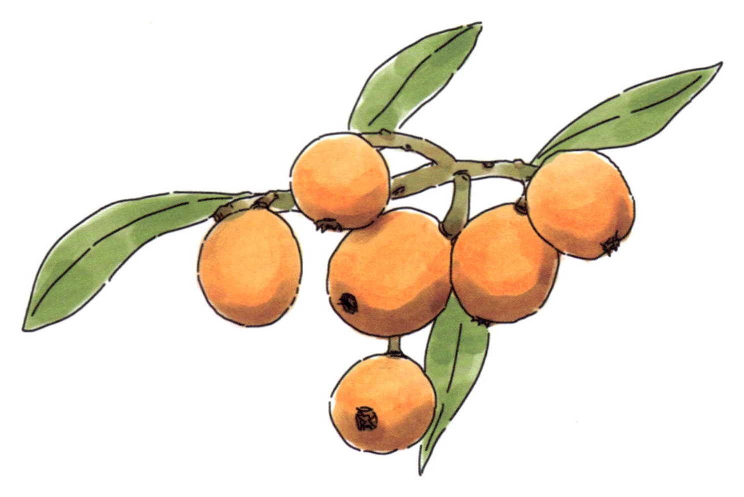

2023年4月·星期日

16

农历闰二月廿六

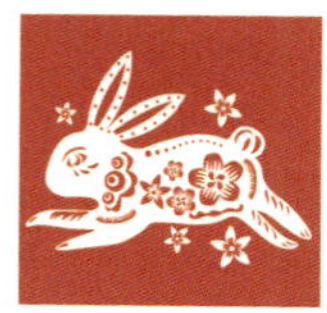

农历癸卯年 兔年

世界嗓音日

蓝莓

蓝莓中花青素的含量和种类都非常丰富，因此被认为具有很高的营养价值。花青素是一种非常重要的植物水溶性色素，水果蔬菜的颜色大部分与之有关。某些花青素的抗氧化能力是维生素 C 的几十倍，且在人体的生物利用率高，因此被认为是目前最有效的天然抗氧化生物活性剂，属于纯天然抗衰老营养物质。

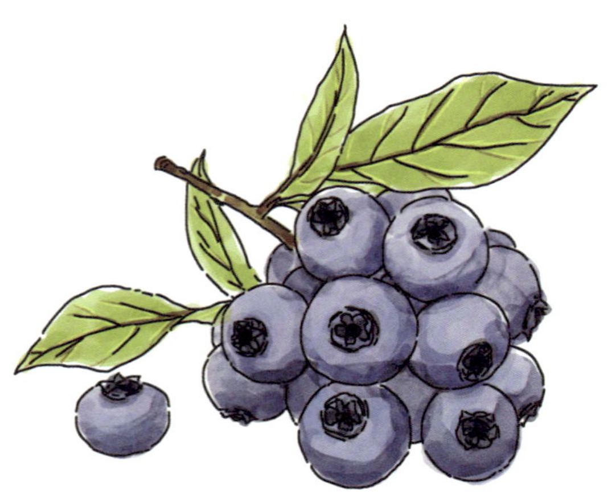

2023年4月·星期一

17

农历闰二月廿七

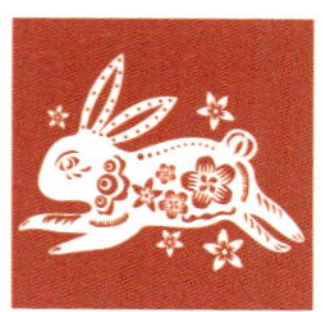

农历癸卯年 兔年

世界血友病日

柑橘

柑橘含有丰富的维生素、矿物质和植物化学物，营养价值较高。橘子中富含胡萝卜素，有些人体内缺少分解胡萝卜素的特定酶，因此短期大量食用橘子时，可能导致橘黄症，全身发黄，但停止食用后症状即可缓解。除了橘子以外，这类人短期过多食用胡萝卜、南瓜、杧果和木瓜等富含胡萝卜素的食物，都可能引起橘黄症。因此，有营养的食物也要合理摄取，不能贪吃，应季水果平衡搭配是关键。

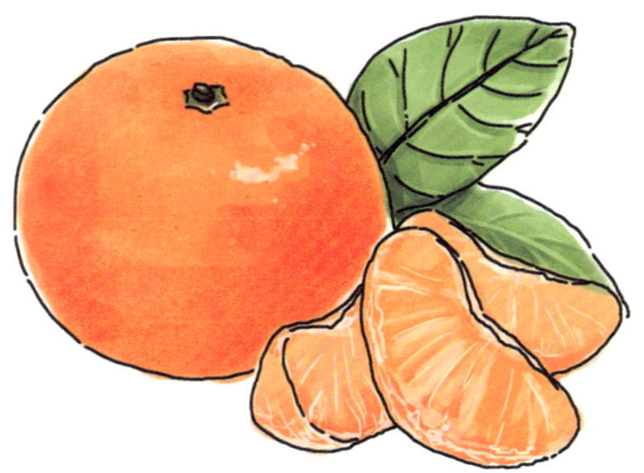

2023年4月·星期二

18

农历闰二月廿八

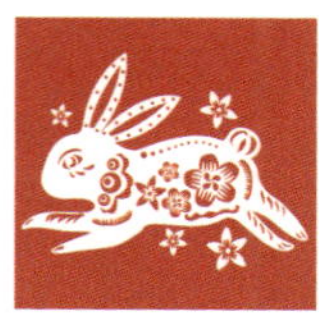

农历癸卯年 兔年

柠檬

柠檬富含维生素 C，被称为坏血病的“克星”。其味道较酸，可切开后泡水。由于维生素 C 不耐热，建议使用温水或冷水冲泡。另外，避免在其中添加过多的糖或蜂蜜。

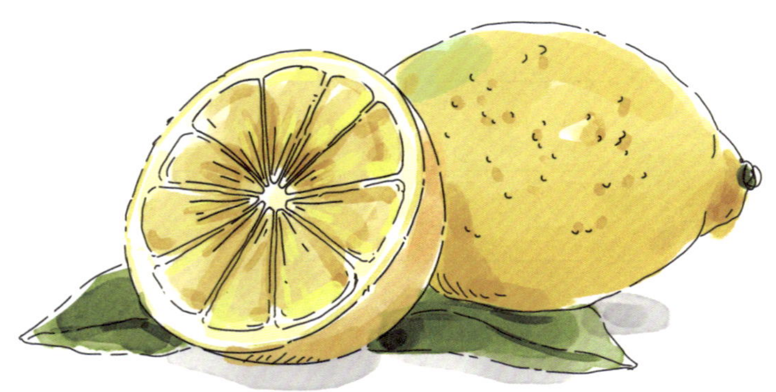

2023年4月·星期三

19

农历闰二月廿九

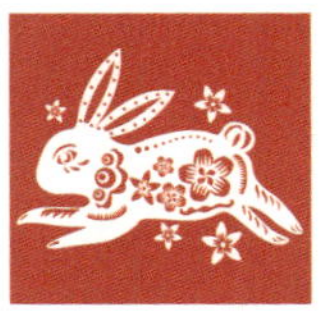

农历癸卯年 兔年

饮茶

在我国南方地区有谷雨摘茶的习惯。茶叶中含有茶多酚等多种对健康有益的成分，经开水浸泡，可以溶出到茶水中。冲泡红茶的温度以接近100℃为宜，冲泡绿茶的温度以80℃为宜，泡2～3分钟即可。不宜大量饮用浓茶，茶叶中的鞣酸会影响铁的吸收，缺铁性贫血的人尤其要注意。茶叶中含有咖啡因，会影响对咖啡因敏感者的睡眠，需要注意饮茶的时间和量。

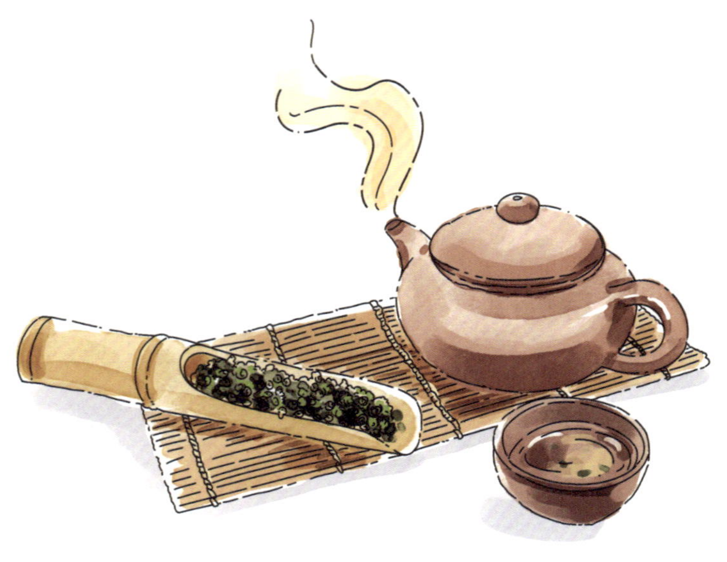

2023年4月·星期四

20

农历三月初一

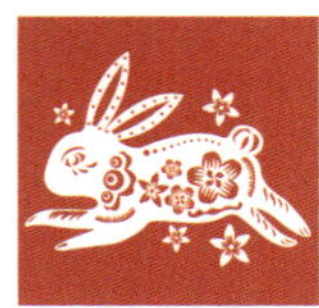

农历癸卯年 兔年

谷雨

菠萝蜜

菠萝蜜是典型的热带水果，含有丰富的还原糖和蛋白质、少量的脂肪和粗纤维。可鲜食，也可制成果干、果脯。其种子淀粉含量较高，煮熟后可食用，味道有板栗香。

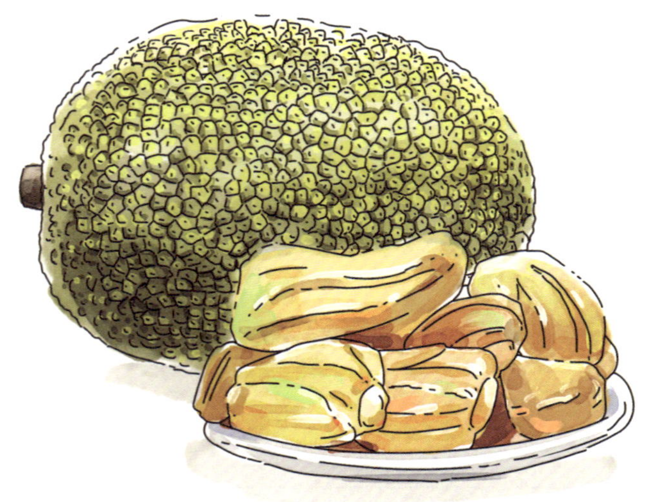

2023年4月·星期五

21

农历三月初二

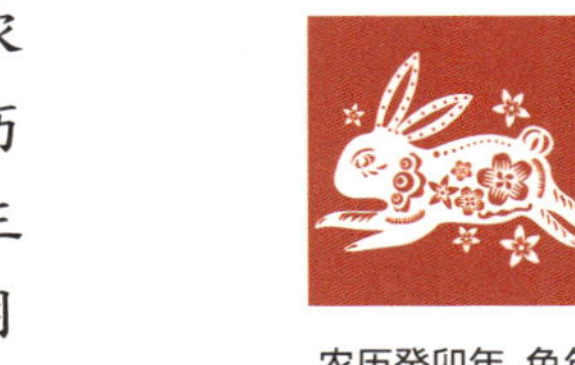

农历癸卯年 兔年

香蕉

香蕉原产亚洲东南部，中国台湾、海南、广东、广西等均有栽培。它含有丰富的维生素 A、维生素 C、钾和镁等营养素。空腹吃香蕉可能引起血糖、血钾、血镁波动较大，因此建议饭后吃。

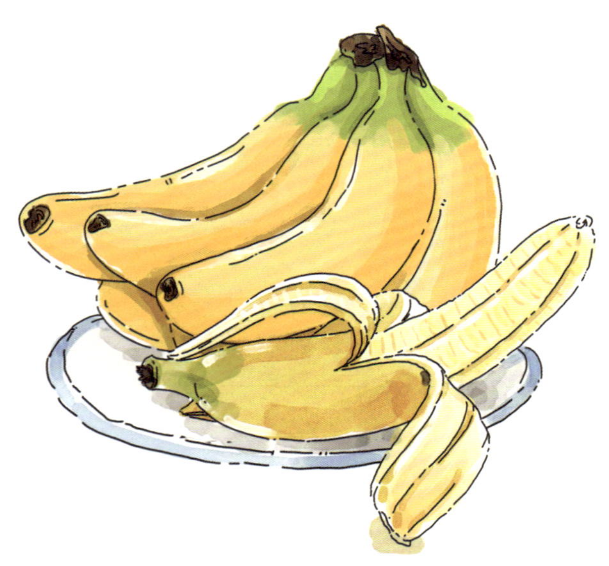

2023年4月·星期六

22

农历三月初三

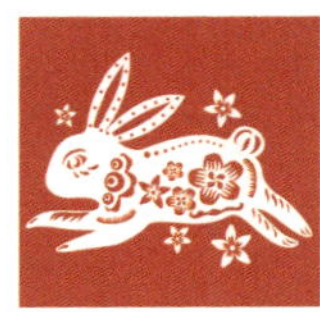

农历癸卯年 兔年

菠萝

菠萝味道酸甜，营养丰富，但含有刺激性的苷类物质和菠萝蛋白酶，应在稀盐水或糖水中浸渍后再吃。菠萝的储存要注意避光、阴凉、通风，不宜放进冰箱，错误的储存方式会导致其果皮变色，果肉成水浸状。

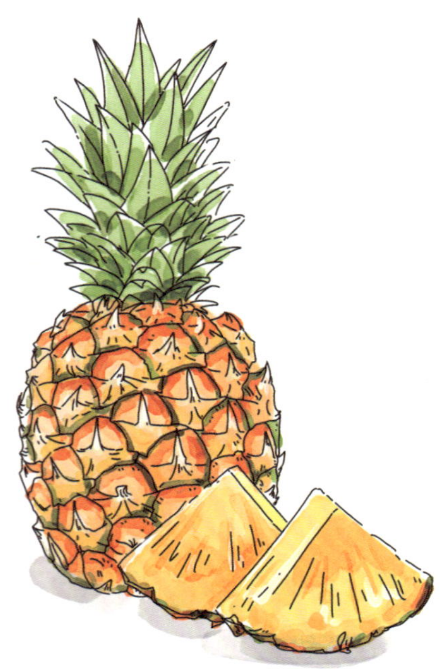

2023年4月·星期日

23

农历三月初四

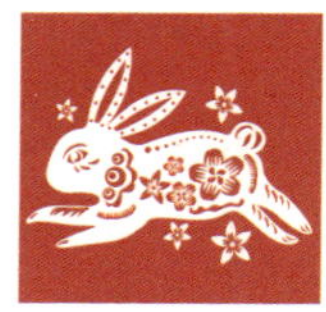

农历癸卯年 兔年

椰子

椰汁清如水、甜如蜜，饮之甘甜可口，椰子炖鸡是常见的做法。椰肉芳香滑脆，柔若奶油，可以直接食用，也可制作菜肴、蜜饯或做成椰丝、椰蓉食用。天然椰子水低糖、低能量且富含钾、钠、镁等矿物质，是非常好的天然补充电解质的饮品。

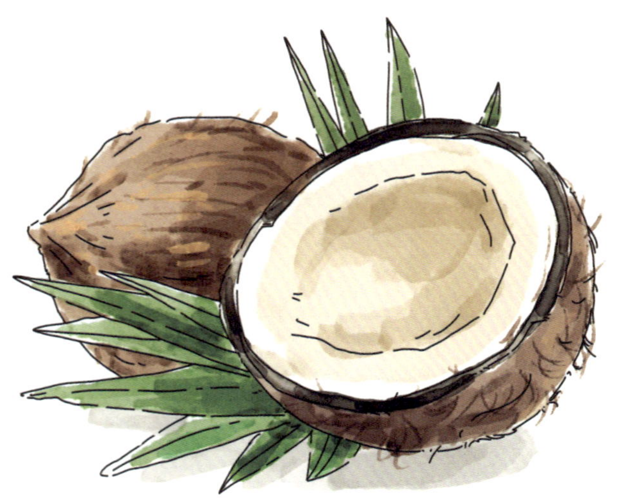

2023年4月·星期一

24

农历三月初五

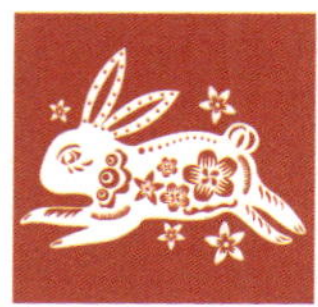

农历癸卯年 兔年

木瓜

木瓜果皮光滑，果肉厚实，香气浓郁，汁水丰多，甜美可口，营养丰富，有“万寿瓜”之雅称。木瓜中含多种活性物质，其中所含有的 17 种氨基酸中包括了全部人体必需氨基酸，并且比例接近人体蛋白，吸收利用率高。

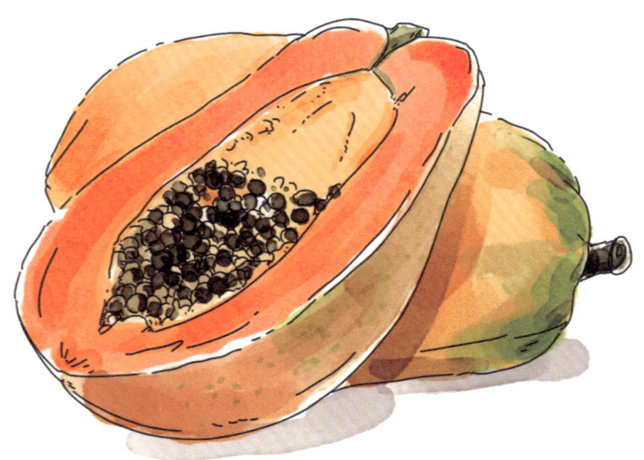

2023年4月·星期二

25

农历三月初六

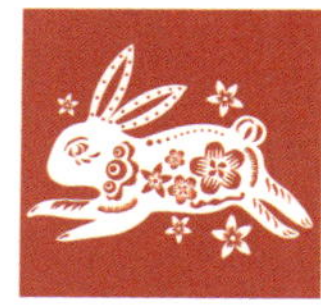

农历癸卯年 兔年

火龙果

火龙果属仙人掌科，因果实外表像一团愤怒的红色火球而得名。火龙果味甜多汁，营养丰富，功能独特，含有一般植物少有的植物性白蛋白以及花青素，丰富的维生素和水溶性膳食纤维。火龙果中芝麻状的种子有促进胃肠消化、润肠通便的功能。

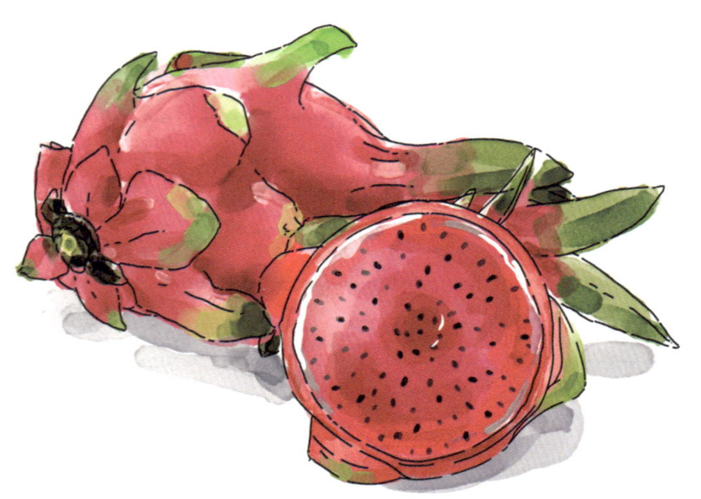

2023年4月·星期三

26

农历三月初七

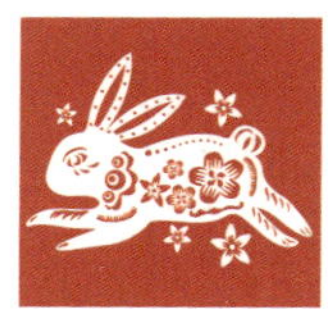

农历癸卯年 兔年

龙眼

龙眼，因其种圆，有黑色光泽，种脐突起呈白色，看似传说中“龙”的眼睛，所以得名。龙眼肉含有蛋白质、脂肪、糖类、有机酸、粗纤维及多种维生素和矿物质等。龙眼除鲜食外，还可加工制干、制罐头、煎膏等。

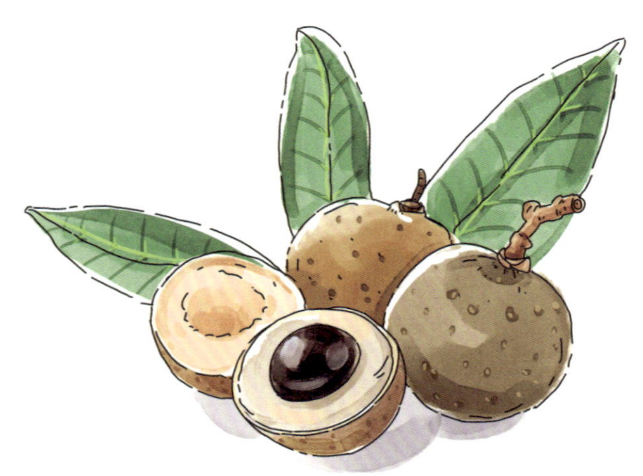

2023年4月·星期四

27

农历三月初八

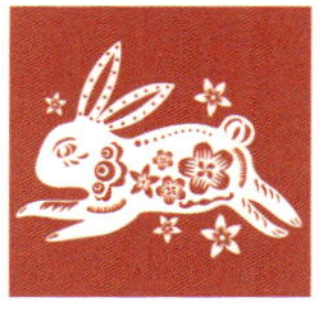

农历癸卯年 兔年

榴莲

榴莲果肉含有极高的糖分、蛋白质、淀粉、脂肪、维生素 A、B 族维生素、维生素 C、钙、钾等。糖尿病患者不宜食用。成熟后自然裂口的榴莲存放时间不能太久，一次不宜多吃，若闻到已熟的榴莲带有酒精味，则表示已变质不能吃。

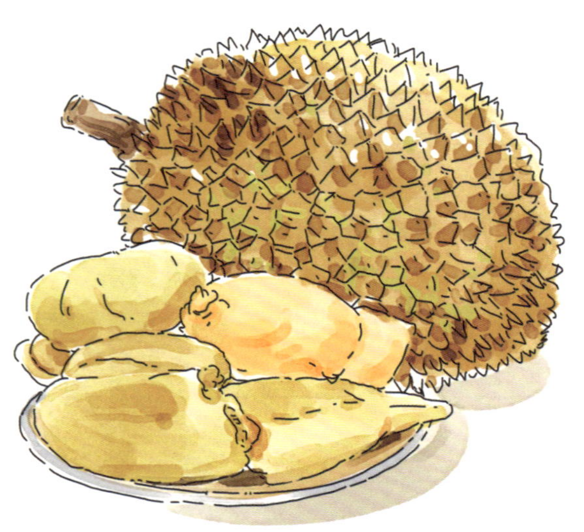

2023年4月·星期五

28

农历三月初九

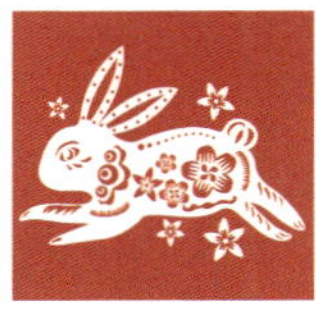

农历癸卯年 兔年

山竹

山竹果肉雪白嫩软，味道甜中略酸。山竹含有大量的果糖和一些酸性成分，矿物质（钙、磷等）、维生素、氨基酸和黄酮类物质也都是山竹中重要的营养成分。挑选山竹时要选颜色深紫、外壳光洁、果壳微软有弹性、果蒂绿的。山竹底部蒂瓣的数量和果肉片的数量相同，以多者为佳。

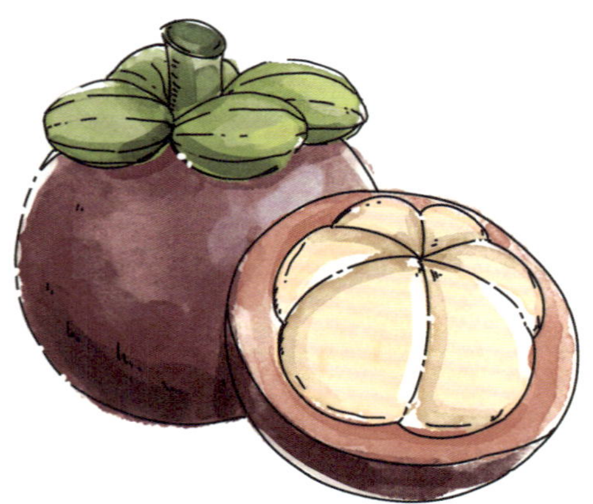

2023年4月·星期六

29

农历三月初十

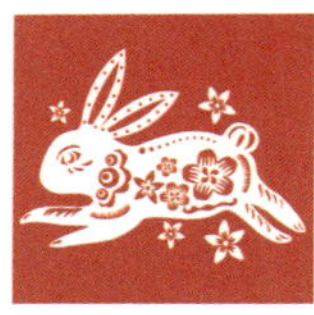

农历癸卯年 兔年

西瓜

西瓜是典型的瓜果类水果代表，被称为“盛夏之王”，清爽解渴，甘甜多汁。虽然它的血糖生成指数较高，但其水分占比高达 92% 左右，每 100 克西瓜的含糖量较低，因此糖尿病患者是可以少量食用的。

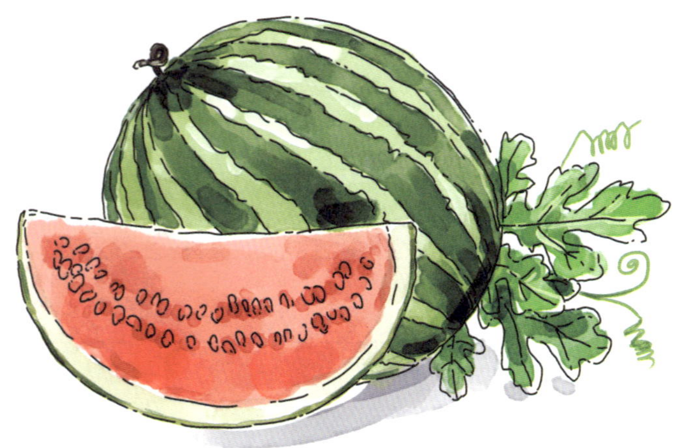

2023年4月·星期日

30

农历三月十一

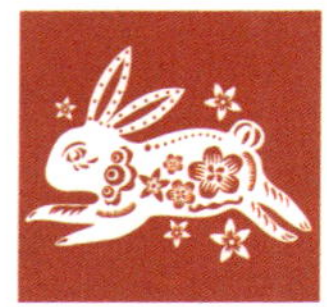

农历癸卯年 兔年

主动喝水

成年人一天要喝 1500 ~ 1700 毫升水，可以在一天的任意时间喝水，每次 1 杯，每杯约 200 毫升，也就是一天保证八杯水。要主动饮水，不要等到口渴了再喝水。在进行身体活动时，注意活动前、中、后水分的摄入，可分别喝水 100 ~ 200 毫升，以保持良好状态。当身体活动强度较大、时间较长时，需要根据机体排汗量补充水分，并酌情补充电解质。

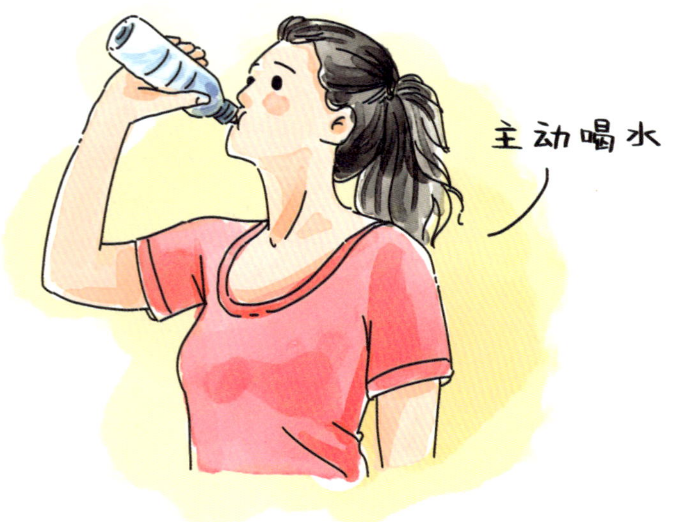

2023年5月·星期一

1

农历三月十二

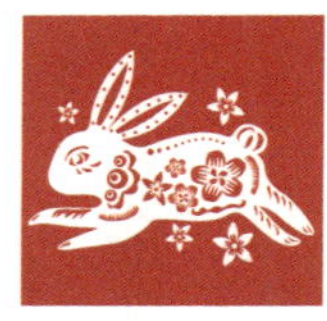

农历癸卯年 兔年

劳动节

哮喘患者需注意

哮喘患者要避免接触过敏原，此外还需注意以下几点：

①清淡饮食，不吃辛辣刺激的食物，多吃新鲜蔬菜和水果，戒烟戒酒；

②常见的食物过敏原有牛奶、鸡蛋、花生、鱼、小麦、坚果、大豆、虾蟹等；

③搞好室内卫生，保持适宜湿度；

④花粉高峰期减少外出，避免呼吸道感染；

⑤避免剧烈运动和情绪波动。

多吃新鲜蔬菜和水果

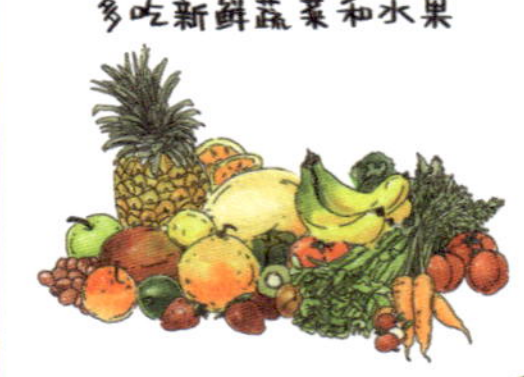

戒烟戒酒

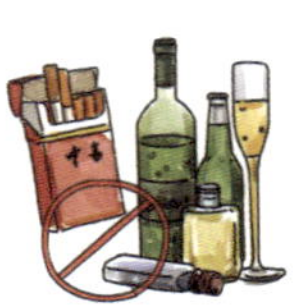

常见的食物过敏原

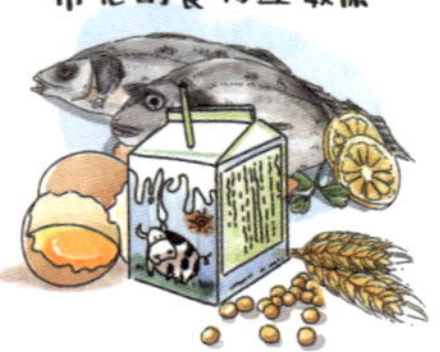

哮喘患者需注意

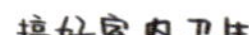

搞好室内卫生

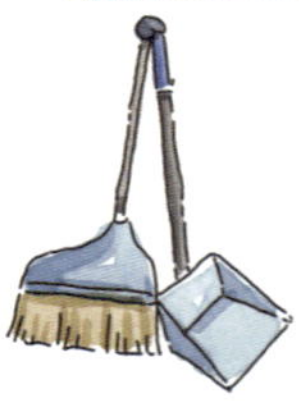

花粉期，避免呼吸道感染

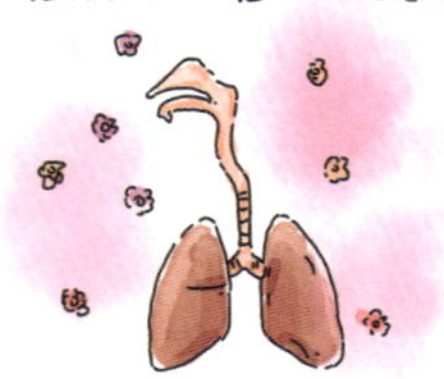

避免剧烈运动

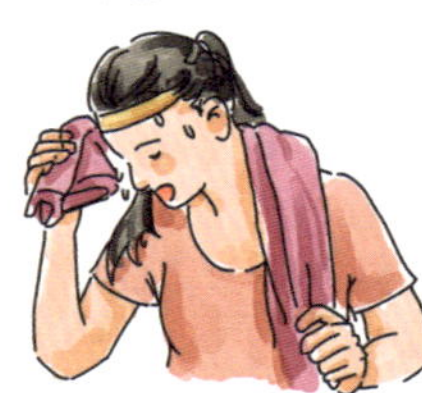

2023年5月·星期二

2

农历三月十三

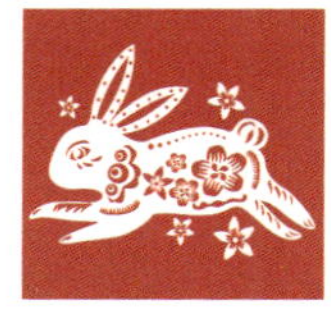

农历癸卯年 兔年

世界哮喘日

豆类

大豆仅包括黄豆、青豆和黑豆，是优质植物蛋白。红豆、绿豆、芸豆、花豆等属于大豆之外的杂豆，可以和主食搭配食用。而菜豆、豌豆、豆角、豇豆、豆芽等则作为鲜豆类蔬菜，起到平衡营养的作用。

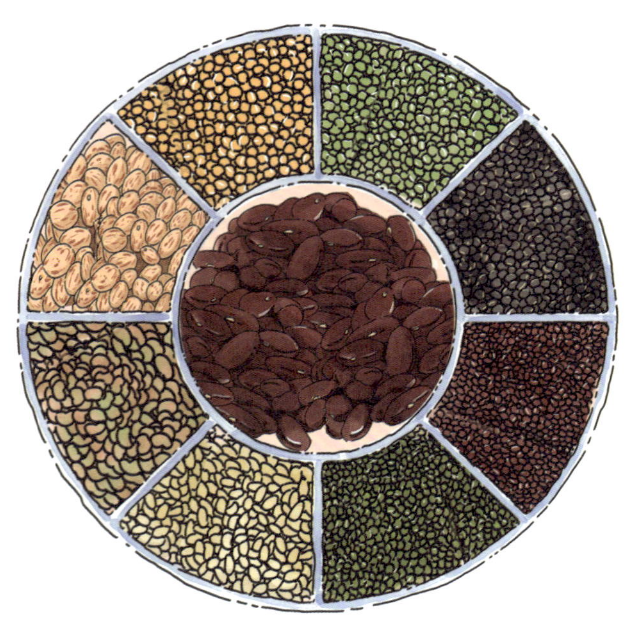

2023年5月·星期三

3

农历三月十四

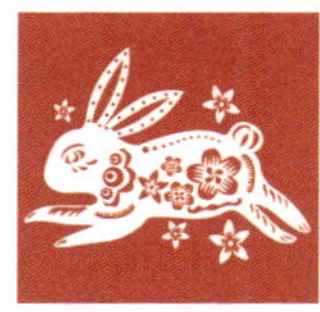

农历癸卯年 兔年

大豆营养价值

大豆含有丰富的蛋白质、不饱和脂肪酸、钙、钾、维生素 E 和膳食纤维，富含赖氨酸的大豆与缺乏赖氨酸的谷类是天然互补的理想食品。此外，大豆还含有多种有益健康的物质，如大豆异黄酮、大豆卵磷脂、大豆甾醇、大豆皂苷、大豆低聚糖等。尽管大豆中含部分不易被消化的物质，易在肠道细菌作用下发酵产生气体，引起腹胀，但在豆制品制作过程中基本都可被去除。

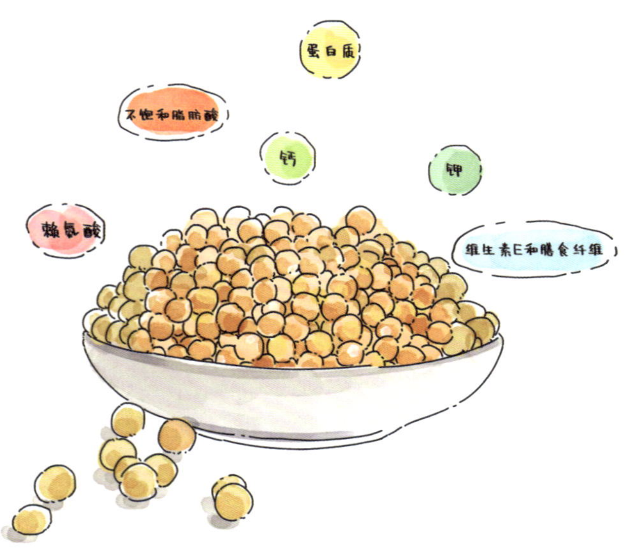

2023年5月·星期四

4

农历三月十五

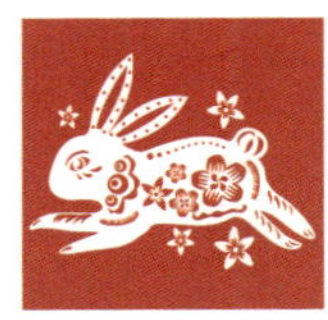

农历癸卯年 兔年

青年节

黄豆

黄豆原产于中国，在我国饮食中有悠久历史，是最主要的大豆种植品种。黄豆中含丰富的蛋白质、不饱和脂肪酸、钙及维生素等，是素食者的重要食物，每天要足量摄入。一般人群推荐每天 15 ~ 25 克的大豆或相当量的豆制品。但对于素食者，则每天的推荐量为 40 克，且要注意增加发酵豆制品的摄入。

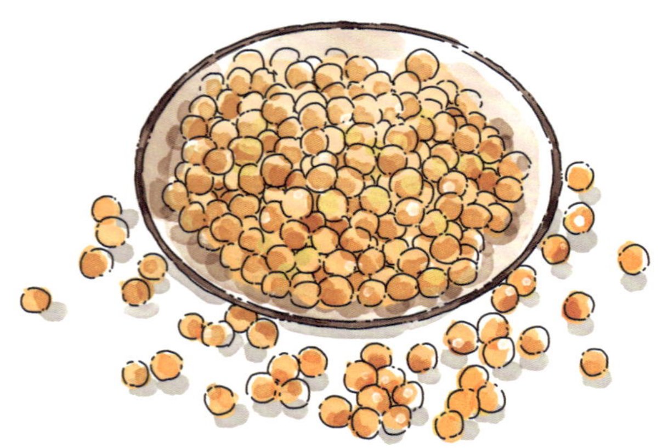

2023年5月·星期五

5

农历三月十六

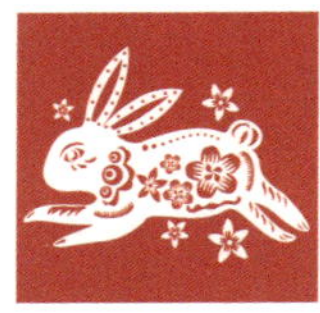

农历癸卯年 兔年

青豆

青豆可以为人体提供儿茶素以及表儿茶素两种类黄酮抗氧化物质。这两种物质能够有效去除体内的自由基，延缓衰老。青豆中还含有 α-胡萝卜素和 β-胡萝卜素两种类胡萝卜素，对眼睛有益。

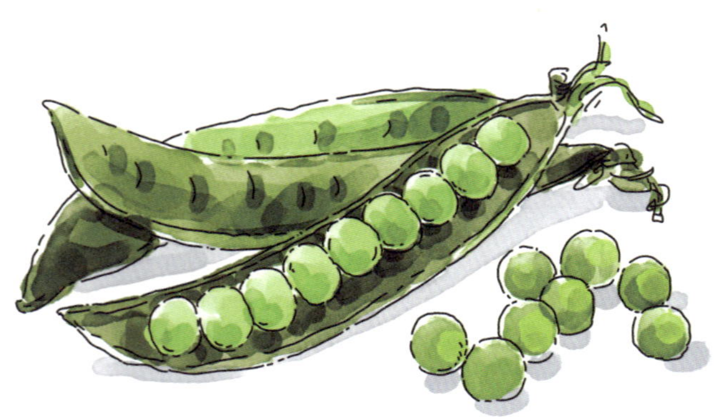

2023年5月·星期六

6

农历三月十七

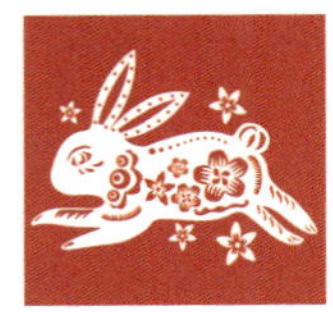

农历癸卯年 兔年

立夏

黑豆

黑豆营养丰富，含有蛋白质、脂肪、维生素、微量元素等多种营养成分，同时又具有多种生物活性物质，如黑豆色素、黑豆多糖和异黄酮等。其中蛋白质含量为 36%，易于消化；脂肪含量为 16%，主要含不饱和脂肪酸，吸收率高达 95%。

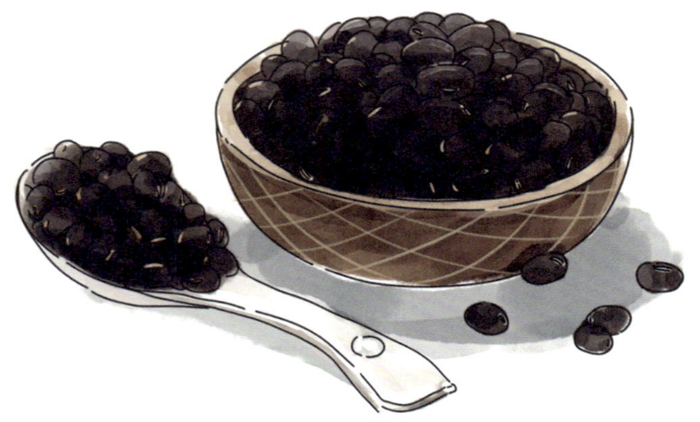

2023年5月·星期日

7

农历三月十八

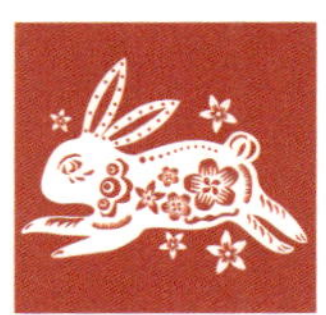

农历癸卯年 兔年

纳豆

纳豆起源于中国，是典型的发酵豆制品。它是由黄豆通过纳豆菌（枯草杆菌）发酵而成，不仅保有黄豆的营养价值、富含维生素 K_2，还在发酵过程产生了多种活性物质，提高了蛋白质的消化吸收率。此外，豆制品发酵过程中可合成少量的维生素 B_{12}，全素食人群要特别注意每日选择的豆制品中要有 5 ~ 10 克发酵制品，以保证营养均衡。

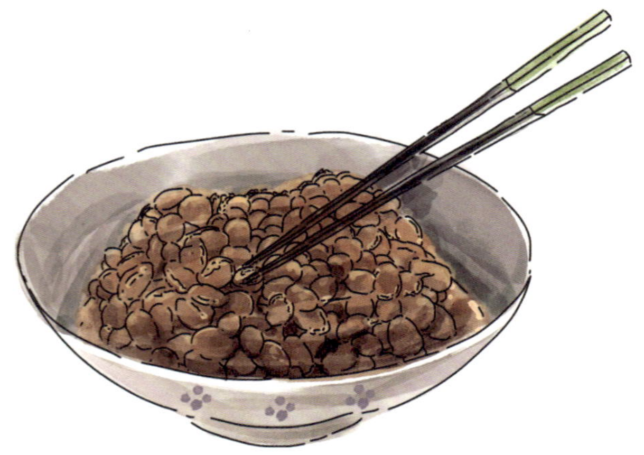

2023年5月·星期一

8

农历三月十九

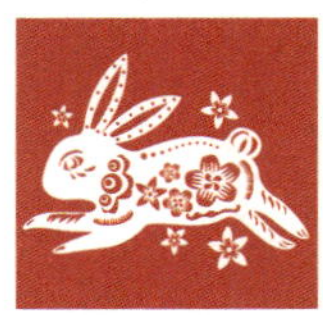

农历癸卯年 兔年

豆浆

豆浆是将大豆用水泡涨后磨碎、过滤、煮沸制成的食物。颗粒大豆的蛋白质吸收率为 65% 左右，而将其加工成豆浆或豆腐后，其吸收率可提升至 80%，营养价值更高。大豆和杂豆都是膳食重要组成部分，在豆浆制作过程中还可以在黄豆中加入红豆、绿豆等杂豆做成五谷豆浆，做到食物多样性。

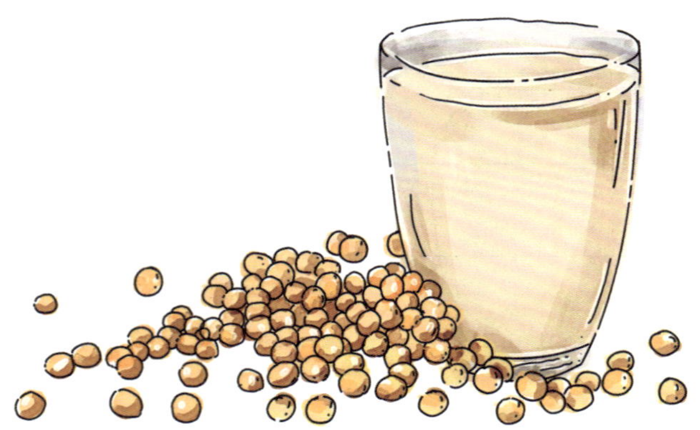

2023年5月·星期二

9

农历三月二十

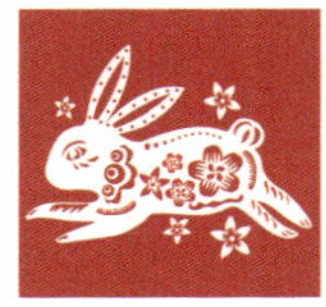

农历癸卯年 兔年

大豆及其制品要煮熟

大豆含有胰蛋白酶抑制因子、脂肪氧化酶和植物红细胞凝集素等抗营养因子，生食大豆及其制品，尤其是生豆浆，不仅可能会出现恶心、呕吐、腹痛、腹胀和腹泻等胃肠道症状，还不利于人体消化分解大豆蛋白等。但这些抗营养因子遇热不稳定，通过加热处理即可消除，因此大豆及其制品要充分加热煮熟后再食用。

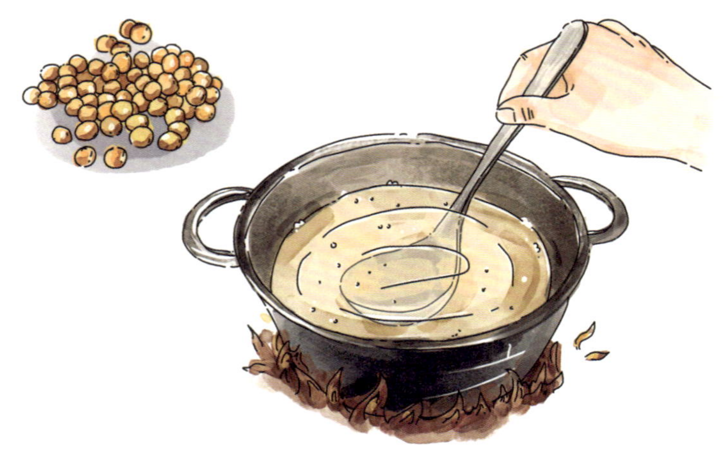

2023年5月·星期三

10

农历三月廿一

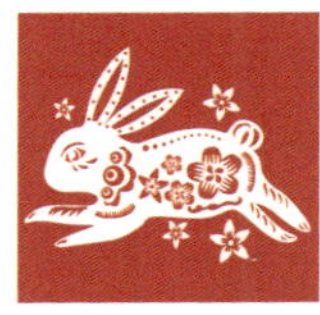

农历癸卯年 兔年

吃动平衡，健康体重

各年龄段人群每天都应进行身体活动，保持健康体重；食不过量，保持能量平衡。坚持日常身体活动，每周至少进行 5 天中等强度身体活动（呼吸心率加快，身体出汗，但说话自如），累计 150 分钟以上。主动身体活动最好每天 6000 步。鼓励适当进行高强度有氧运动（呼吸心率明显加快，身体大量出汗，无法自如说话），加强抗阻运动，每周 2 ~ 3 天。减少久坐时间，每小时起身适当活动。

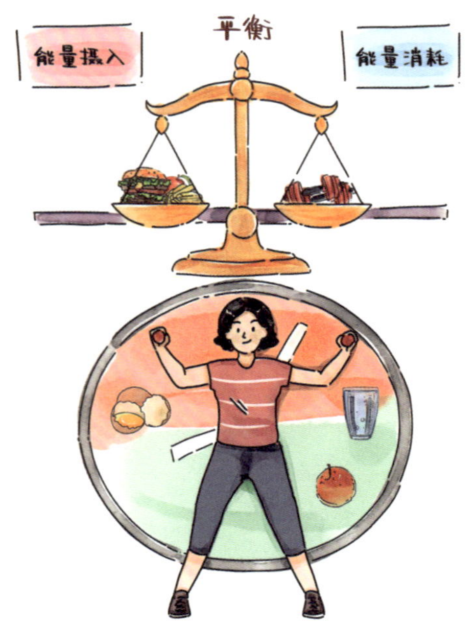

2023年5月·星期四

11

农历三月廿二

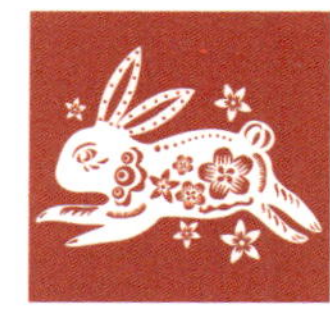

农历癸卯年 兔年

世界防治肥胖日

豆腐

豆腐是大豆经过浸泡、磨浆、过滤、煮浆等工序加工制成的产品，加工过程中去除了大量的粗纤维和植酸，并破坏了胰蛋白酶抑制剂和植物血细胞凝集素，提高了营养素利用率。豆腐作为常见食材，可凉拌也可热炒。

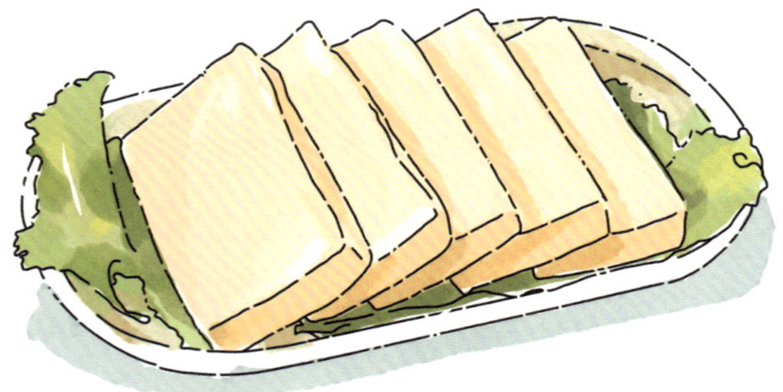

2023年5月·星期五

12

农历三月廿三

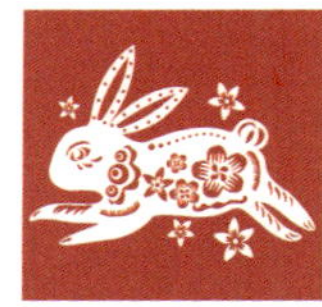

农历癸卯年 兔年

腐竹

腐竹中谷氨酸含量很高，是其他豆类或动物性食物的2～5倍，谷氨酸在大脑活动中起着重要作用。腐竹还含有较多的钙质，常食可促进骨骼发育，防止骨质疏松，但肾炎、肾功能不全者建议少吃。

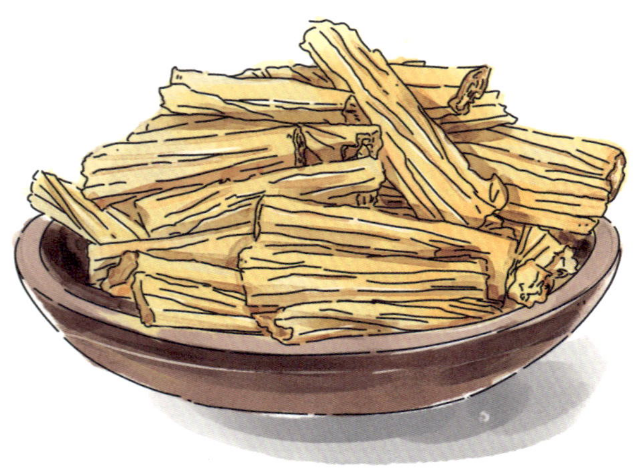

2023年5月·星期六

13

农历三月廿四

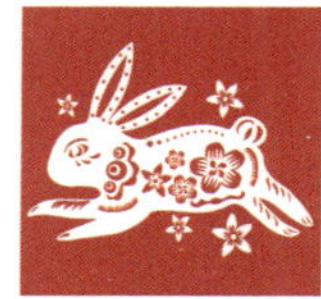

农历癸卯年 兔年

大豆异黄酮

大豆异黄酮是黄酮类化合物中的一种，主要存在于豆科植物中。大豆异黄酮含有的酚羟基可降低氧自由基对生物大分子的损伤，降低乳腺癌、胃癌、前列腺癌等的发病风险。此外其具有“选择性雌激素受体调节剂”作用，既可代替雌激素与受体结合发挥雌激素样作用，改善围绝经期女性的更年期症状；又能干扰雌激素与受体结合，发挥双向调节效果，不会单纯导致体内雌激素作用增强。

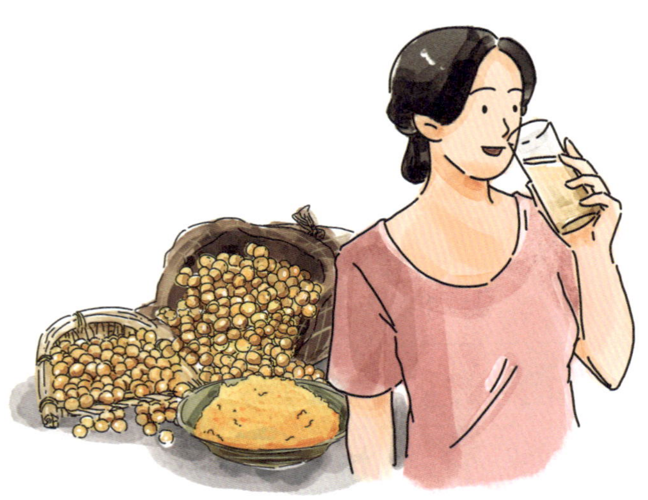

2023年5月·星期日

14

农历三月廿五

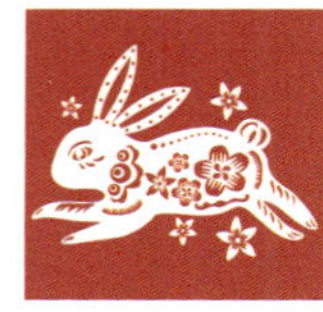

农历癸卯年 兔年

母亲节

碘缺乏病

碘缺乏病是一种常见病，是指机体在不同生长发育阶段因碘摄入量不足而引起的一系列病症，以地方性甲状腺肿、地方性克汀病最为常见。其发生与土壤或饮水中缺碘、饮食摄入碘不足、药物因素等有关。选用碘盐是预防碘缺乏病简单易行、经济有效的措施。

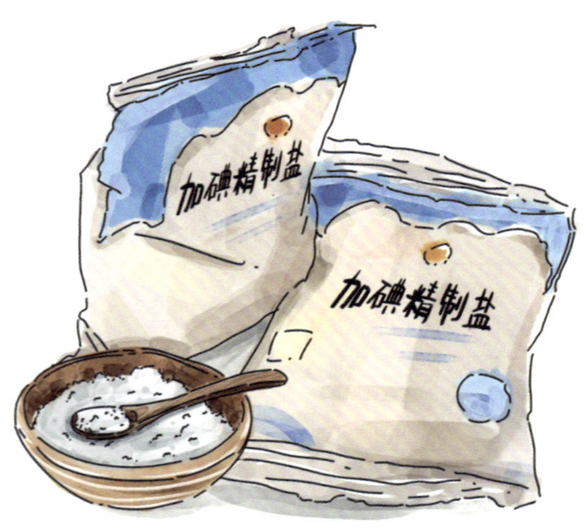

碘盐，适宜、有效的补碘方式！

2023年5月·星期一

15

农历三月廿六

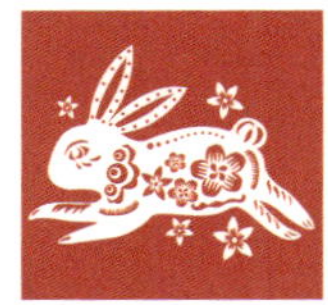

农历癸卯年 兔年

碘缺乏病
防治日

豆制品换着吃

大豆食品富含优质蛋白，且脂肪含量低，是膳食中的重要食物。为提高摄入量，可以每天换着花样吃，如一天豆浆，一天豆腐炖汤，一天豆腐丝炒菜等，既变化口味提高接受度，又能满足营养需求。

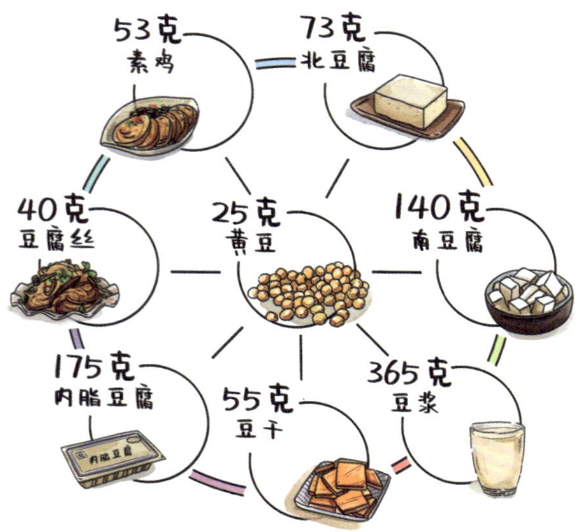

2023年5月·星期二

16

农历三月廿七

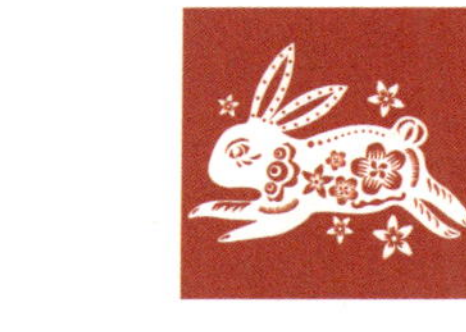

农历癸卯年 兔年

减盐

高盐（钠）摄入会增加高血压发病风险，而减少盐（钠）摄入有助于降低血压水平。建议成人每天摄入食盐不超过 5 克。可通过改变烹饪和饮食习惯等减少盐摄入，如烹饪使用定量盐勺，少买高盐（钠）食品，少吃腌制食品等。

建议成人每天摄入食盐不超过5克

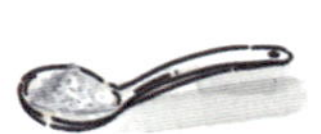

定量盐勺

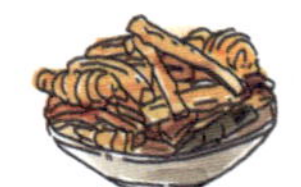

少买高盐（钠）食品

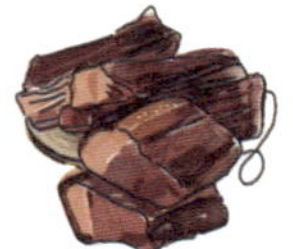

少吃腌制食品

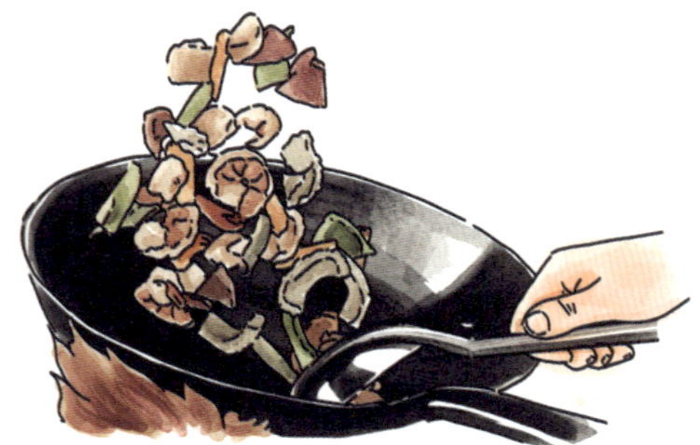

2023年5月·星期三

17

农历三月廿八

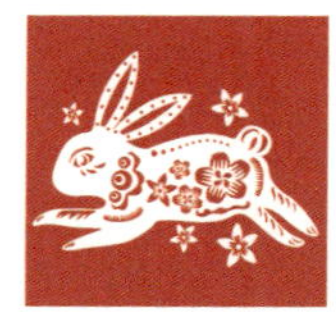

农历癸卯年 兔年

世界高血压日

杂豆与鲜豆

红豆、绿豆、芸豆、蚕豆等属于大豆之外的杂豆，相对而言碳水化合物高，通常建议与全谷物搭配作为主食推荐。而菜豆、豌豆、豆角、豇豆、豆芽等富含维生素、矿物质和膳食纤维，作为鲜豆类蔬菜，起到平衡营养的作用。

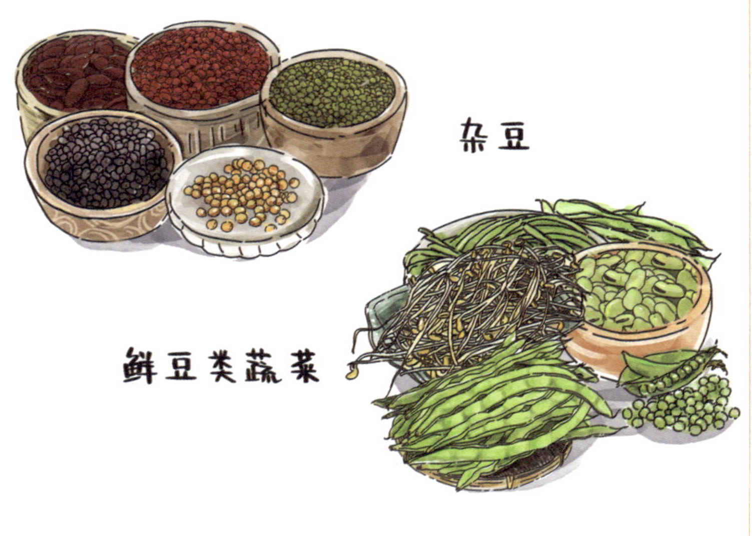

2023年5月·星期四

18

农历三月廿九

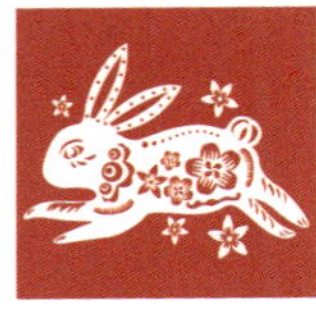

农历癸卯年 兔年

绿豆

在炎热的夏天，许多地方有制作可口又消暑的绿豆汤的习惯。绿豆中含有多种活性物质，如香豆素、生物碱、植物甾醇、皂角苷等。绿豆可直接烹调食用，也可提取淀粉，制作豆沙、粉丝等。将绿豆置流水中洗净，遮光发芽，可制成芽菜。

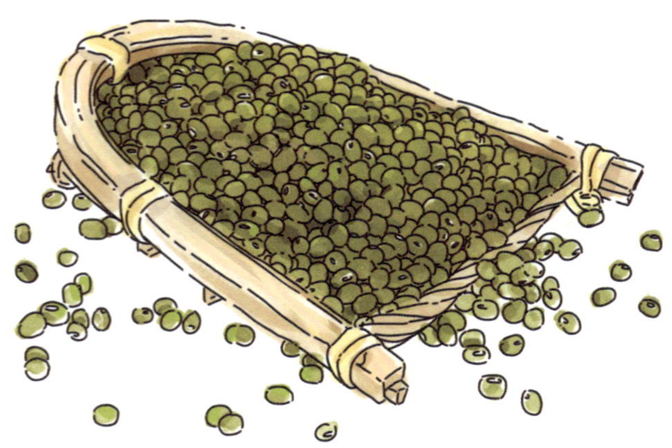

2023年5月·星期五

19

农历四月初一

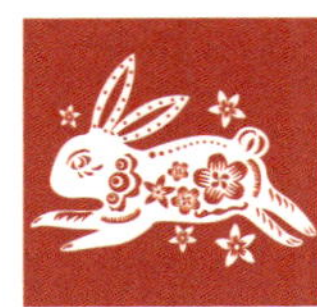

农历癸卯年 兔年

母乳喂养的优点

母乳是最适合婴儿消化吸收和代谢，能满足 6 月龄内婴儿全面营养需求的天然食物。母乳喂养有利于婴儿脑神经功能和认知发展，促进免疫系统平衡发展，增强抗感染能力，降低过敏风险，降低远期慢性病的发生风险。此外，母乳喂养有助于增进母婴情感交流，促进婴儿行为发展和心理健康，也有助于母亲近期和远期健康。

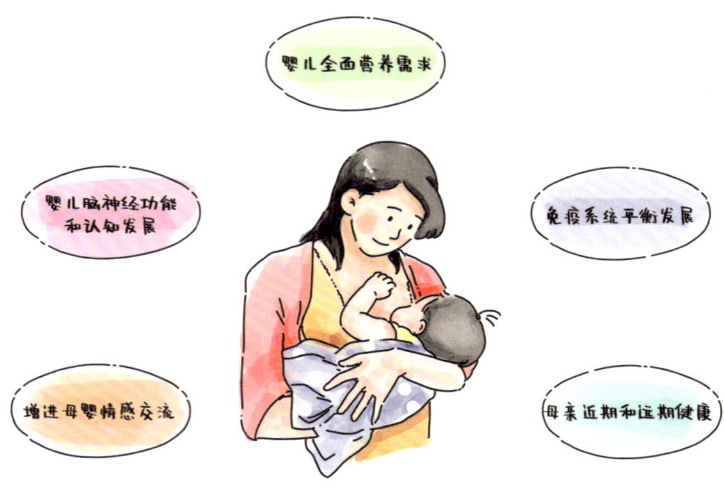

母乳喂养的优点

2023年5月·星期六

20

农历四月初二

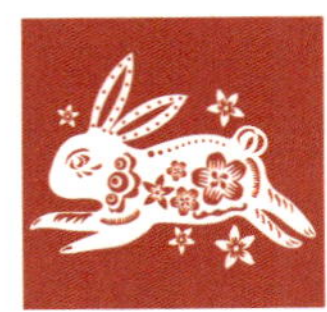

农历癸卯年 兔年

全国学生营养日
全国母乳喂养宣传日

小豆

小豆又称赤小豆、红小豆，含有多种维生素、矿物质和各种必需氨基酸，还含有一些生物活性成分，如皂角苷、红豆酮纤体素、红豆蛋白、红豆多糖等。红小豆中丰富的钾有利尿作用，能有效改善浮肿症状。

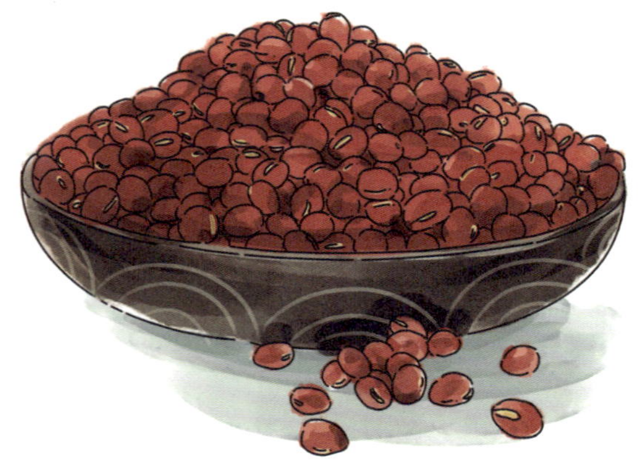

2023年5月·星期日

21

农历四月初三

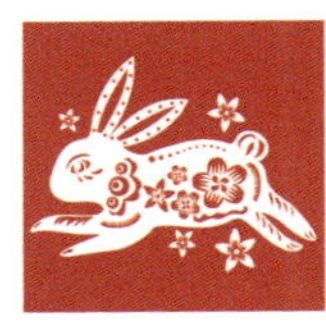

农历癸卯年 兔年

小满

芸豆

芸豆含有丰富的蛋白质、脂肪、碳水化合物、膳食纤维等成分。芸豆中钾和镁的含量较高，钠含量较低，适合动脉硬化、心血管疾病患者食用。生芸豆中同样含有皂苷和植物红细胞凝集素，会引起食物中毒，前者存于豆荚表皮，后者存于豆粒中，因此一定要煮熟后食用。

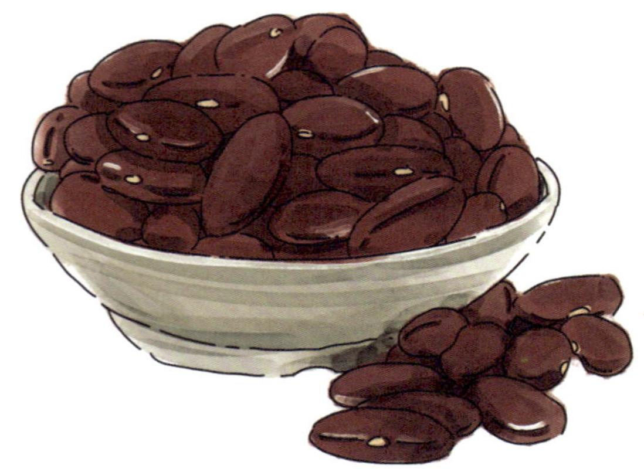

2023年5月·星期一

22

农历四月初四

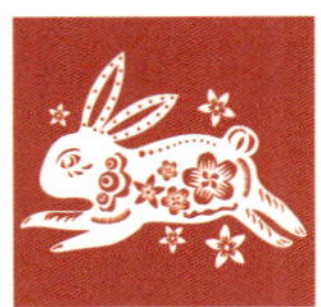

农历癸卯年 兔年

花豆

花豆，又名红花菜豆、多花菜豆、多花花豆、肾豆、大红豆、虎豆、福豆、虎仔豆、虎斑豆、花圆豆等。因其形状如人体肾脏，全身布满红色经络花纹而得名，是一种低脂、高蛋白、高矿物质的优质食物，用温水浸泡 30 分钟左右去掉外皮后适合多种烹饪加工方式。

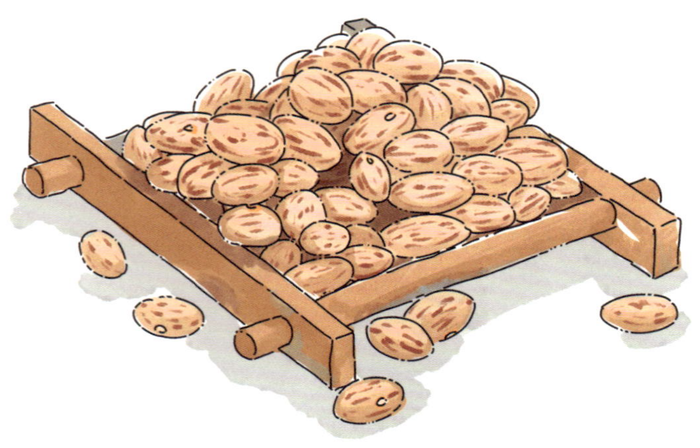

2023年5月·星期二

23

农历四月初五

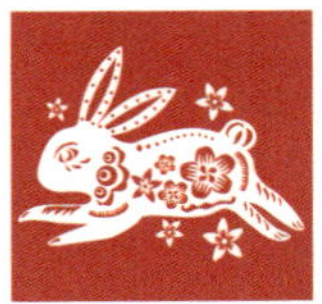

农历癸卯年 兔年

蚕豆

蚕豆中蛋白质和纤维素的含量高于一般的豆类和蔬菜，能够促进肠胃蠕动、降低胆固醇。成熟的蚕豆钙磷比值低，所以吃蚕豆时可同时吃一些高钙低磷的食物，如乳制品和绿叶蔬菜等，可使钙被充分利用。

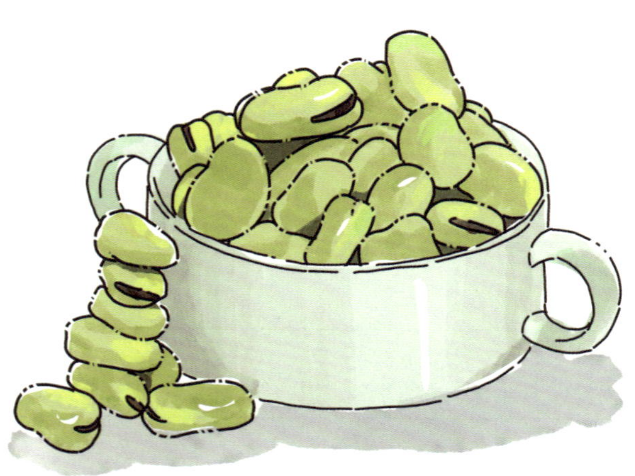

2023年5月·星期三

24

农历四月初六

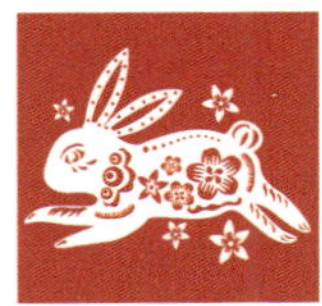

农历癸卯年 兔年

鹰嘴豆

鹰嘴豆营养成分全，含量高。可将其同小麦一起磨成混合粉做主食用，既能改善食品的营养价值，又能不破坏其风味和物理结构。鹰嘴豆粉加奶粉可制成豆乳粉，籽粒也可以做豆沙、煮豆、炒豆等。

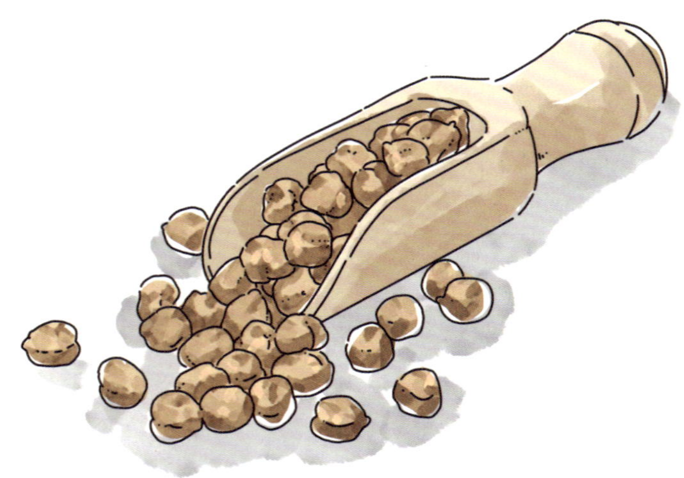

2023年5月·星期四

25

农历四月初七

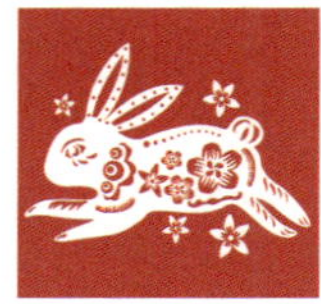

农历癸卯年 兔年

豆芽

大豆制成豆芽后，除了原有的营养素之外，还会生成丰富的维生素 C；而绿豆芽中还含有核黄素，对口腔溃疡者友好。此外，豆芽的热量低，且富含水分和膳食纤维，是适宜便秘患者食用的健康蔬菜。

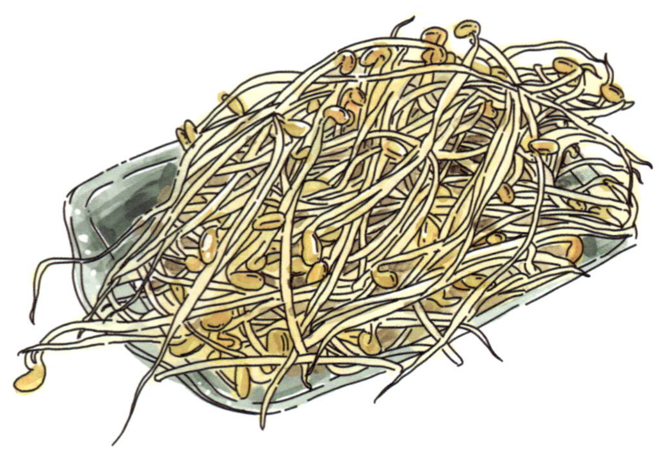

2023年5月·星期五

26

农历四月初八

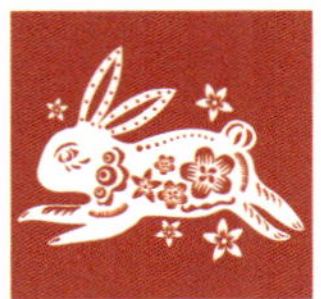

农历癸卯年 兔年

芸豆

芸豆又称四季豆，是生活中常见的一种蔬菜。生的芸豆中含皂苷和植物红细胞凝集素，对人体消化道有强烈刺激性作用，并对红细胞有溶解或凝集作用。在烹调时将其充分加热、彻底炒熟，即可破坏其中含有的皂苷和植物红细胞凝集素，避免中毒风险。

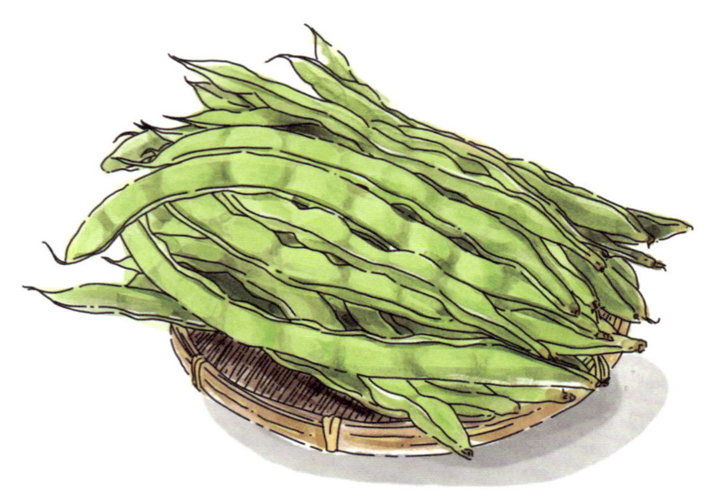

2023年5月·星期六

27

农历四月初九

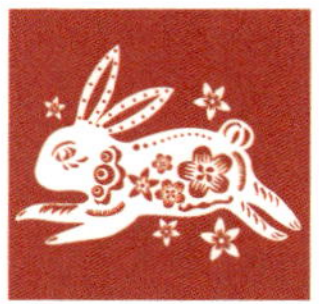

农历癸卯年 兔年

豇豆

豇豆可提供优质蛋白质、多种维生素、微量元素等。豇豆同时含有植物红细胞凝聚素和皂苷，生吃会破坏消化道上的细胞、影响红细胞的运氧能力，引起肠道出血性炎症，烹调要做到全熟。

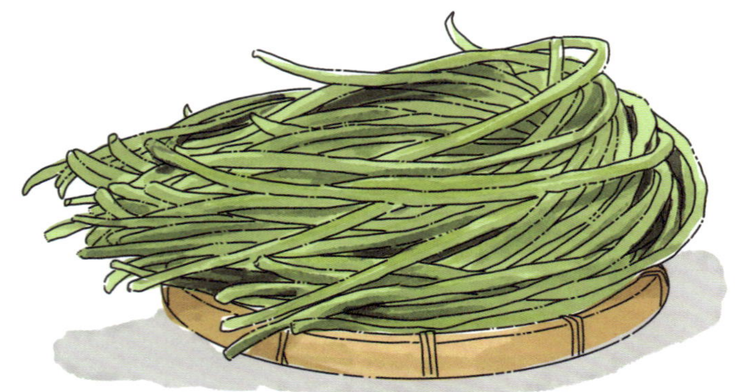

2023年5月·星期日

28

农历四月初十

农历癸卯年 兔年

大豆低聚糖

大豆低聚糖是对大豆及豆科种子中可溶性寡糖类物质的总称，主要包括水苏糖、棉子糖等，它能被人体肠道内的有益菌群双歧杆菌属和乳杆菌属利用，促进双歧杆菌增殖，且几乎不被有害菌利用。大豆低聚糖在肠内被发酵降解后生成短链脂肪酸和一些抗菌素物质，抑制外源致病菌和肠内固有有害菌的生长，减少有毒发酵产物及有害细菌酶的产生。

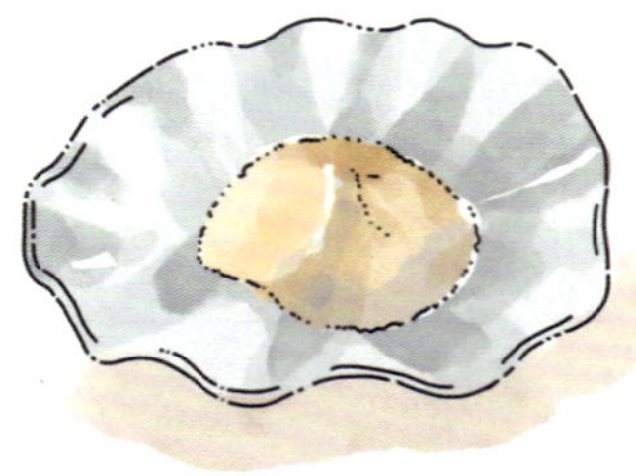

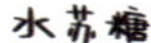

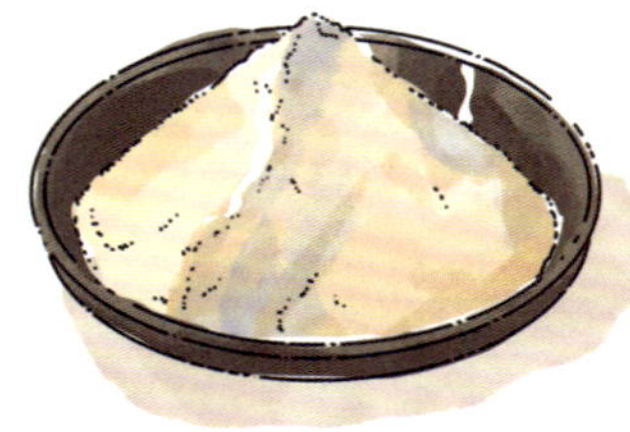

棉子糖

2023年5月·星期一

29

农历四月十一

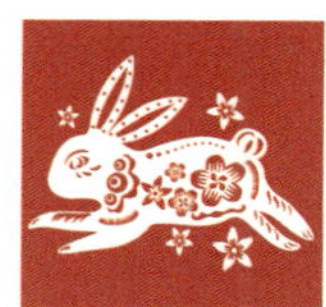

农历癸卯年 兔年

世界肠道健康日

扁豆

扁豆花有红白两种，豆荚有绿白、浅绿、粉红或紫红等色。嫩荚作为蔬菜食用，白花和白色种子可入药。淀粉是扁豆的主要成分，含量为 48% ~ 57%。扁豆干豆含蛋白质 20.4%，鲜豆含蛋白质 2.5%。

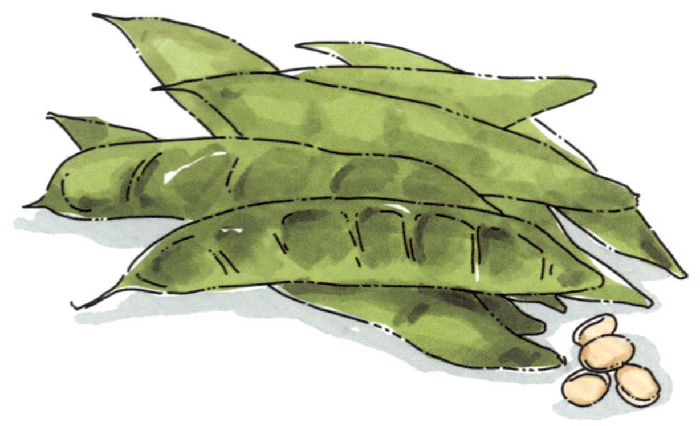

2023年5月·星期二

30

农历四月十二

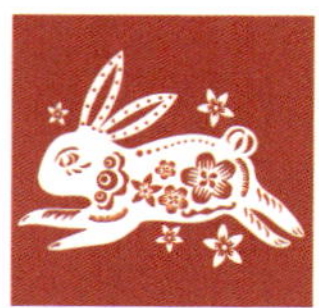

农历癸卯年 兔年

禁烟

吸烟可导致肺、喉、肾、胃、膀胱、结肠、口腔和食道等部位肿瘤发生风险增加，引起慢性阻塞性肺疾病、缺血性心脏病、脑卒中、流产、早产、出生缺陷、阳痿等其他疾病。烟草几乎可以损害人体的所有器官，而戒烟则能够有效阻止或延缓吸烟相关疾病的进展。

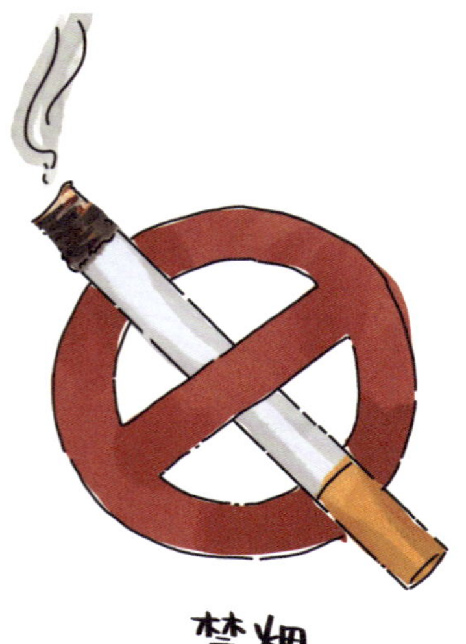

禁烟

2023年5月·星期三

31

农历四月十三

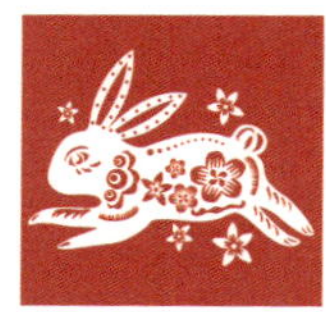

农历癸卯年 兔年

世界无烟日

奶类

奶类是一种营养成分丰富、组成比例适宜、易消化吸收、营养价值高的天然食品，奶类可以提供优质蛋白质、维生素 B_2，尤其是钙的良好来源。市场上常见的奶类食品主要有液态奶、奶酪、奶粉等。我们要吃各种各样的奶制品，推荐每人每天摄入相当于 300 毫升以上的液态奶。

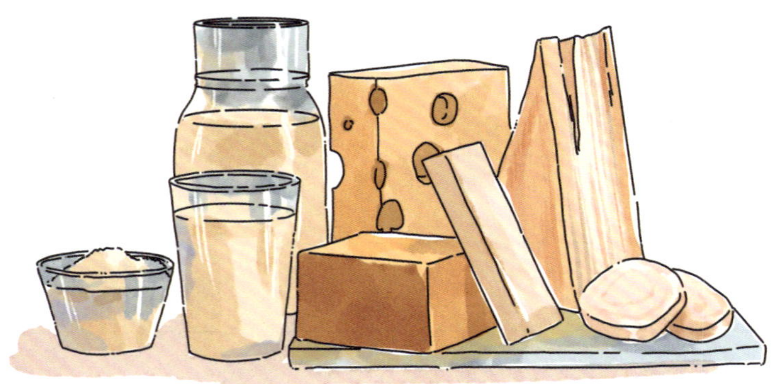

2023年6月·星期四

1

农历四月十四

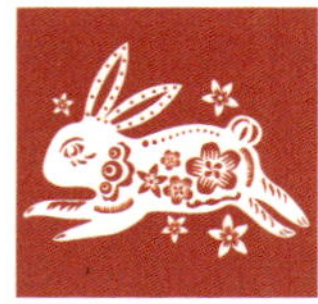

农历癸卯年 兔年

儿童节

世界牛奶日

牛奶

牛奶中蛋白质含量平均为3%，其必需氨基酸比例符合人体需要，属于优质蛋白质。脂肪含量为3%~4%，以微脂肪球的形式存在。奶类中的乳糖能促进钙、铁、锌等矿物质的吸收。

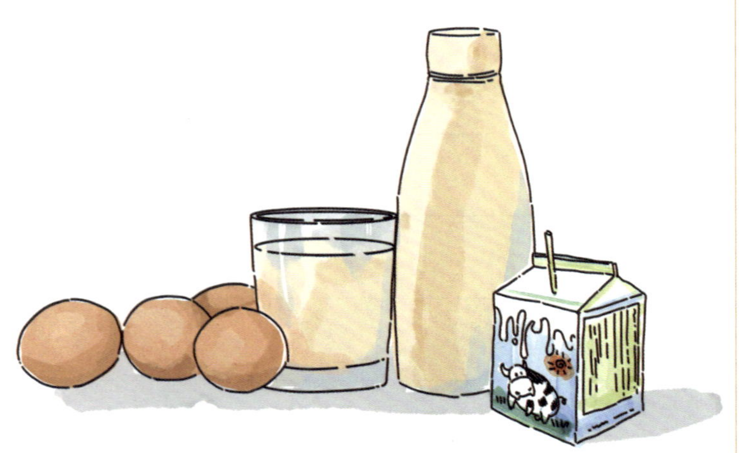

2023年6月·星期五

2

农历四月十五

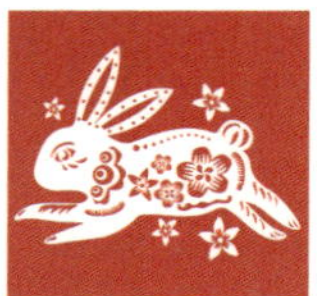

农历癸卯年 兔年

羊奶

羊奶分为山羊奶和绵羊奶，羊奶的蛋白质、脂肪、矿物质含量均高于牛奶，乳糖低于牛奶，脂肪颗粒体积为牛奶的 1/3，更利于人体吸收。羊奶的膻味来自羊本身皮毛的气味以及羊奶中某些化学成分。

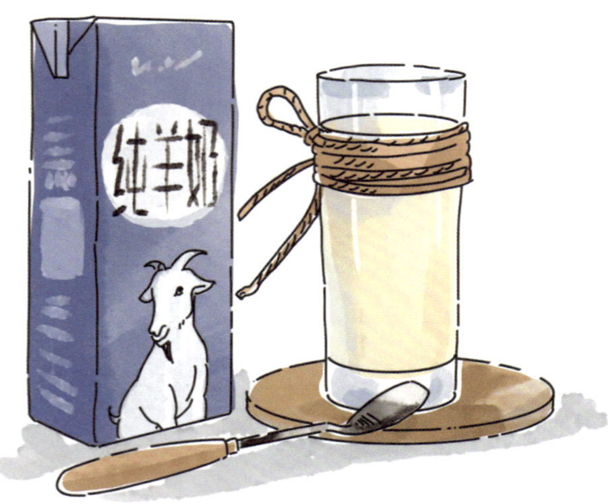

2023年6月·星期六

3

农历四月十六

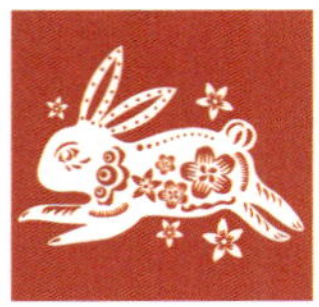

农历癸卯年 兔年

驼奶

驼奶来自驼科动物双峰驼的乳汁。富含维生素C，还含有大量人体所需的多不饱和脂肪酸、铁和B族维生素，胆固醇含量较低。此外，驼奶中的乳铁蛋白（220毫克/升）和溶菌酶的浓度较高，具有一定的抗炎效果。

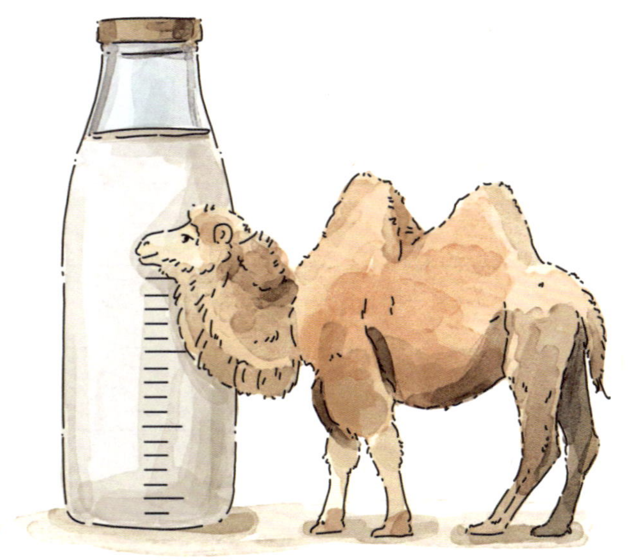

2023年6月·星期日

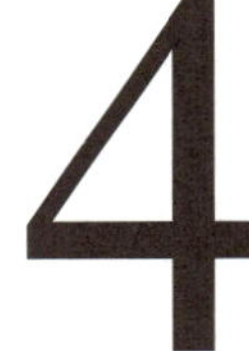

农历四月十七

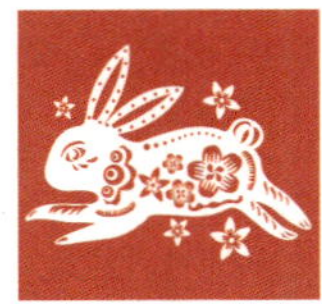

农历癸卯年 兔年

钙强化奶

强化是对某种食物中的某种营养素进行补充，强化后的食品就称为营养强化食品。常见的营养强化食品有加碘盐、加铁酱油等。常见的高钙奶就是对牛奶中的钙进行了“强化”，更适合需要补钙的人群。

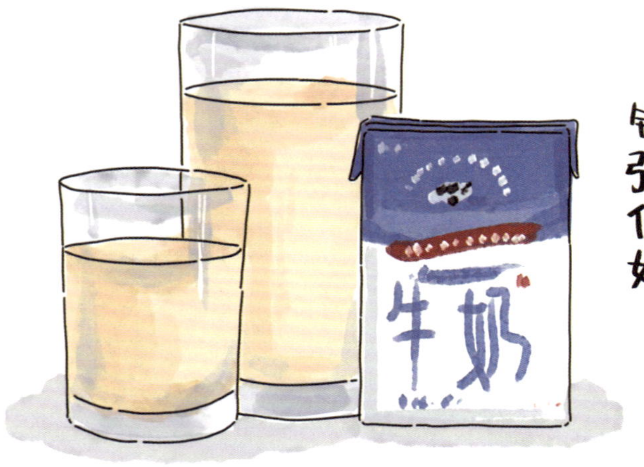

2023年6月·星期一

5

农历四月十八

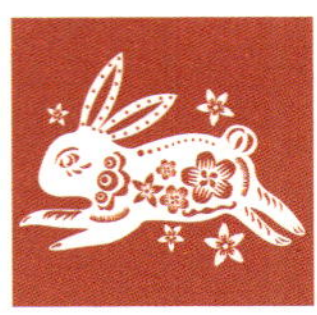

农历癸卯年 兔年

维生素A

维生素 A 是构成视觉细胞内感光物质的成分。维生素 A 缺乏最早的症状是暗适应能力下降，可进一步发展成为夜盲症，严重者可致干眼症，甚至失明。维生素 A 良好的来源是各种动物肝脏、鱼肝油、全奶、禽蛋等。

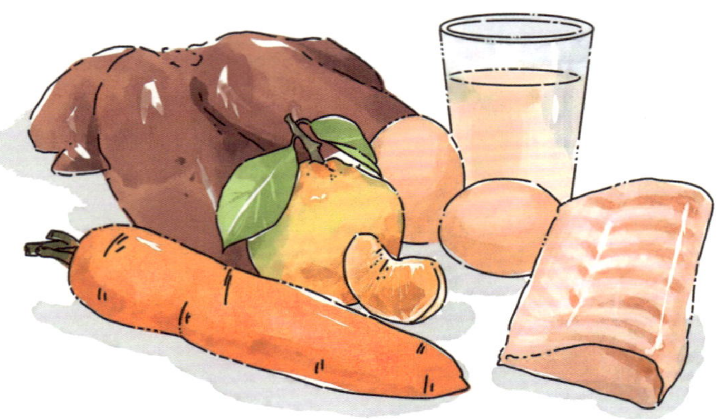

2023年6月·星期二

6

农历四月十九

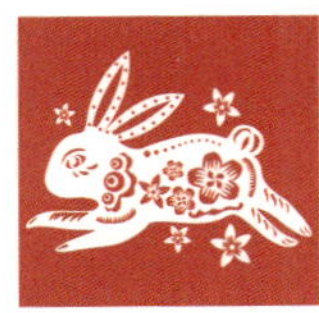

农历癸卯年 兔年

芒种

全国爱眼日

低脂奶

低脂牛奶所含的脂肪约是普通新鲜牛奶的一半，为 1.0% ~ 1.5%。低脂奶在家也可自行制作。因牛奶中所含的乳脂比重较轻，会上浮在牛奶表层，鲜奶煮沸后静置，待稍冷却后表层的奶皮即为脂肪皮，去除即可降低奶中脂肪含量。

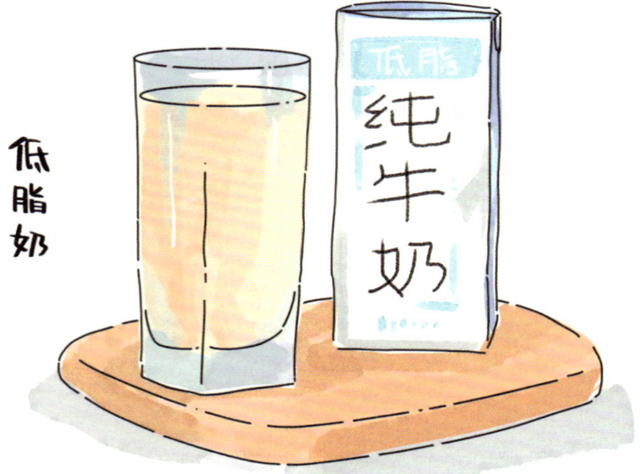

2023年6月·星期三

7

农历四月二十

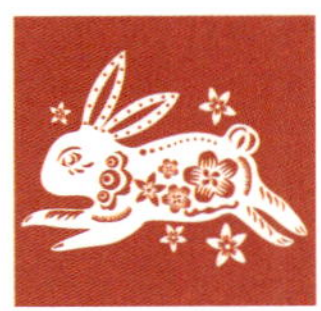

农历癸卯年 兔年

全脂奶

全脂奶，就是我们常见的普通牛奶，蛋白质含量约 3%，脂肪含量约 3%，钙含量约 120 毫克 /100 毫升，并含有脂溶性维生素 K、维生素 A、维生素 E 等，是补钙的最佳食品之一。建议儿童饮用全脂牛奶。患有高血脂、高血压、心血管系统疾病，以及糖尿病、肥胖等代谢性疾病的人更适宜喝脱脂牛奶。

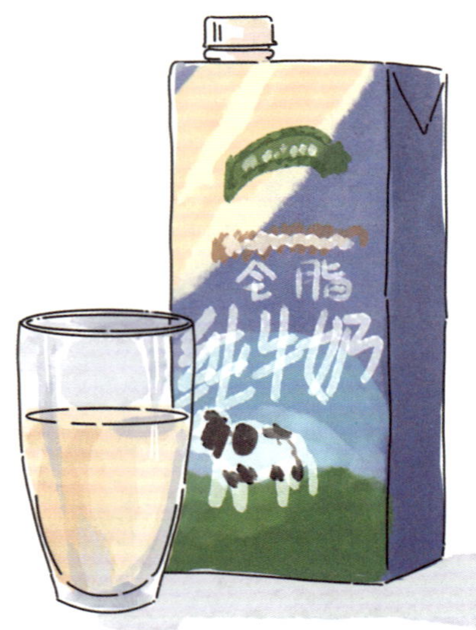

全脂奶

2023年6月·星期四

8

农历四月廿一

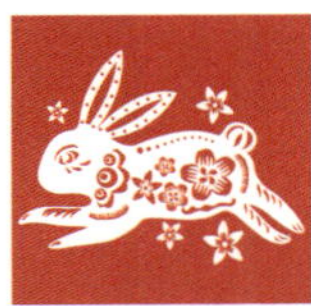

农历癸卯年 兔年

乳糖不耐受

乳糖不耐受或继发乳糖不耐受的人群空腹饮奶后会出现胃肠不适，如腹胀、腹泻、腹痛等症状，可采取以下方法解决：①饮奶前或同时进食固体食物，如主食；②少量多次饮奶；③选择酸奶；④选用无乳糖奶或饮奶时加用乳糖酶。

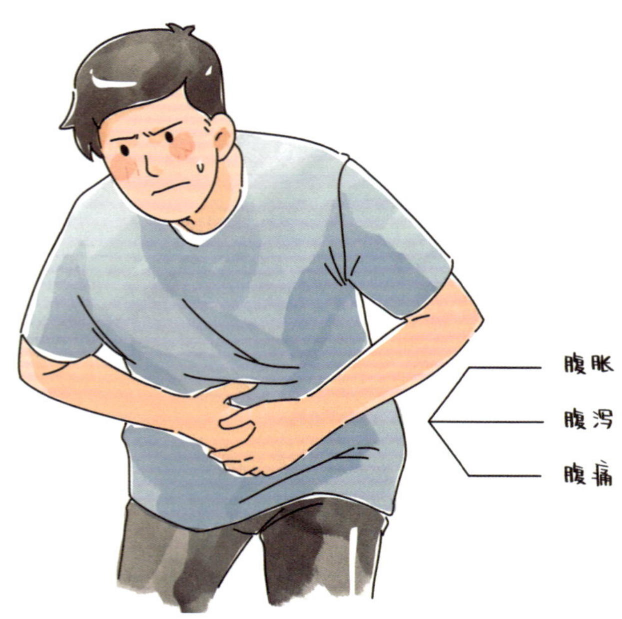

2023年6月·星期五

9

农历四月廿二

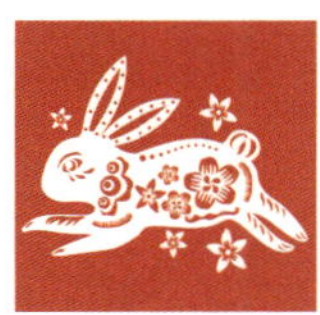

农历癸卯年 兔年

舒化奶

舒化奶将牛奶中不易被吸收的乳糖分解为易被人体消化吸收的半乳糖和葡萄糖，可缓解乳糖不耐受人群饮奶后腹胀、腹泻等症状，也使牛奶中的各类营养成分更易被人体吸收。

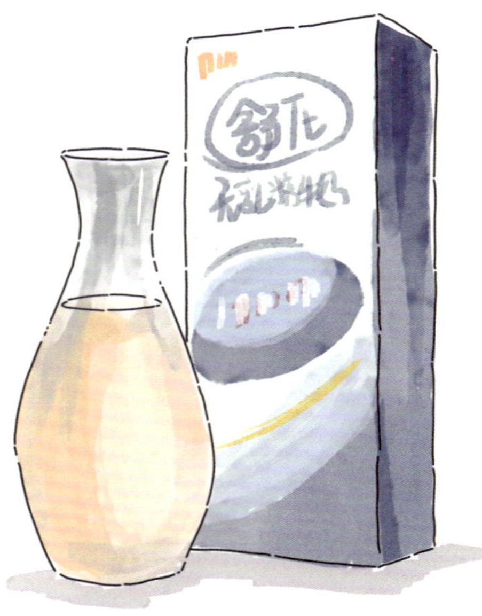

舒化奶

2023年6月·星期六

10

农历四月廿三

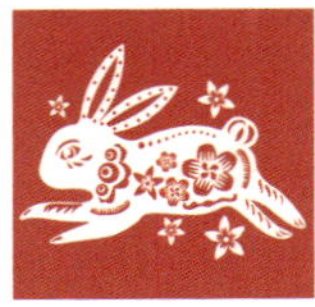

农历癸卯年 兔年

酸奶

酸奶是牛奶经杀菌后由乳酸菌和嗜热链球菌等发酵而成的奶制品。发酵后，乳糖、蛋白质、脂肪被分解，更易于消化吸收。另外，发酵过程中还能产生多种活性酶和 B 族维生素，调节肠道微生态。

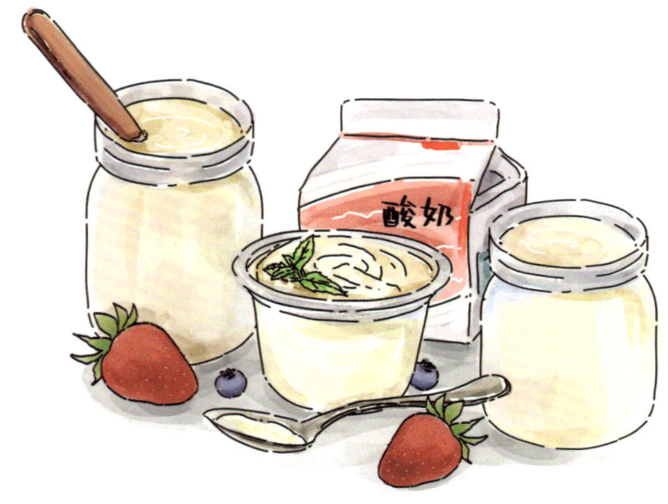

2023 年 6 月 · 星期日

11

农历四月廿四

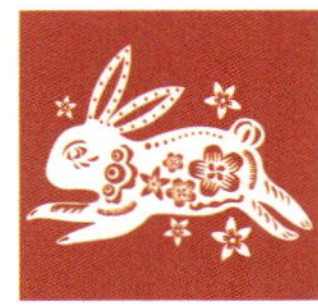

农历癸卯年 兔年

奶油

奶油是乳离心后分离出的脂肪，经杀菌、成熟、搅拌、压炼等工艺加工而制成的乳制品。奶油以乳脂类脂肪为主要成分，富含维生素 A 和维生素 D，可直接食用或作为其他食品的原料。

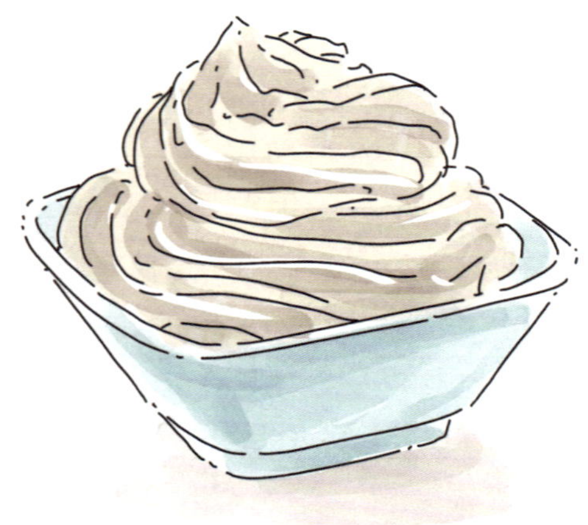

2023年6月·星期一

12

农历四月廿五

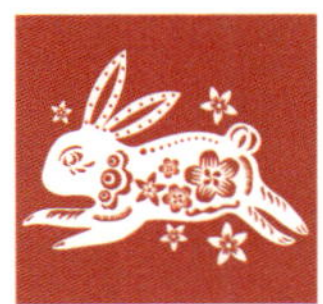

农历癸卯年 兔年

奶酪

在牛奶中加入凝乳酶，使其凝固后挤出多余水分就得到了奶酪。奶酪中的钙含量特别丰富，一般可达到普通牛奶中钙含量的 10 倍，同时碳水化合物含量低，奶酪中的蛋白质主要是酪蛋白，更易被机体吸收和利用。但在日常选购时，应当关注各类奶酪制品的营养成分表中钠的含量，选择低钠奶酪更益于健康。

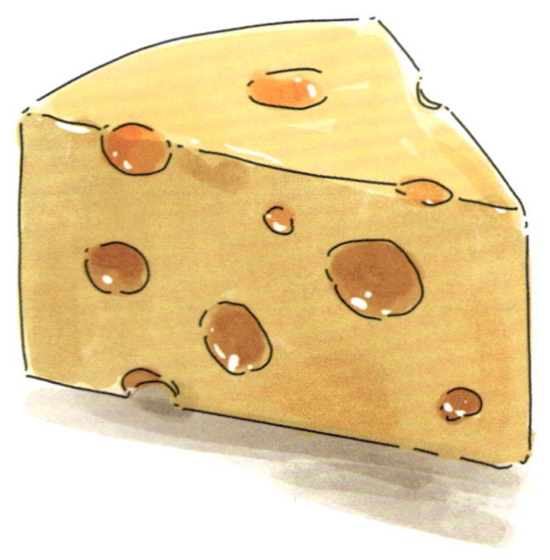

2023年6月·星期二

13

农历四月廿六

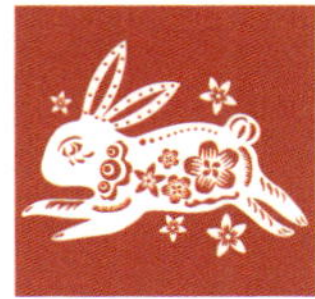

农历癸卯年 兔年

黄油

黄油是用牛奶加工制作的固态油脂，是把新鲜牛奶加以搅拌，将上层浓稠物中水分滤出之后的产物。主要用作调味品，营养丰富但脂肪含量很高，所以不要过多食用。

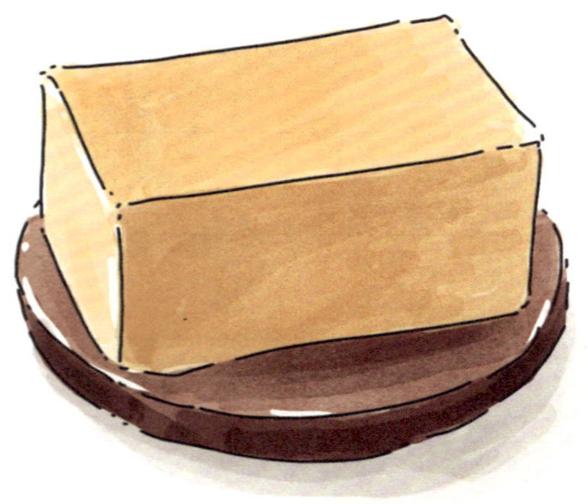

2023年6月·星期三

14

农历四月廿七

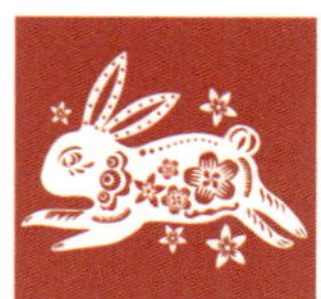

农历癸卯年 兔年

素食人群膳食指南

食物多样，谷类为主；适量增加全谷物、薯类和杂豆的摄入；增加大豆及其制品的摄入，特别是发酵豆制品；足量摄入蔬菜和水果；常吃坚果、海藻和菌菇；合理选择多种烹调植物油，特别是亚麻籽油、紫苏油、核桃油；定期监测营养状况，及时发现和预防营养缺乏。

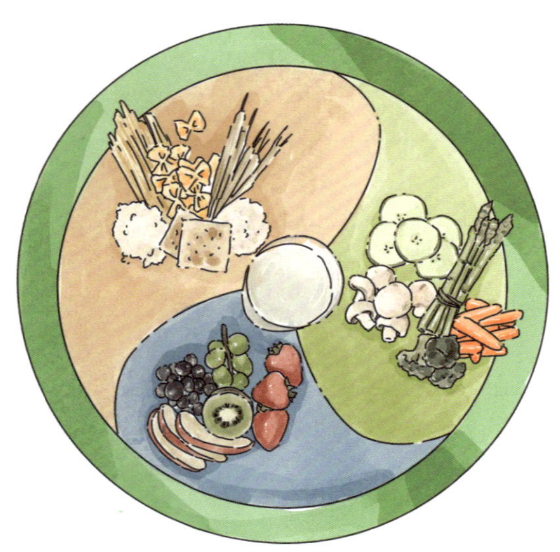

2023年6月·星期四

15

农历四月廿八

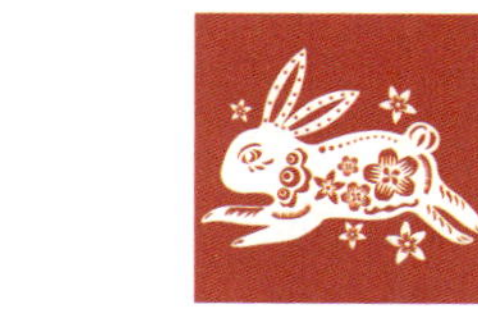

农历癸卯年 兔年

健康素食日

蛋白质—能量营养不良

据世界卫生组织估计，目前世界上大约有 500 万儿童患蛋白质—能量营养不良，其中有因疾病和营养不当引起的，但大多数则是因贫穷和饥饿引起的，主要分布在非洲，中、南美洲，中东、东亚和南亚地区。蛋白质—能量营养不良包括能量摄入基本满足而蛋白质严重不足（水肿型）和蛋白质能量摄入均严重不足（消瘦型）的儿童营养性疾病。两种情况可以单独存在，也可并存。

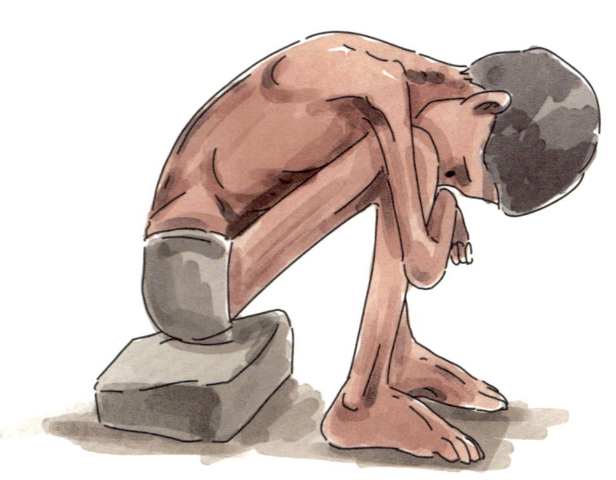

2023年6月·星期五

16

农历四月廿九

农历癸卯年 兔年

国际非洲儿童日

调制乳

调制乳是以不低于 80% 的生牛（羊）乳或复原乳为主要原料，添加其他原料、食品添加剂或营养强化剂，采用适当的杀菌或灭菌等工艺制成的产品。从营养学的角度来说，和纯牛奶相比，调制乳中的某些营养可能被稀释，而有些营养成分则可能得到了增强。

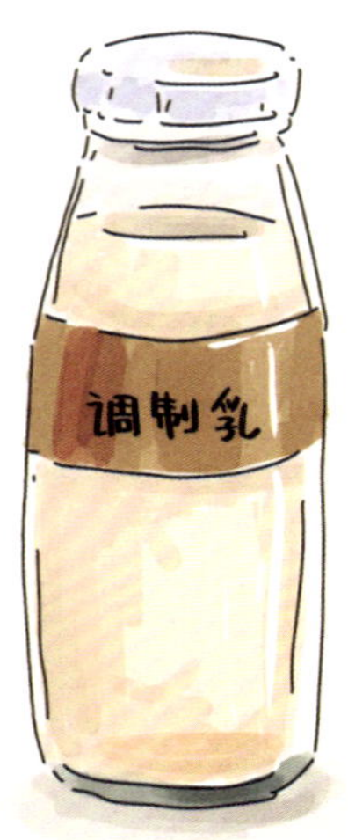

2023年6月·星期六

17

农历四月三十

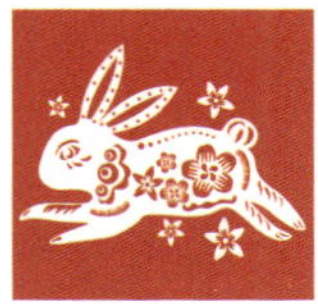

农历癸卯年 兔年

炼乳

炼乳是以乳为原材料，添加糖、食品添加剂和营养强化剂等辅料，加工制成的浓稠奶制品。由于炼乳经过消毒浓缩，一般可储存较长时间。

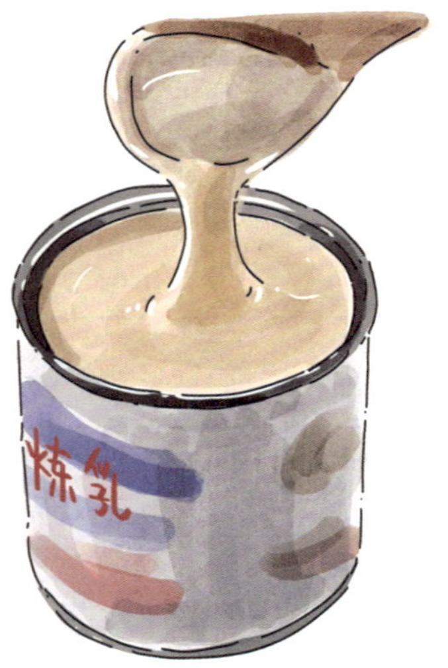

2023年6月·星期日

18

农历五月初一

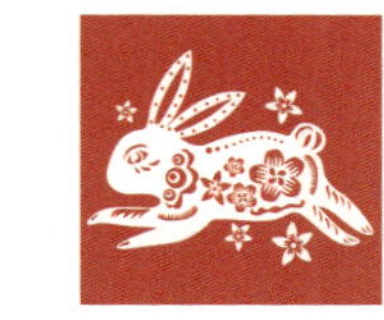

农历癸卯年 兔年

父亲节

乳粉

乳粉是以生乳为原料，经过浓缩和干燥后，去除水分得到的。在制作乳粉的过程中，蛋白质等主要营养成分损失不多，但维生素会有一定损失，可以通过添加特定的营养素进行营养强化，从而实现不同人群的营养需求。

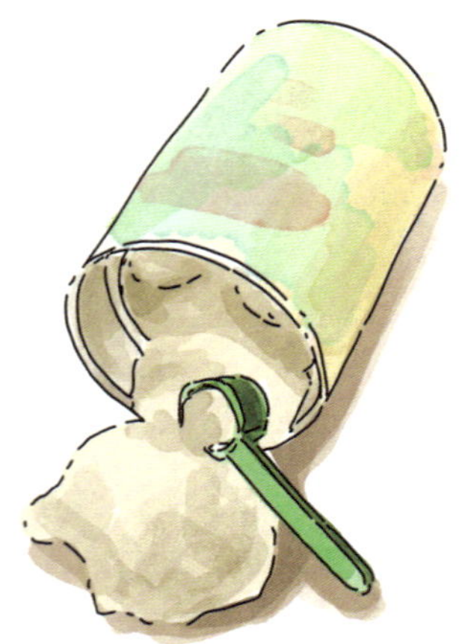

2023年6月·星期一

19

农历五月初二

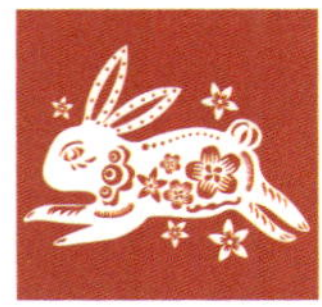

农历癸卯年 兔年

乳制品常替换

中国居民膳食指南（2022）推荐一般成年人每天摄入相当于 300 毫升液态奶。常变换乳制品的种类，更有利于实现摄入目标。不同地区运输和储藏条件不同，可根据实际情况选择更容易储存的奶粉、奶酪和奶皮等奶制品。

纯牛奶
约1.5盒/袋
100ml
酸奶
约3盒/袋
100g/ml
100g/ml
100g/ml
奶酪
约3片
奶粉
约1.5小包
全脂奶粉
25g

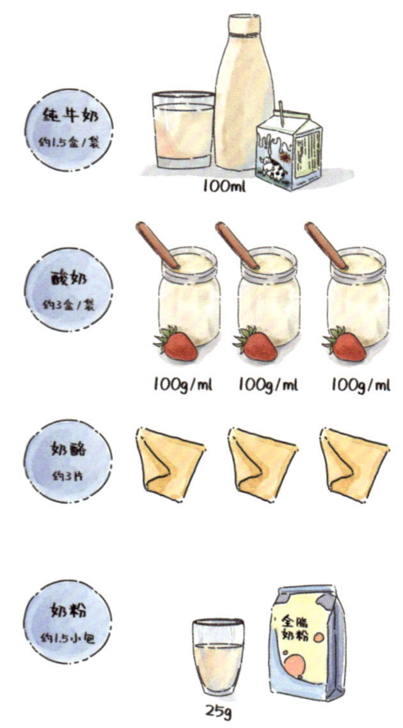

2023年6月·星期二

20

农历五月初三

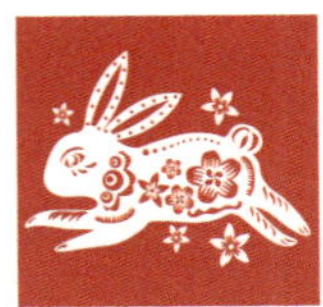

农历癸卯年 兔年

入伏面

“冬至饺子夏至面”，民间有“吃过夏至面，一天短一线”之说，夏至吃面是很多地方的重要习俗。同时，夏至是新麦时节，刚收割的麦子新磨成小麦粉做成面食，所以夏至吃面也有着食“新麦”的说法。夏至吃什么面，南北各有特色，南方有阳春面、三鲜面、过桥面等；北方有打卤面和炸酱面等。夏至虽然还不是最热的时候，却是炎夏的开始，所以夏至吃面也叫“入伏面”。

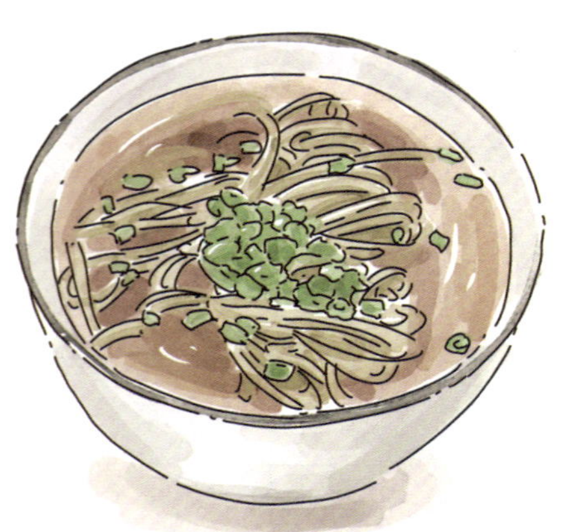

2023年6月·星期三

21

农历五月初四

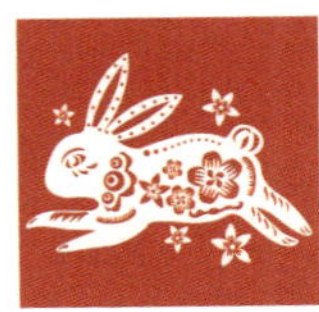

农历癸卯年 兔年

夏至

端午节话粽子

粽子的主要材料是糯米、馅料，用箬叶（或柊叶、簕古子叶等）包裹而成，形状多样，主要有尖角状、四角状等。由于各地饮食习惯的不同，粽子形成了南北风味差异。从口味上分，粽子有南方咸粽和北方甜粽两大类。从馅料看，北方有枣粽，南方则有绿豆、五花肉、豆沙、八宝、火腿、冬菇、蛋黄等多种馅料的粽子。

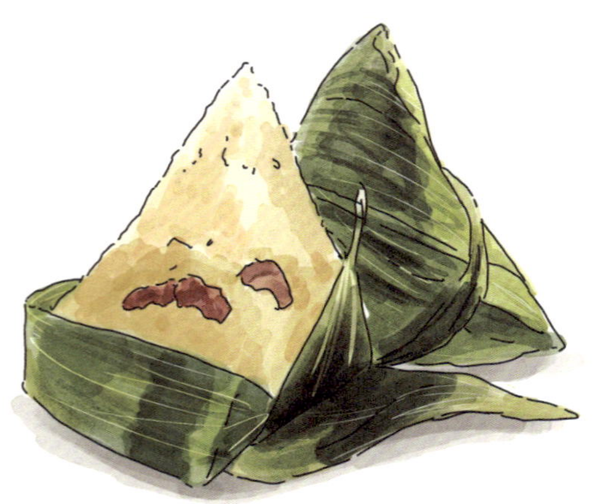

2023年6月·星期四

22

农历五月初五

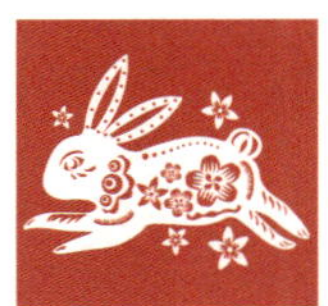

农历癸卯年 兔年

端午节

运动员膳食指南

①食物多样，谷类为主，营养平衡；

②食量和运动量平衡，保持适宜体重和体脂；

③多吃蔬菜、水果、薯类、豆类及其制品；

④每天喝牛奶或酸奶；

⑤肉类食物要适量，多吃水产品；

⑥注重早餐和必要的加餐；

⑦重视补液和补糖；

⑧在医学指导下，合理食用营养素补充品。

膳食指南

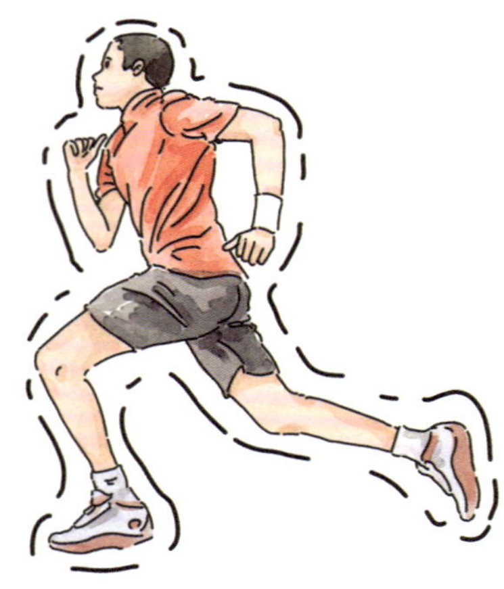

2023年6月·星期五

23

农历五月初六

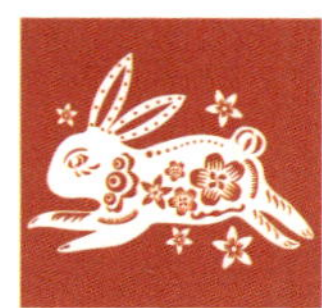

农历癸卯年 兔年

国际奥林匹克日

蛋类

蛋类有鸡蛋、鸭蛋、鹅蛋、鹌鹑蛋等。其营养成分大致相同，蛋类蛋白质的营养价值很高，优于其他动物性蛋白质。蛋黄中的脂肪组成以油酸为主，磷脂含量也较高，胆固醇也集中在蛋黄，每 100 克可达 1510 毫克。蛋黄中含有卵黄高磷蛋白，对铁的吸收有干扰作用，故蛋黄中铁的生物利用率较低，仅为 3%左右。

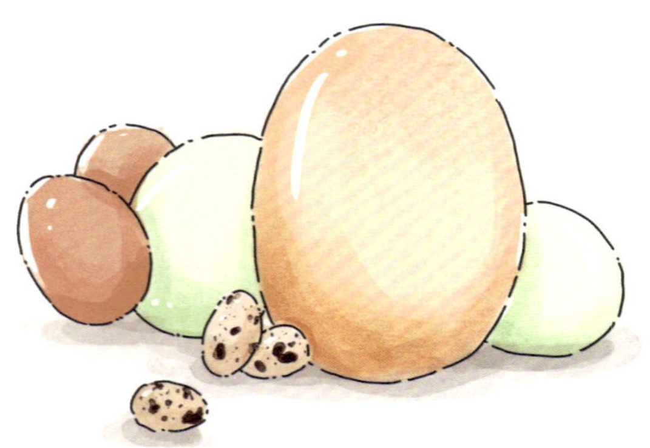

2023年6月·星期六

24

农历五月初七

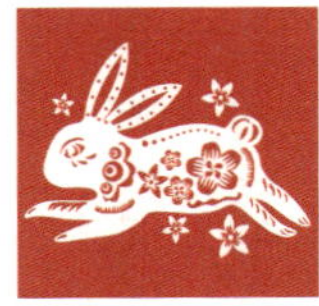

农历癸卯年 兔年

不吃生蛋，不弃蛋黄

生鸡蛋的蛋白质成胶状，人体不易消化吸收；生蛋清中含有抗生物素蛋白和抗胰蛋白酶物质，前者影响生物素的吸收，后者抑制胰蛋白酶的活力，妨碍蛋白质的消化。此外，鸡蛋容易被沙门氏菌污染，生食可能导致食物中毒，煮熟后才可放心食用。

虽然蛋黄胆固醇含量比蛋清高，但适量摄入并不明显影响血清胆固醇水平，也不会导致心血管疾病。因此吃鸡蛋不必丢弃蛋黄。

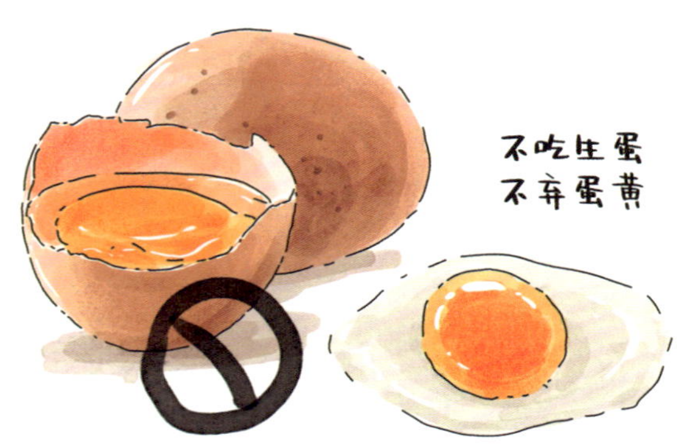

2023年6月·星期日

25

农历五月初八

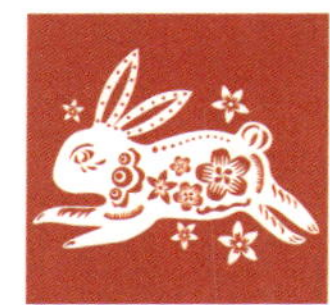

农历癸卯年 兔年

鸡蛋

鸡蛋是优质蛋白的主要来源，其蛋白质含量为13%左右；脂肪含量为10%～15%；碳水化合物含量较低约为1.5%；维生素含量丰富，种类较为齐全，包括所有的B族维生素、维生素A、维生素D、维生素E、维生素K和微量的维生素C；矿物质含量为1.0%～1.5%，其中以磷、钙、铁、锌、硒含量较高。鸡蛋所含的脂肪、维生素和矿物质主要集中在蛋黄中。此外，蛋黄中含有丰富的磷脂，主要为卵磷脂和脑磷脂，卵磷脂可以降低血胆固醇，还能促进脂溶性维生素的吸收。

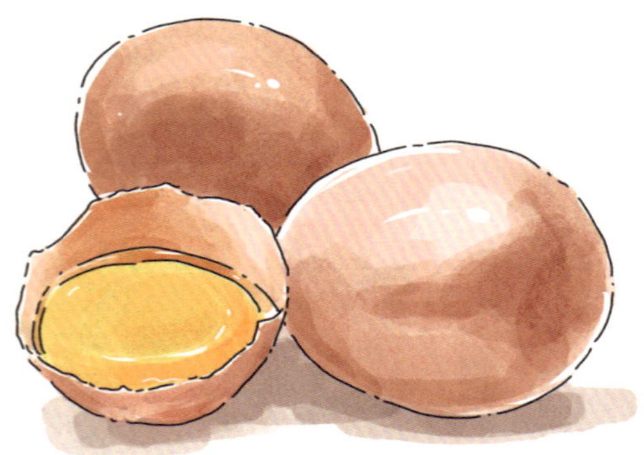

2023年6月·星期一

26

农历五月初九

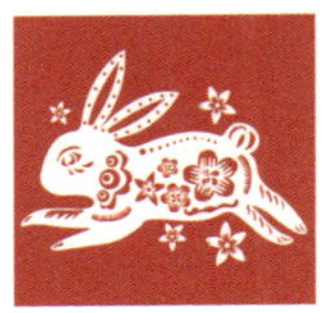

农历癸卯年 兔年

鸭蛋

鸭蛋富含蛋白质、脂肪、矿物质等营养成分，其营养价值与鸡蛋相差不大，但维生素的含量总体而言高于鸡蛋。鸭蛋可能受鸭子体内病菌的影响，要将其在开水中煮 15 分钟以上，完全煮熟方可食用。

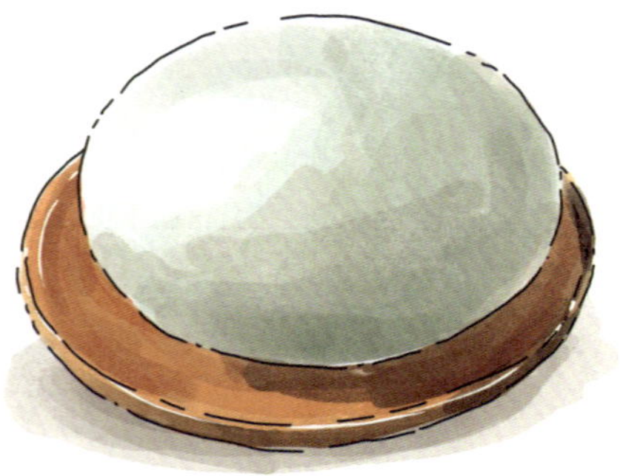

2023年6月·星期二

27

农历五月初十

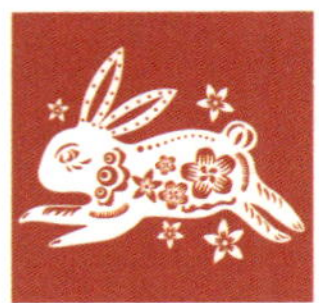

农历癸卯年 兔年

鹅蛋

鹅蛋个头很大，含有人体易于吸收的蛋白质、脂肪、矿物质和维生素，平均每 100 克可食部中含有 11.1 克的蛋白质、15.6 克的脂肪，但鹅蛋黄中胆固醇含量可达 1696 毫克 /100 克，日常饮食中应当注意适量食用。

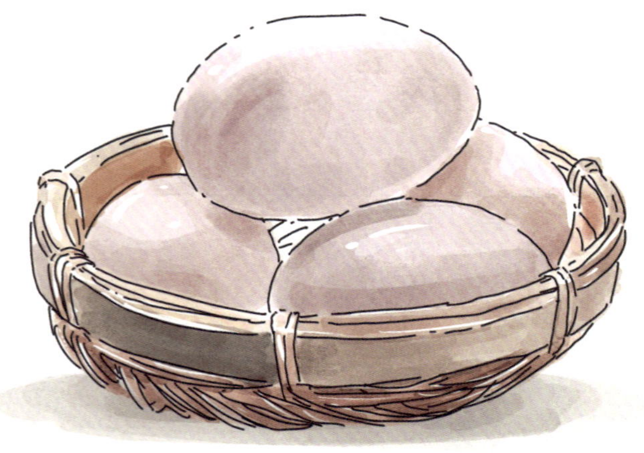

2023年6月·星期三

28

农历五月十一

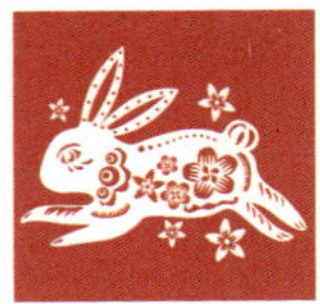

农历癸卯年 兔年

鹌鹑蛋

鹌鹑蛋含有丰富的蛋白质、维生素和矿物质等营养物质。鹌鹑蛋中不仅氨基酸的种类齐全，部分维生素和矿物质的含量也比同量的鸡蛋高出不少，如其碘的含量约为鸡蛋的 10 倍。

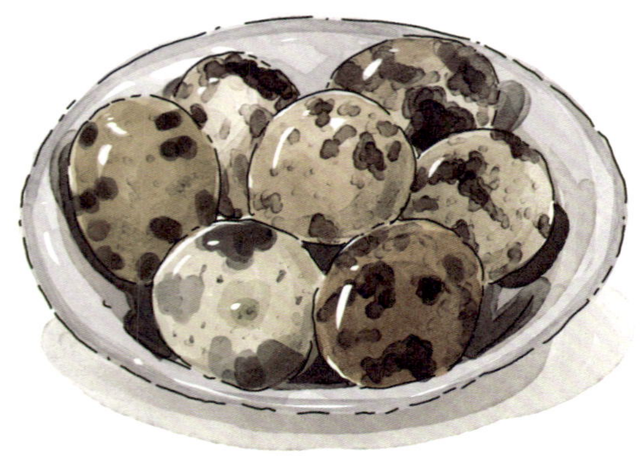

2023年6月·星期四

29

农历五月十二

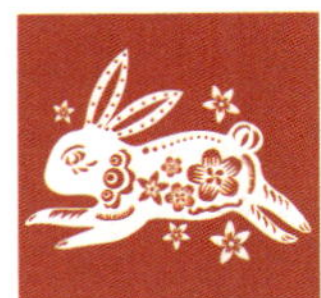

农历癸卯年 兔年

红皮鸡蛋与白皮鸡蛋

红皮鸡蛋与白皮鸡蛋两者营养素含量并无显著差别。白皮与红皮鸡蛋蛋白质含量均为 12％ 左右。蛋壳颜色完全是由遗传基因决定的，在选购鸡蛋时，无须太过注重蛋壳的颜色。

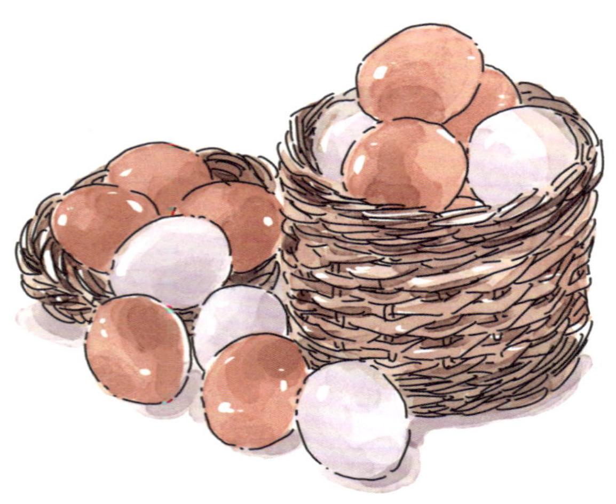

2023年6月·星期五

30

农历五月十三

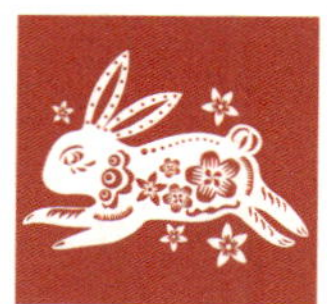

农历癸卯年 兔年

水产类

水产品包括鱼、虾、蟹和贝类等。此类食物富含优质蛋白质、脂类、维生素和矿物质。蛋白质含量为 15%～22%；碳水化合物的含量较低，约 1.5%；脂肪含量为 1%～10%；含有一定量的维生素 A、维生素 D、维生素 E、维生素 B_1、维生素 B_2 和烟酸；矿物质以硒、锌和碘的含量较高，其次为钙、钠、钾、氯、镁等。建议每周最好吃 2 次或 300～500 克水产品。

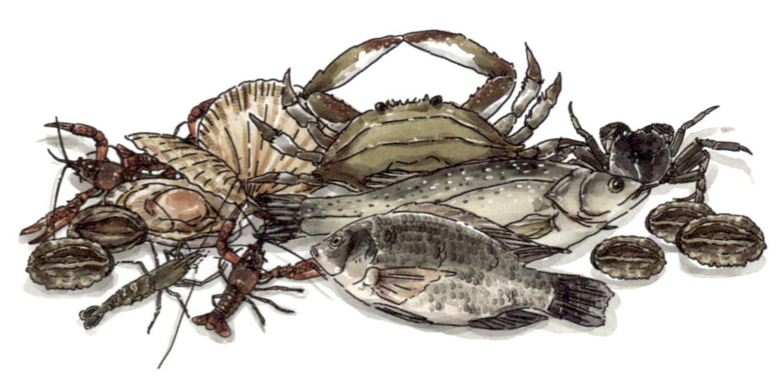

2023年7月·星期六

1

农历五月十四

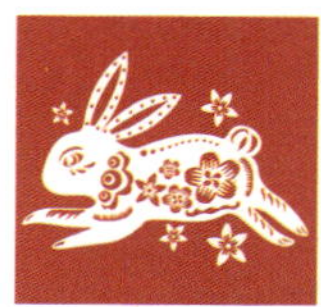

农历癸卯年 兔年

建党节

鱼肉与健康

鱼肉营养价值较高，是膳食的重要组成部分，含丰富优质蛋白质、较多不饱和脂肪酸、维生素和矿物质。增加鱼肉摄入可降低心血管疾病和脑卒中的发病风险，并且可能降低痴呆、认知功能障碍和老年黄斑变性的发病风险。

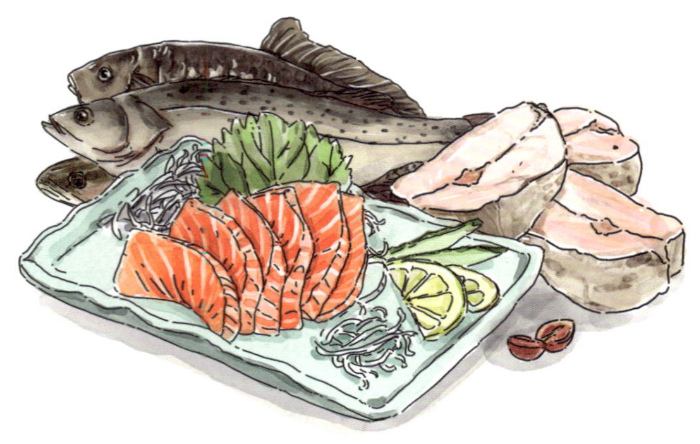

2023年7月·星期日

2

农历五月十五

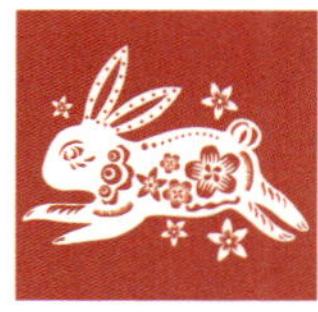

农历癸卯年 兔年

鱼类脂肪

鱼类脂肪含较多的不饱和脂肪酸，且以 n-3 多不饱和脂肪酸为主，包括二十碳五烯酸（EPA）和二十二碳六烯酸（DHA）等，具有降低胆固醇和甘油三酯的作用，有着较强的抗氧化能力，也可改善神经系统功能，一般海水鱼中的含量比淡水鱼高。

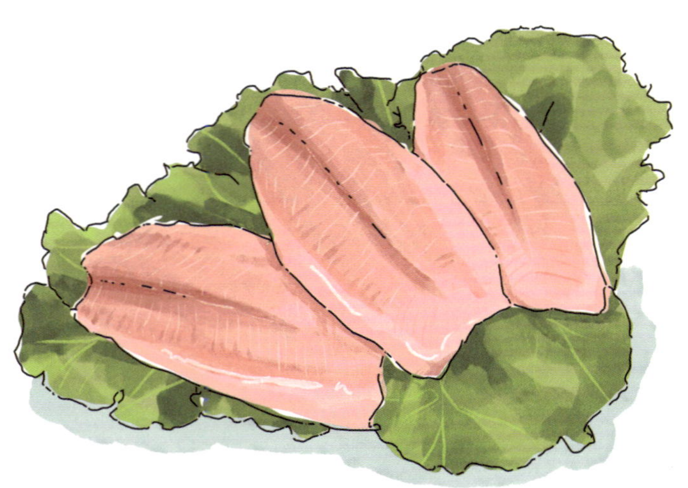

2023年7月·星期一

3

农历五月十六

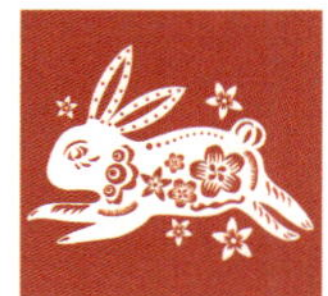

农历癸卯年 兔年

生鱼片

生鱼片制作简单，直接以新鲜的鱼贝类生切成片，食用可口，从营养学角度说，生鱼片没有经过传统的炒、炸、蒸等烹饪方法，口感清爽、质地柔软，营养物质没有流失，是极富营养的菜肴；而从卫生角度考虑，如果处理不当、食材不新鲜或受到污染，可能会有寄生虫、细菌污染等食用安全隐患。

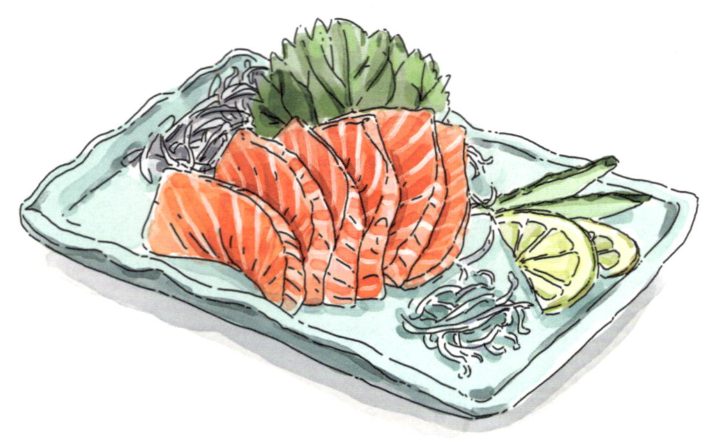

2023年7月·星期二

4

农历五月十七

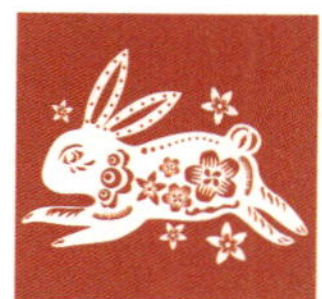

农历癸卯年 兔年

草鱼

草鱼是鲤科，因食草而得名，是中国重要的淡水养殖鱼类，它和鲢鱼、鳙鱼、青鱼一起构成了中国的“四大家鱼”。草鱼生长快，个体大，肉白嫩，骨刺少，适合切花刀做菊花鱼等造型菜。每 100 克可食用部分含有 16.6 克蛋白质，5.2 克脂肪，312 毫克的钾，几乎不含碳水化合物。其脂肪和钾含量在常见鱼类中均属较高水平，可以说是一种物美价廉的鱼类。煮草鱼时火候不能太大，以免把鱼肉煮散。

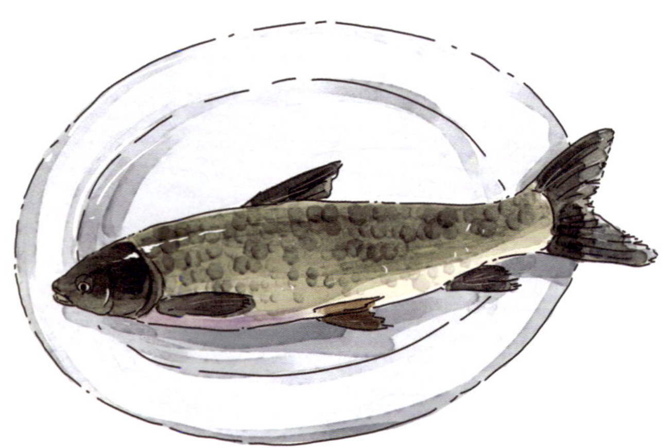

2023年7月·星期三

5

农历五月十八

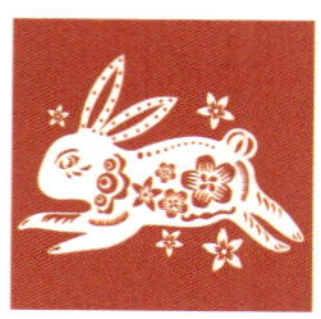

农历癸卯年 兔年

鲈鱼

鲈鱼又称花鲈、寨花、鲈板、四肋鱼等，俗称“鲈鲛”，是“中国四大淡水名鱼”之一。鲈鱼富含蛋白质、维生素 A、B 族维生素、钙、镁、锌、硒等营养元素，鲈鱼血中还有较多的铜元素，常见做法有清蒸、烤、煲汤等。要注意的是，鲈鱼等很多鱼类中含有加剧皮肤瘙痒的物质，皮肤病患者应暂时避免食用。

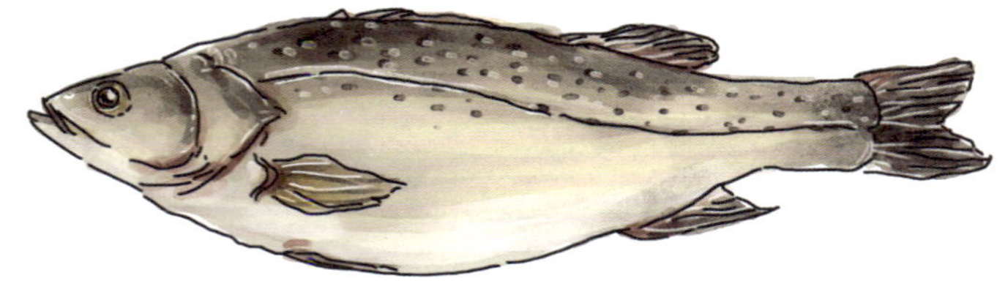

2023年7月·星期四

6

农历五月十九

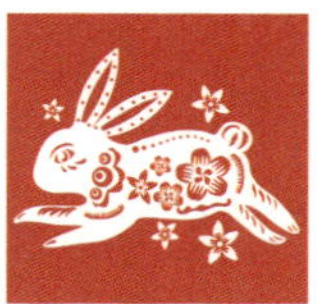

农历癸卯年 兔年

河豚

河豚肉鲜美，但是多种河豚的内脏均含有一种能致人死亡的神经性毒素——河豚毒素。其毒性相当于剧毒药品氰化钠的 1250 倍，不足 1 毫克就能致人死亡。河豚毒性最高的部位是卵巢、肝脏，其次是肾脏、鳃和皮肤，这种毒素能使人神经麻痹、呕吐、四肢发冷，进而心跳和呼吸停止，食用前要进行专业处理。

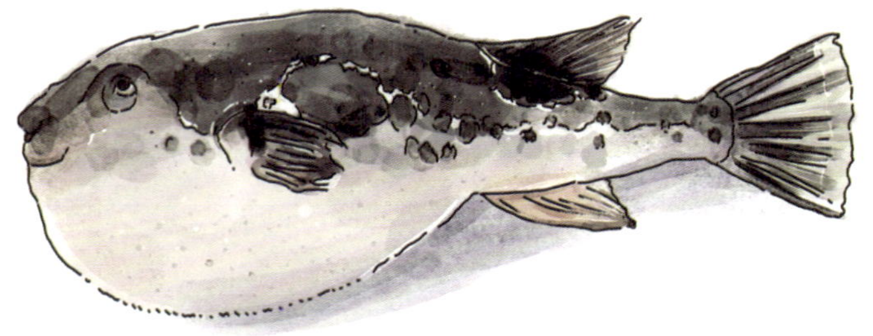

2023年7月·星期五

7

农历五月二十

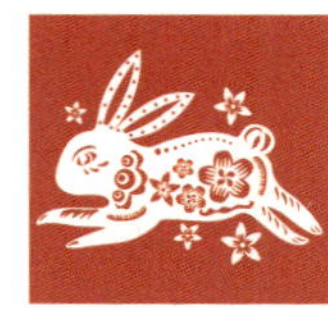

农历癸卯年 兔年

小暑

过敏原

过敏原是指能够诱发机体出现过敏反应的一类物质，医学上又称为变应原或致敏原。过敏原分为吸入性过敏原和食入性过敏原。吸入性过敏原如尘螨、霉菌、动物皮毛屑、蟑螂、植物花粉等；食入性过敏原包括鸡蛋、牛奶、花生、小麦、鱼、大豆、虾蟹以及坚果等，以上 8 种食物过敏原大约导致 90% 的食物过敏。

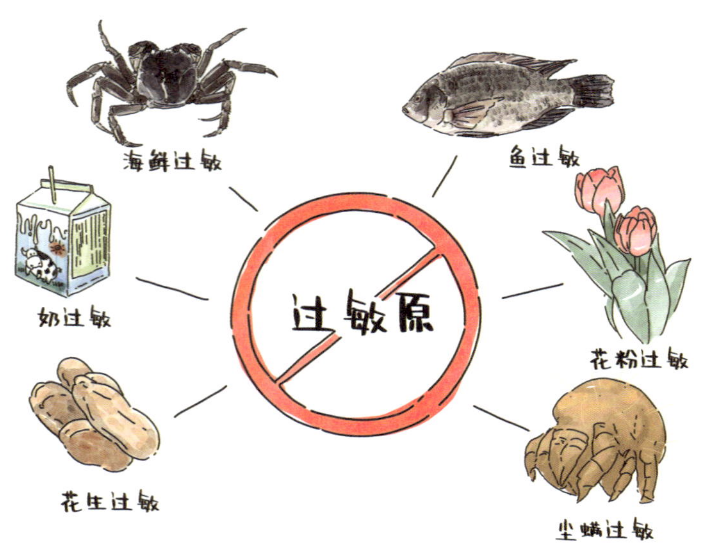

2023年7月·星期六

8

农历五月廿一

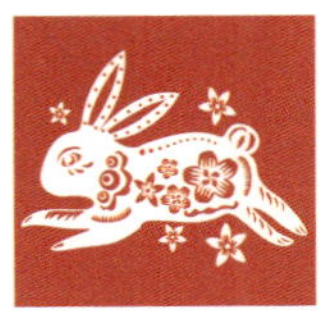

农历癸卯年 兔年

世界过敏性疾病日

武昌鱼

武昌鱼是我国主要淡水养殖鱼类之一，属鳊鱼的一种，又名团头鲂。体形呈扁平状，肉质嫩白，含丰富的蛋白质和脂肪，因毛泽东“才饮长江水，又食武昌鱼”的词句闻名遐迩。其脂肪含量相对较低，占体重的 1% ~ 3%。鱼肉富含多不饱和脂肪酸，具有较高的营养价值，味道鲜美，深受消费者的喜爱。

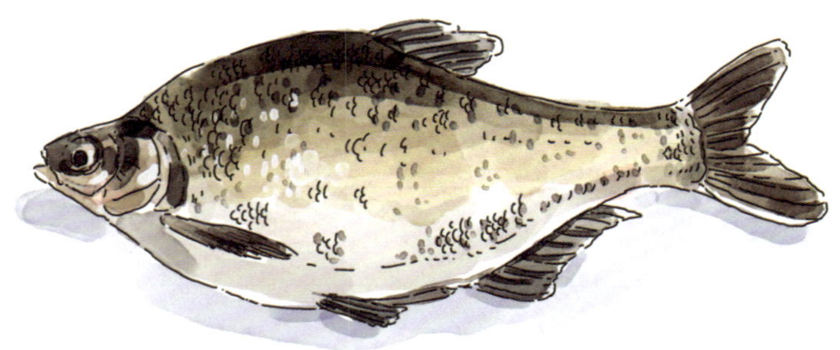

2023年7月·星期日

9

农历五月廿二

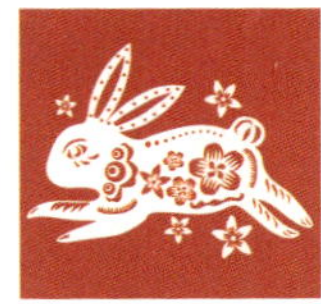

农历癸卯年 兔年

鲫鱼

鲫鱼又名鲋鱼，俗称“鲫瓜子”。其营养全面，含蛋白质多，脂肪少，食之鲜而不腻，略感甜味。它是一种适应性很强的鱼类，栖于江河、湖泊、池沼、河渠中，尤以水草丛生的浅水湖和池塘较多，鲫鱼四季均产，但以 2 ~ 4 月和 8 ~ 12 月产的最肥，鲫鱼的刺细小且多，食用时需小心。

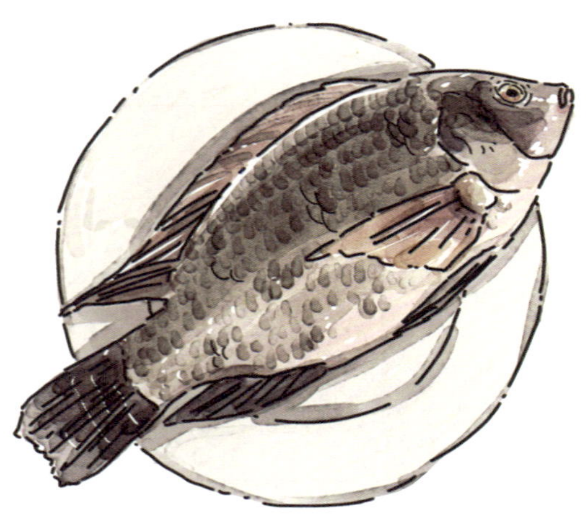

2023年7月·星期一

10

农历五月廿三

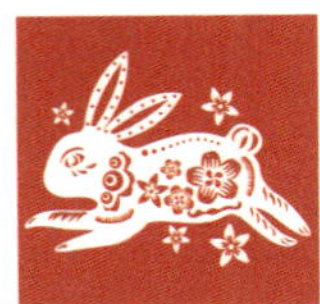

农历癸卯年 兔年

鲤鱼

鲤鱼因鱼鳞上有十字纹理而得名。其体态肥肚，肉质细嫩，蛋白质含量和质量均较高，人体消化吸收率可达 96%，并含有多种必需氨基酸、矿物质、维生素 A 和维生素 D 等营养素，此外，鲤鱼的脂肪多为不饱和脂肪酸，营养价值较高。

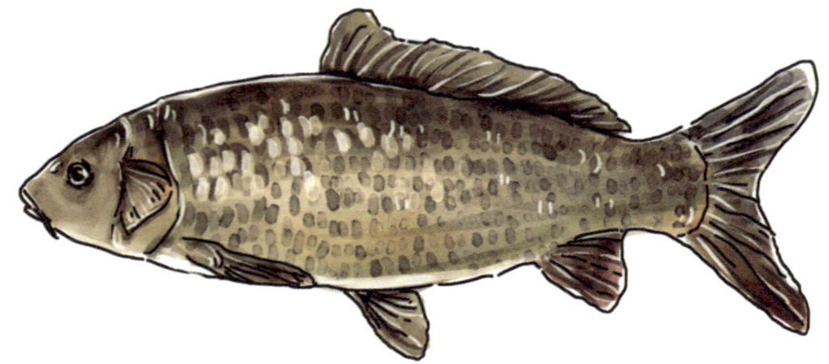

2023年7月·星期二

11

农历五月廿四

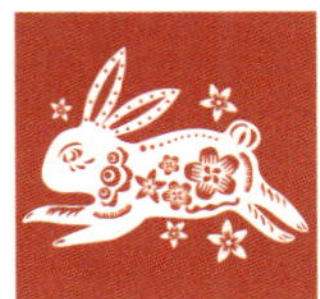

农历癸卯年 兔年

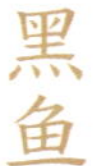

黑鱼体长而圆，头尾相等，其生性凶猛，食量较大，以小鱼、水生昆虫和小虾等为食。其营养丰富，每100克黑鱼肉中含蛋白质18.5克，脂肪1.2克，含有18种氨基酸，如组氨酸、3-甲基组氨酸等，还含有人体必需的钙、磷、铁及多种维生素。

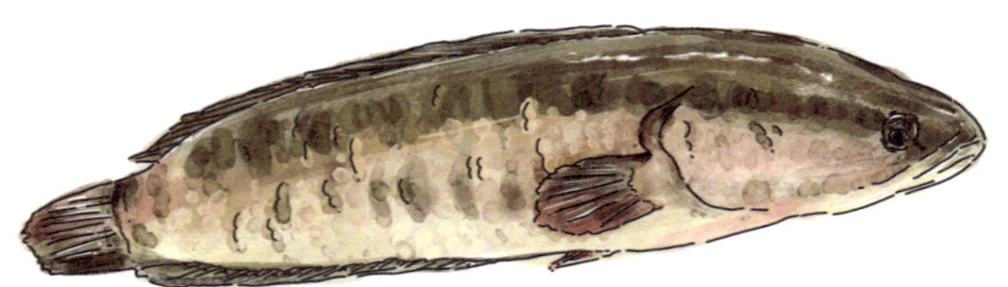

2023年7月·星期三

12

农历五月廿五

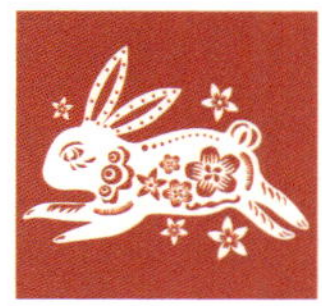

农历癸卯年 兔年

带鱼

带鱼是一种常见的深海鱼类，因身体扁长似带而得名，又叫裙带、肥带、油带、牙带鱼等。其肉多且细，脂肪较多且集中于体外层，味鲜美，刺较少，但腹部有游离的小刺。带鱼含有丰富的脂肪，且多为多不饱和脂肪酸，还含有维生素 A、镁、磷、钙、铁、碘等多种营养成分。

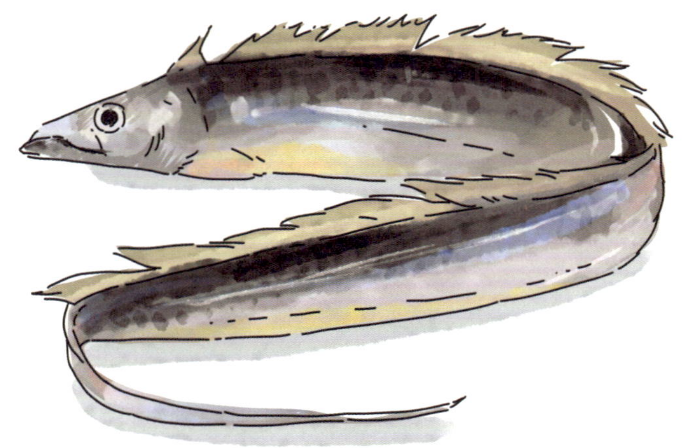

2023年7月·星期四

13

农历五月廿六

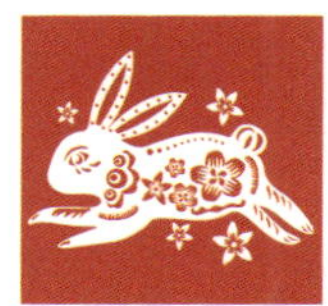

农历癸卯年 兔年

对虾

对虾又称东方对虾，属于海水虾，因过去常成对出售，故称对虾。其肉质细嫩，味道鲜美，营养丰富，含有多种维生素及人体必需的微量元素，是高蛋白营养水产品，被广泛用于各种菜肴的制作。偏黄色对虾为雄性对虾，偏青色对虾为雌性对虾，海捕非养殖的中国对虾一般在 30 ~ 50 克 / 只，规格越大越稀少。用此虾做的油焖大虾是一道经典名吃。

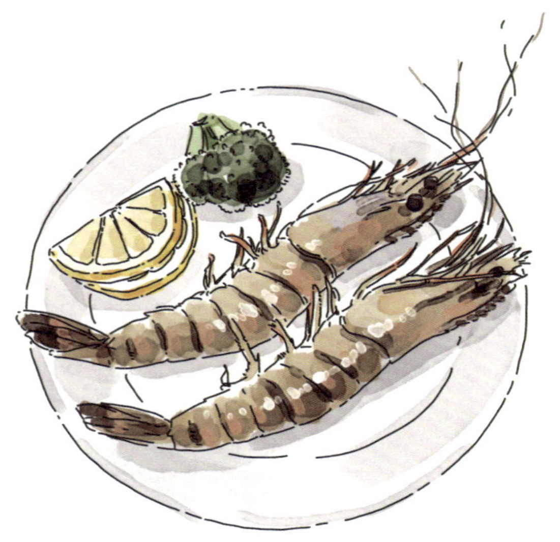

2023年7月·星期五

14

农历五月廿七

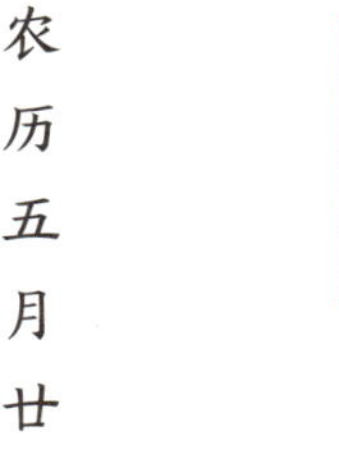

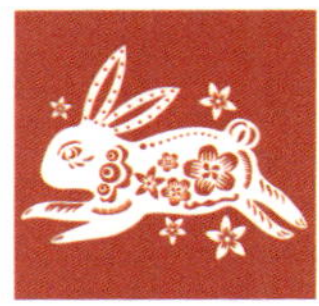

农历癸卯年 兔年

罗氏虾

罗氏虾也称白脚虾、马来西亚大虾、金钱虾、万氏对虾等，是一种大型淡水经济虾类，营养丰富，是城市居民的常见食物，也是目前世界上养殖量最高的三大虾种之一。其壳薄体肥，肉质鲜嫩，味道鲜美，营养丰富。除富有一般淡水虾类的风味之外，成熟的罗氏虾头胸甲内充满了生殖腺，具有近似于蟹黄的特殊鲜美之味。

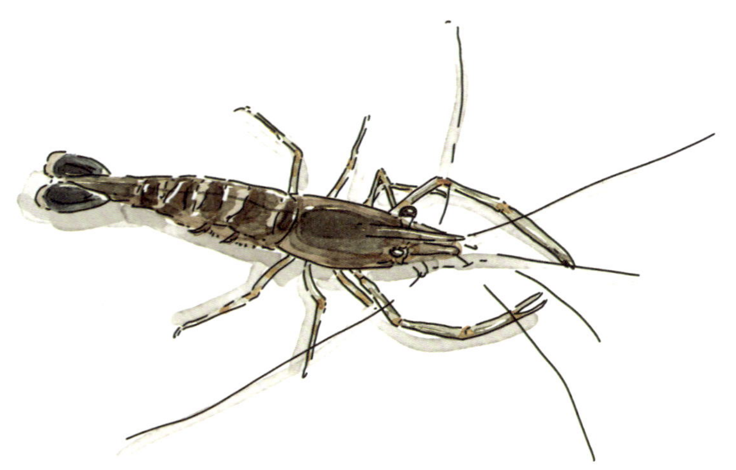

2023年7月·星期六

15

农历五月廿八

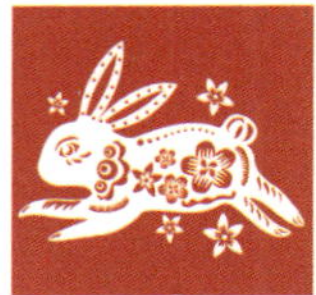

农历癸卯年 兔年

皮皮虾

皮皮虾，学名虾蛄，它从水里被捞出来的时候，往往会喷出一股水流，就像小孩儿撒尿，故而又被称为“濑尿虾”，名字虽不雅，但十分形象。皮皮虾肉质鲜美，营养丰富，含有蛋白质、脂肪、维生素、氯酸、肌苷酸、氨基丙酸等多种营养素，同时还含有大量的钙、磷、镁、钾等矿物元素。常见的做法有椒盐、清蒸和香辣皮皮虾。

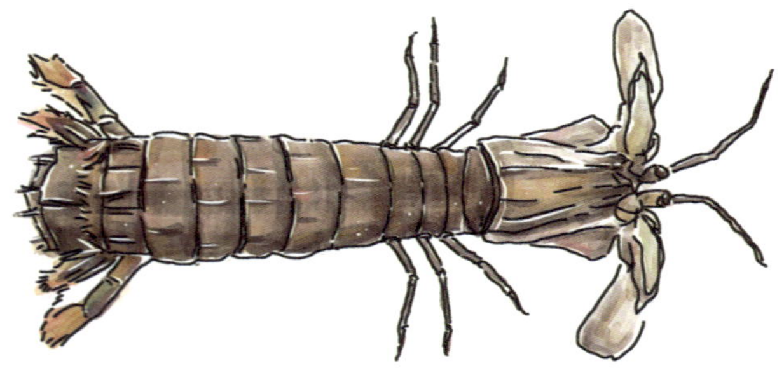

2023年7月·星期日

16

农历五月廿九

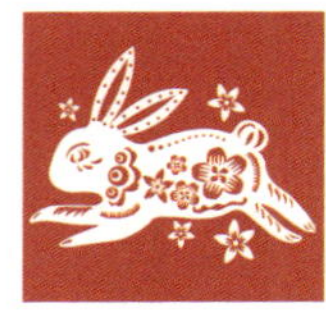

农历癸卯年 兔年

青虾

青虾的能量不高，每 100 克能量为 81 千卡，易消化。青虾中含有脂肪酸、钙、鳞、铁、镁、钾、维生素 A、维生素 E、B 族维生素、核黄素等营养素，具有较高的营养价值。

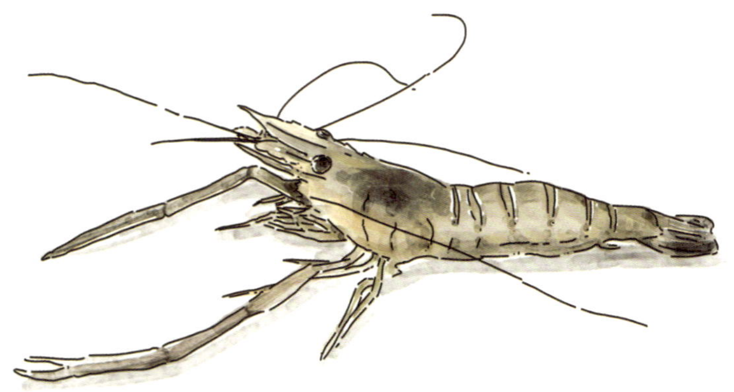

2023年7月·星期一

17

农历五月三十

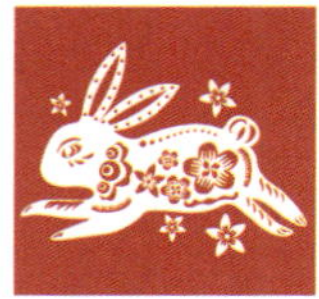

农历癸卯年 兔年

斑节虾

斑节虾又称黑虎虾，体被黑褐色、土黄色相间的横斑花纹。除了具有和普通虾相似的营养物质之外，其虾青素的含量较普通虾大约高 20%。虾青素具有清除自由基、抗氧化等作用。

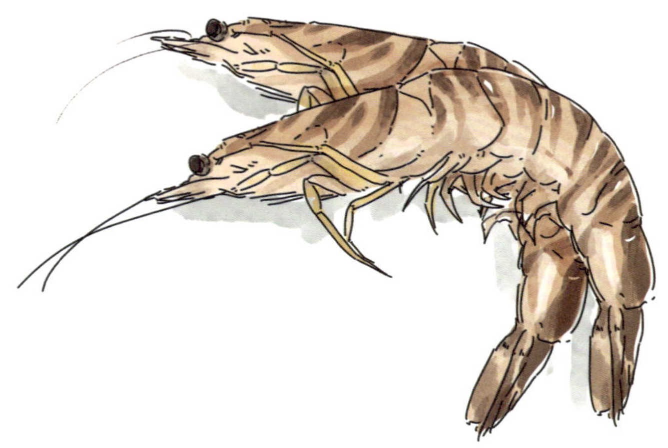

2023年7月·星期二

18

农历六月初一

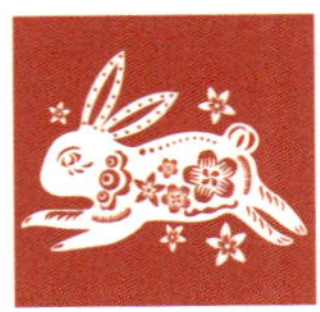

农历癸卯年 兔年

小龙虾

小龙虾形似虾而甲壳坚硬，也称克氏原螯虾、红螯虾和淡水小龙虾。小龙虾的蛋白质含量很高，比大多数鱼虾高大约 18.9%。小龙虾的氨基酸组成比肉类更优质，含有 8 种必需氨基酸。小龙虾因味道鲜美广受人们欢迎，但食用处理不当或不新鲜的小龙虾可能造成横纹肌溶解综合征。因此，建议购买人工养殖的小龙虾，烹饪前洗净，不食头部，不吃死虾，进食有度，切忌贪多。

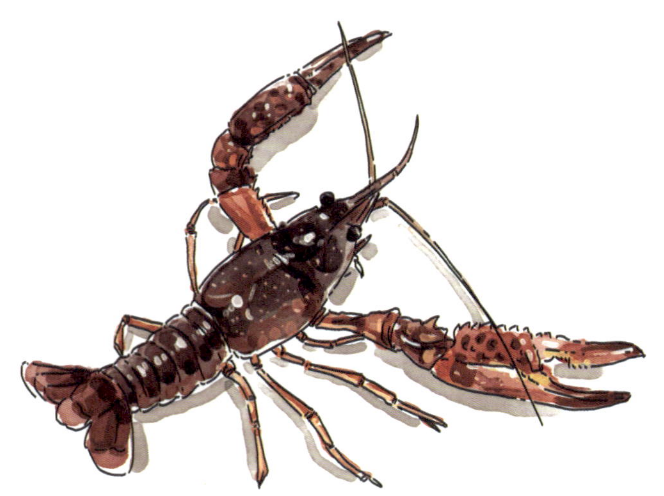

2023年7月·星期三

19

农历六月初二

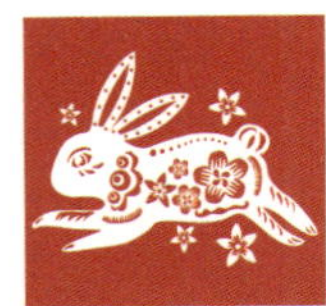

农历癸卯年 兔年

河蟹

河蟹不仅肉质比海蟹细腻，还有着不输于海蟹的营养价值。它含有丰富的蛋白质以及维生素 A、维生素 D 和钙、磷、钾、钠、镁、硒等元素，对人体有很好的补益作用。

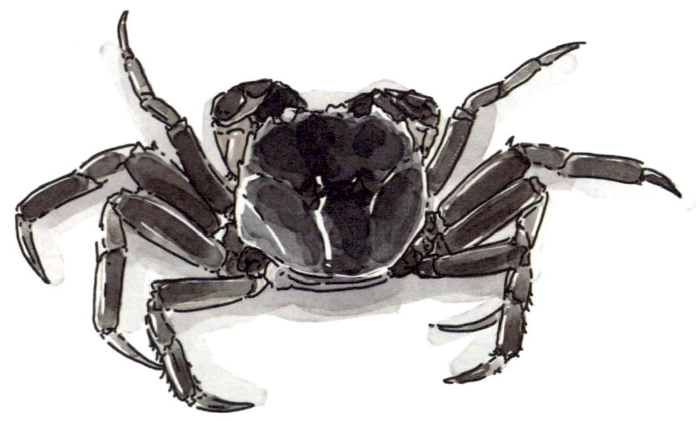

2023年7月·星期四

20

农历六月初三

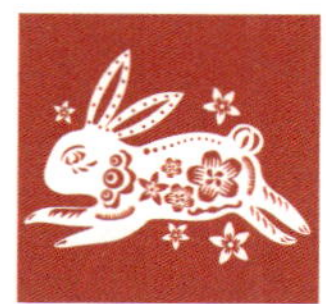

农历癸卯年 兔年

梭子蟹

梭子蟹因头胸甲呈梭子形而得名，雄性脐尖而光滑，壳面带青色；雌性脐圆有绒毛，壳面呈赭色，或有斑点。其肉肥味美，有较高的营养价值，含有丰富的蛋白质，较少的脂肪和碳水化合物，也含有丰富的钙、磷、钾、钠、镁、硒等营养素。

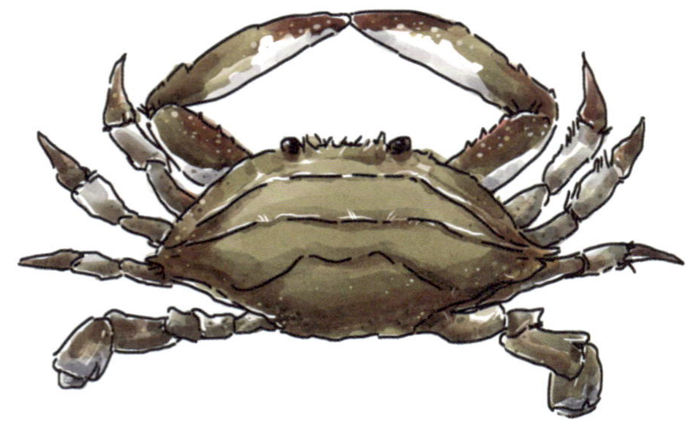

2023年7月·星期五

21

农历六月初四

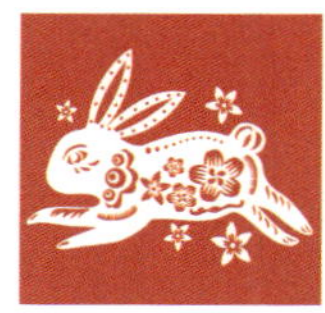

农历癸卯年 兔年

生蚝

生蚝又称牡蛎，是一种高蛋白、低脂肪，容易消化且营养丰富的食物。生干牡蛎肉含蛋白质高达45%～57%，脂肪7%～11%。此外，还含有多种维生素、牛磺酸、钙、磷、铁、锌等营养成分。其中钙含量接近牛奶，铁含量为牛奶的21倍。它还是含锌最多的天然食品之一（每百克蚝肉含量高达100毫克），2～3个牡蛎就能提供人体全天所需的锌。

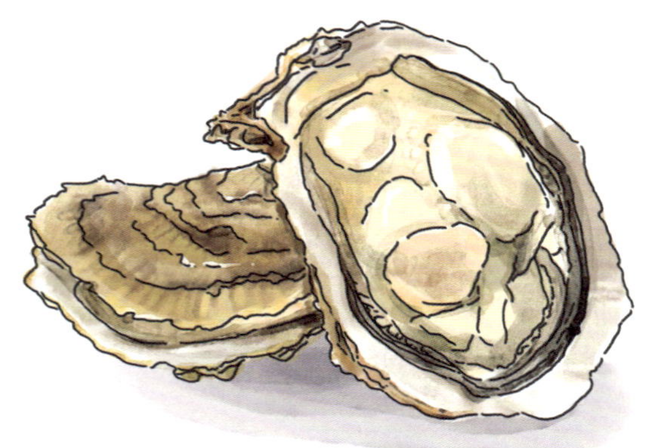

2023年7月·星期六

22

农历六月初五

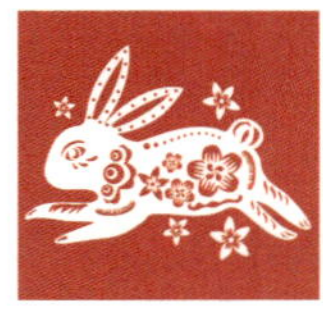

农历癸卯年 兔年

蛤

蛤又称蛤蜊，有花蛤、文蛤、西施舌等诸多品种。其肉质鲜美，民间还有“吃了蛤蜊肉，百味都失灵”之说。蛤蜊具有高蛋白、高微量元素、高钙、少脂肪的特点，含有铁、钙、磷、碘、维生素、氨基酸和牛磺酸等多种营养素，营养全面，是物美价廉的海产品。

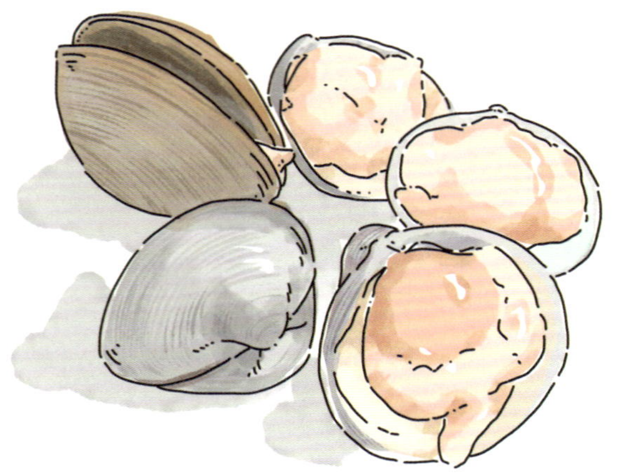

2023年7月·星期日

23

农历六月初六

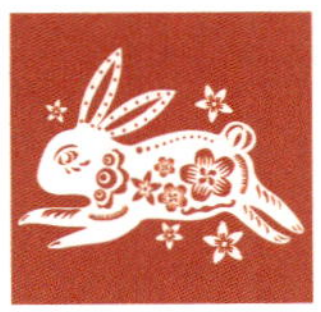

农历癸卯年 兔年

大暑

扇贝

扇贝是贝类软体动物，又名海扇，其壳、肉、珍珠均具有较高的利用价值。扇贝肉质鲜美，营养丰富，它的闭壳肌干制后即是“干贝”，被列入八珍之一。其含有丰富的牛磺酸、锌和叶酸，此外，扇贝还是一种蛋白质优质、脂肪低的食物。

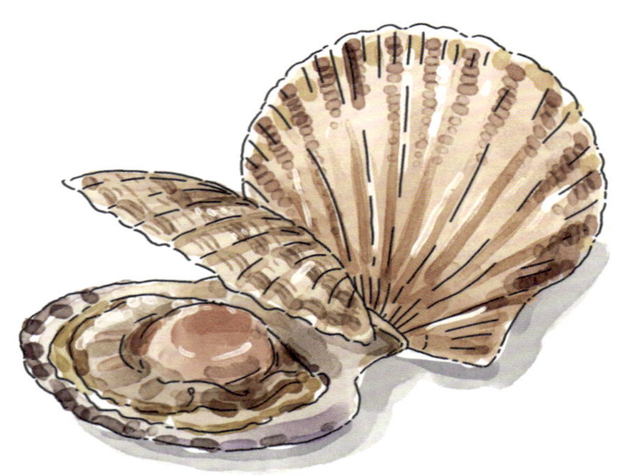

2023年7月·星期一

24

农历六月初七

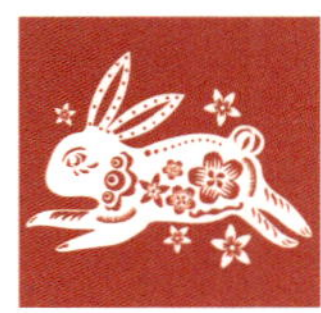

农历癸卯年 兔年

鲍鱼

鲍鱼为单壳贝类，属海洋软体动物。每 100 克鲍鱼中含蛋白质 12.6 克，与蛤蜊相近；脂肪含量较低，但是胆固醇含量较高，是大黄鱼的 2.8 倍，蛤蜊的 1.6 倍；维生素 A、维生素 E 以及钙、铁的含量较高，但锌含量不如蛤蜊。

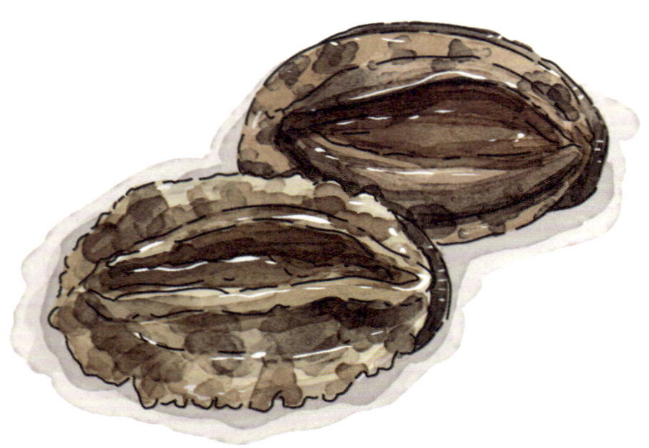

2023年7月·星期二

25

农历六月初八

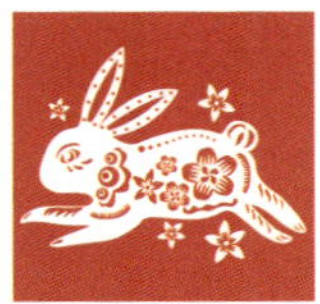

农历癸卯年 兔年

竹节蛏

竹节蛏是一种海产贝类，一般情况下，竹节蛏下锅煮8分钟左右即可。其味道鲜美，营养丰富，含有蛋白质、钙、铁、硒、维生素A等营养元素。

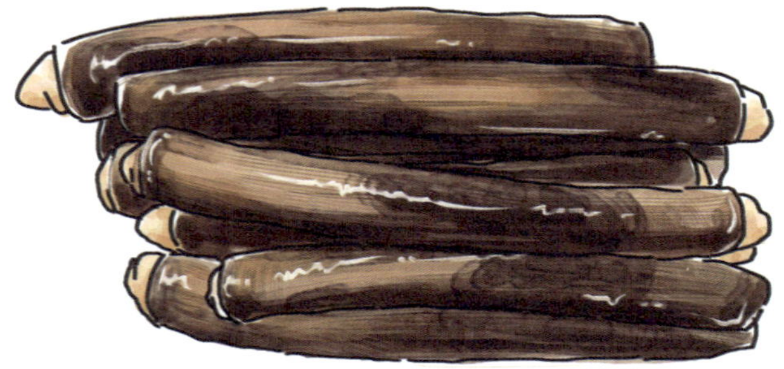

2023年7月·星期三

26

农历六月初九

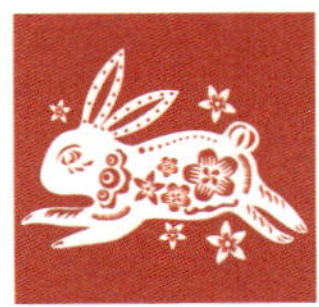

农历癸卯年 兔年

贝类食物中毒

贝类以藻类为食，在海藻大量繁殖时，贝类可能富集有毒藻类的毒素，从而导致食用的人中毒。因此，在海藻大量繁殖期及出现赤潮时，应禁止采集、出售和食用贝类。此外，贝类的毒素主要积聚在内脏，食用贝类时建议去除。

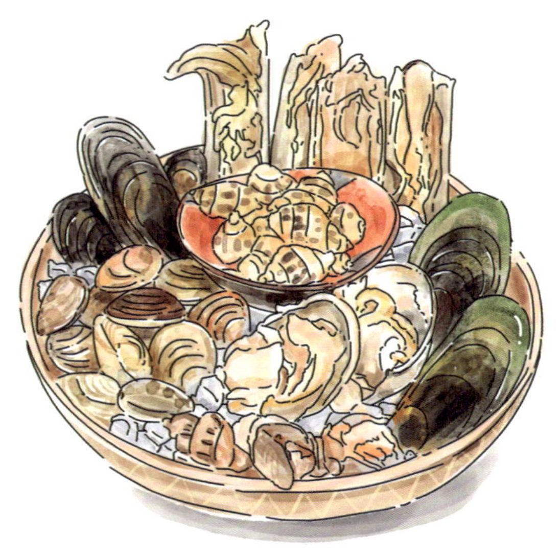

2023年7月·星期四

27

农历六月初十

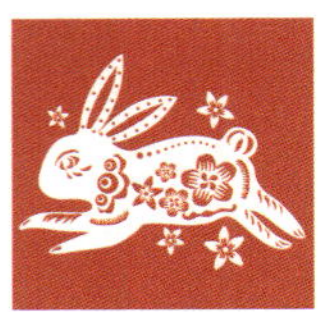

农历癸卯年 兔年

甲型病毒性肝炎

甲型病毒性肝炎，简称甲型肝炎、甲肝，主要通过粪—口途径传播，水和食物，特别是水生贝类如毛蚶等，是传播甲肝的主要媒介。甲肝病毒对热的抵抗力较强，只有加热到 100℃，并持续 5 分钟才可将其灭活。因此食用海鲜时，尽量加热至熟透，最好不要生食。

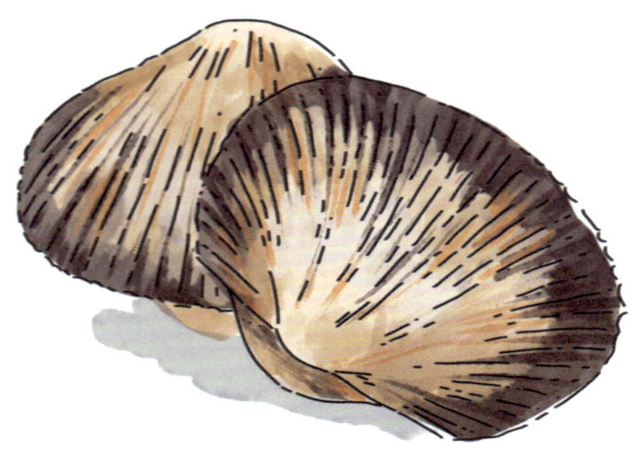

水生贝类如毛蚶等，是传播甲肝的主要媒介

2023年7月·星期五

28

农历六月十一

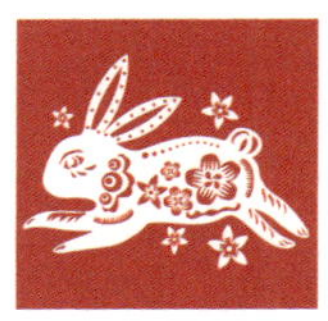

农历癸卯年 兔年

世界肝炎日

鱿鱼

鱿鱼是生活在海洋中的软体动物。体呈圆锥形，体色苍白，有淡褐色斑，头大，前方生有触足 10 条。其营养价值很高，富含蛋白质、钙、牛磺酸、磷、维生素 B_1 等多种人体所需的营养成分，且脂肪含量较低。

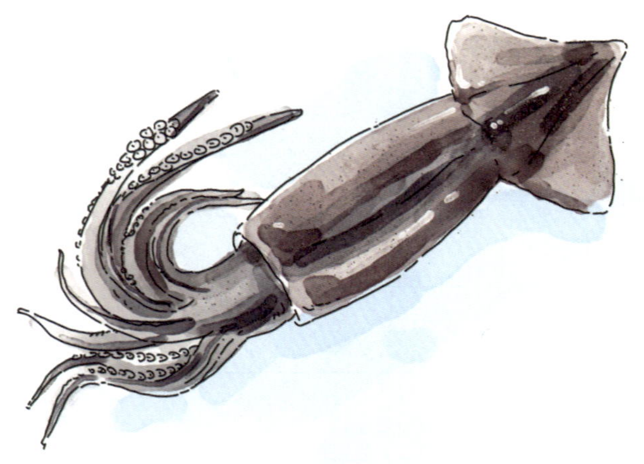

2023年7月·星期六

29

农历六月十二

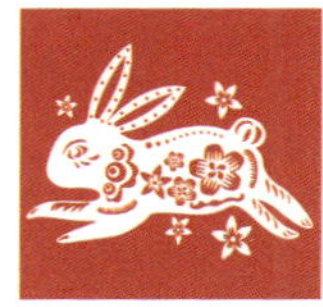

农历癸卯年 兔年

海蜇

海蜇又名水母。形如蘑菇头的部分就是“海蜇皮”；伞盖下像蘑菇柄一样的口腔与触须便是“海蜇头”。海蜇皮是一层胶质物，营养价值较高，海蜇头稍硬，营养价值与蜇皮相近。海蜇中含有蛋白质、脂肪、无机盐、钙、磷、铁、碘、维生素 A、维生素 B 族等营养物质。

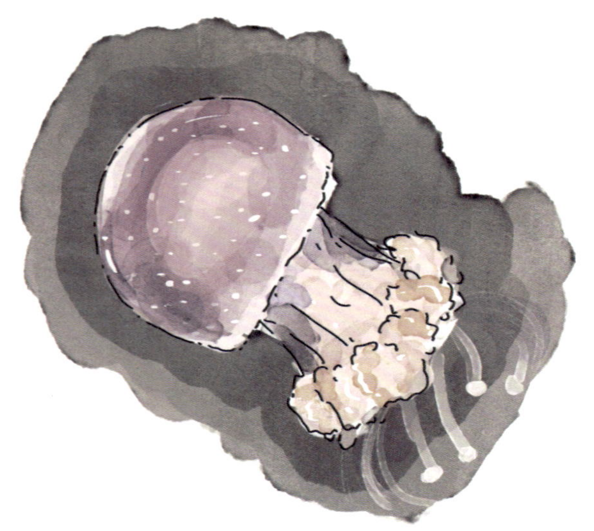

2023年7月·星期日

30

农历六月十三

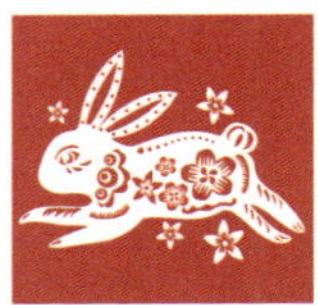

农历癸卯年 兔年

DHA

DHA，即二十二碳六烯酸，是人体所必需的一种多不饱和脂肪酸，属 n-3 系列，在体内可由 α-亚麻酸代谢生成，但生成量较低，主要通过食物补充，植物油和鱼油是主要来源。DHA 有辅助脑细胞发育、改善血脂等作用。

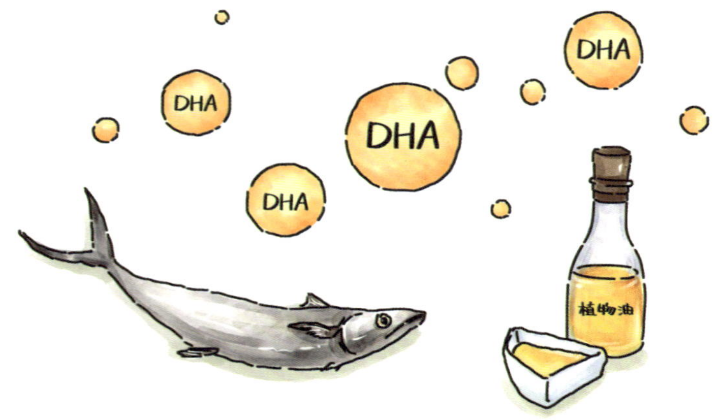

2023年7月·星期一

31

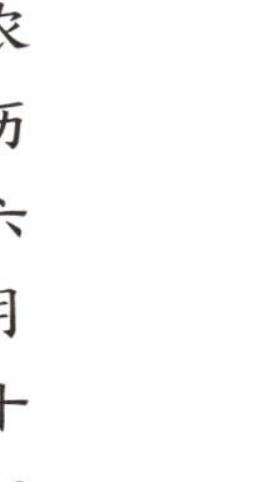

农历六月十四

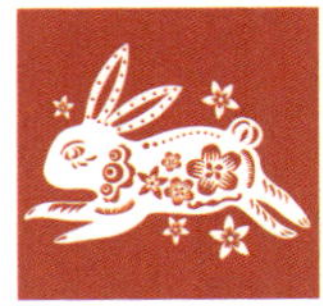

农历癸卯年 兔年

禽肉类

禽类主要有鸡、鸭、鹅等。蛋白质含量为 16%~20%，其中鸡肉的含量最高，鹅肉次之，鸭肉相对较低；脂肪含量为 9%~14%；维生素主要以维生素 A 和 B 族维生素为主，内脏含量比肌肉中多，肝脏中含量最多；矿物质在内脏中含量较高，肝脏和血液中铁的含量十分丰富，以血红素铁形式存在，每 100 克中含 10~30 毫克，消化吸收率很高。禽类脂肪酸构成以油酸为主，其次为亚油酸、棕榈酸。内脏中饱和脂肪酸和胆固醇含量较高，肝脏中胆固醇含量一般达 350 毫克 /100 克左右，约是肌肉中含量的 3 倍。

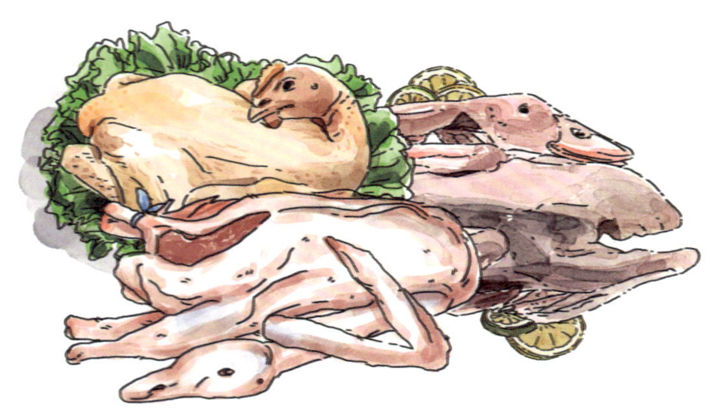

2023年8月·星期二

1

农历六月十五

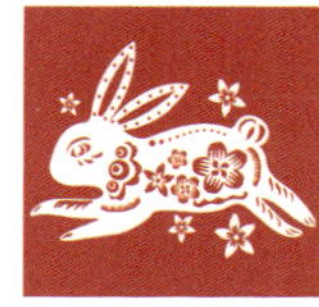

农历癸卯年 兔年

建军节

红肉与白肉

红肉是指肌肉颜色较深，在烹饪前呈现暗红色的猪、牛、羊等畜肉。白肉是指肌肉纤维细腻，在烹饪前呈现浅色的禽肉类、水产品。红肉的脂肪含量比白肉高，且以饱和脂肪酸为主，摄入过多会增加心血管疾病的风险。白肉含丰富的不饱和脂肪酸，深海鱼中还富含 EPA 和 DHA，有利于调节血脂，防治动脉粥样硬化等。但是，无论白肉还是红肉都不能过量食用，建议成人每周水产品和畜禽肉摄入总量不超过 1.1 千克。

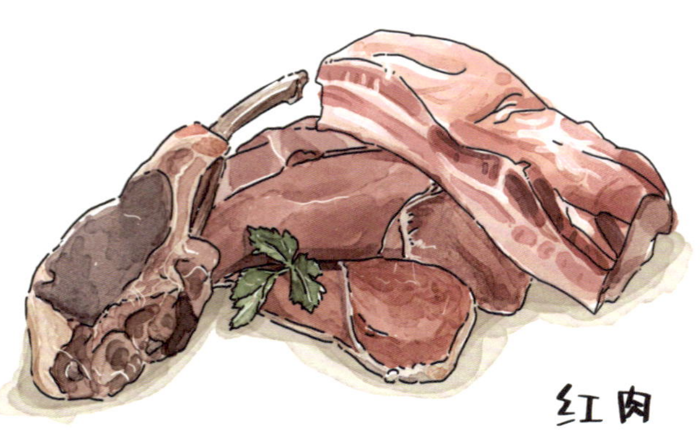

2023年8月·星期三

2

农历六月十六

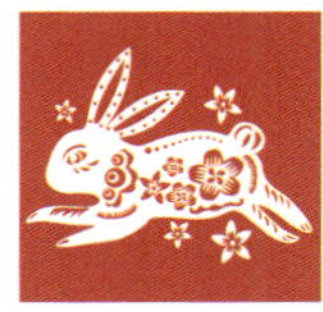

农历癸卯年 兔年

鸡肉

鸡肉的肉质细嫩，滋味鲜美，适合多种烹饪方法。鸡肉含有蛋白质、脂肪、维生素 A、维生素 E、钙、磷、铁等营养素。新鲜卫生的鸡肉块颜色白里透着红，看起来有亮度，手感比较光滑。每 100 克鸡肉含能量 145 千卡，蛋白质 20.3 克，脂肪 6.7 克。

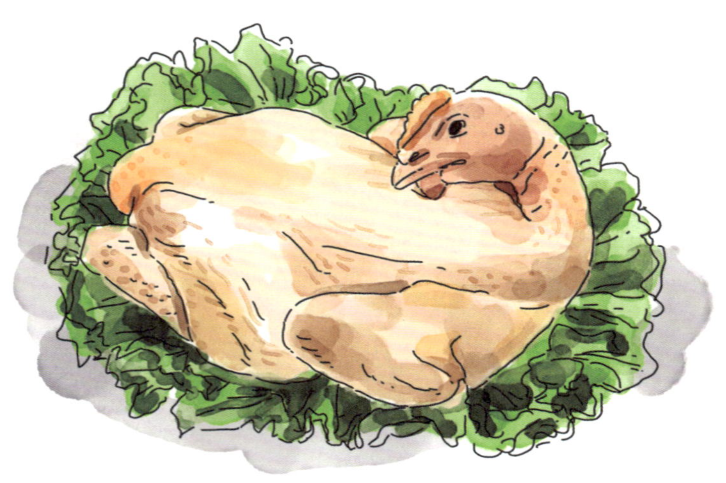

2023年8月·星期四

3

农历六月十七

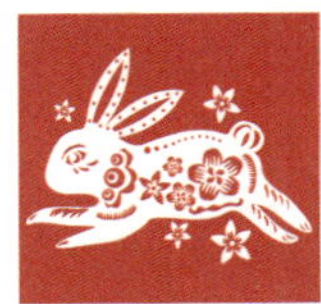

农历癸卯年 兔年

鸭肉

鸭肉中的脂肪酸熔点低，易于消化。所含的 B 族维生素和维生素 E 较其他肉类多，也含有较丰富的烟酸，它是构成人体需要的重要辅酶成分之一。每 100 克鸭肉含能量 240 千卡，蛋白质 15.5 克，脂肪 19.7 克。

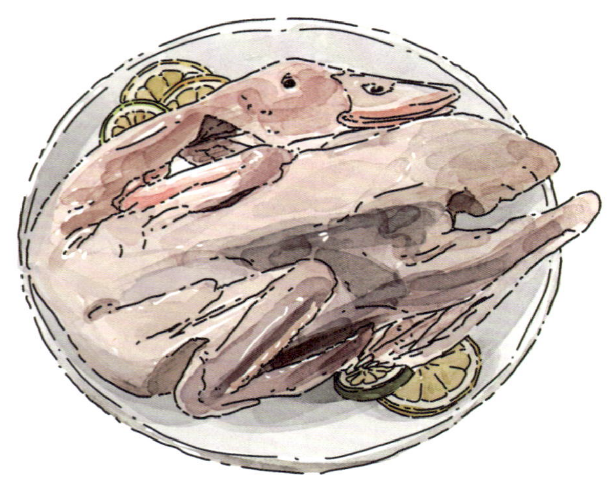

2023年8月·星期五

4

农历六月十八

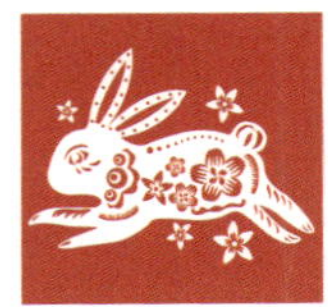

农历癸卯年 兔年

鹅肉

鹅肉含有人体生长发育所必需的各种氨基酸，其组成接近人体所需氨基酸的比例，是优质蛋白质。鹅肉不饱和脂肪酸的含量高，特别是亚麻酸，含量均超过其他肉类，对人体健康有利。鹅肉脂肪的熔点也很低，质地柔软，容易被人体消化吸收。每100 克鹅肉含能量 251 千卡，蛋白质 17.9 克，脂肪19.9 克。

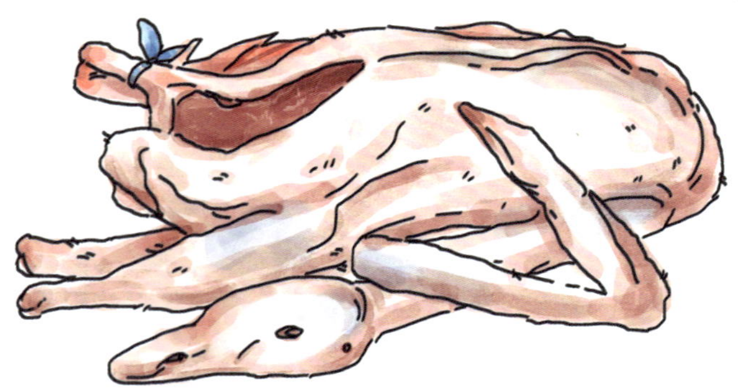

2023年8月·星期六

5

农历六月十九

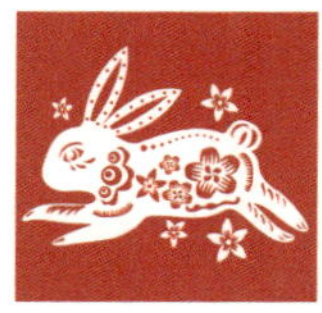

农历癸卯年 兔年

乳鸽

乳鸽，特指出壳到离巢出售或留种前一月龄内的雏鸽。其肉厚而细嫩，滋味鲜美，易于消化，每100克鸽肉含蛋白质22.14克，脂肪1克，所含微量元素和维生素也比较均衡。常见的烹饪方法有红烧、煲汤等，红烧乳鸽也是粤菜的代表之一。

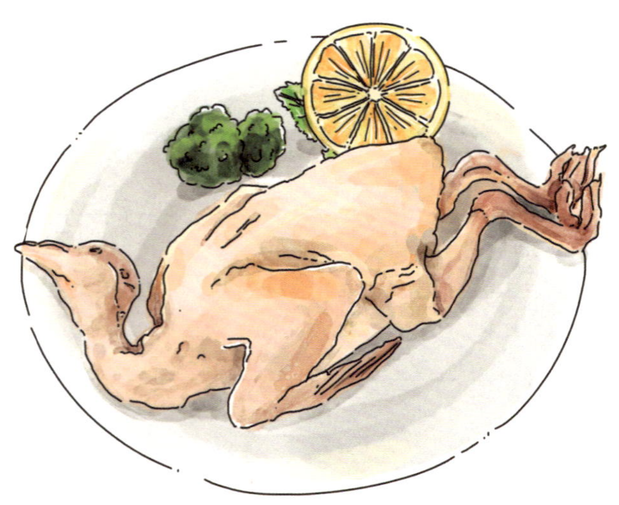

2023年8月·星期日

6

农历六月二十

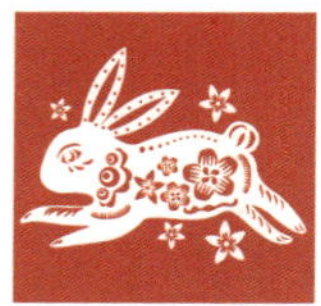

农历癸卯年 兔年

运动有益健康

1. 提高心肺功能。2. 提高基础代谢率。3. 增肌减脂，保持健康体重。4. 舒缓压力，促进心理健康。5. 抗阻运动有助于强壮骨骼、关节和肌肉，提高骨密度，预防骨质疏松症。6. 降低肥胖、心血管疾病、2 型糖尿病等慢性病的发生风险。

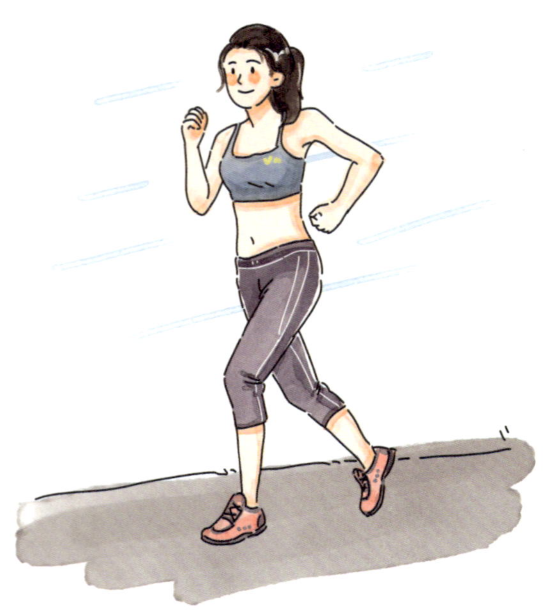

2023年8月·星期一

7

农历六月廿一

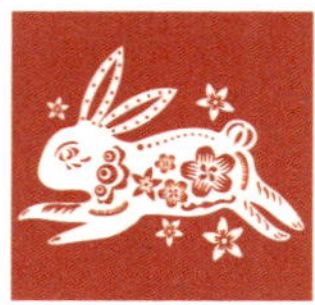

农历癸卯年 兔年

经常参加体育锻炼

每周参加体育锻炼或活动的频率 3 次及以上、每次持续 30 分钟及以上并达到中等及以上强度，称为“经常参加体育锻炼”。要把运动生活化，做家务、练瑜伽，甚至在家举矿泉水瓶、工作间隙做伸展运动等都能起到锻炼作用，让锻炼不受时间、环境限制，才能够产生较好的健康效益，以达到促进身心健康和预防慢性疾病的目的。建议每天主动运动 6000 步，或中等强度运动 30 分钟以上，可以一次完成，也可以分 2 ~ 3 次完成。

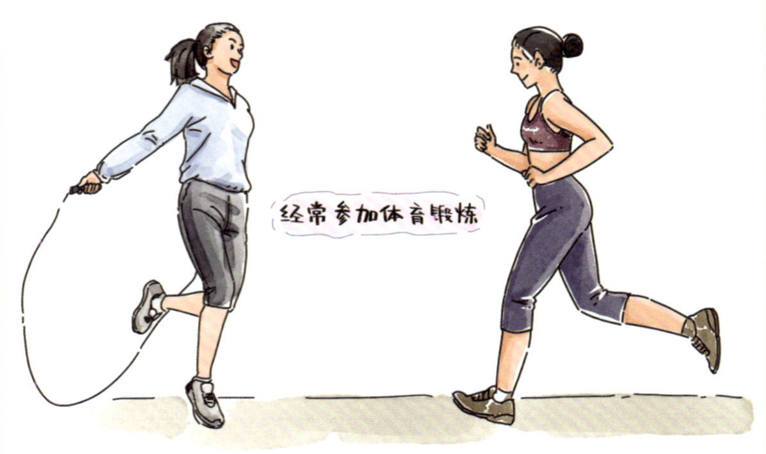

2023年8月·星期二

8

农历六月廿二

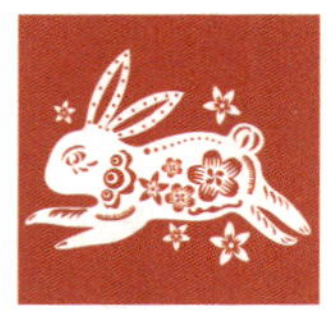

农历癸卯年 兔年

立秋

全民健身日

中等强度身体活动

中等强度身体活动是指加快心率、呼吸的活动，如快走、跳舞、做园艺、做家务、一般的建筑工匠工作（如铺瓦、刷油漆等）。通常情况下个体的最大心率为“220减年龄”，一般认为当心率达到最大心率的60%~70%时，身体活动就达到了中等强度。常用快走作为中等强度身体活动的代表，下限为中速（4千米/小时）步行。

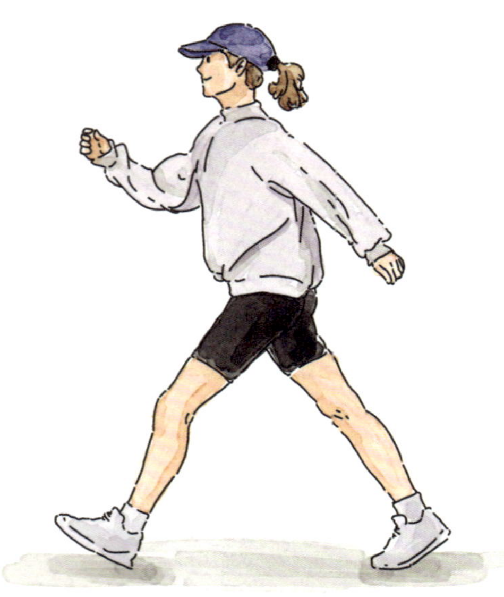

2023年8月·星期三

9

农历六月廿三

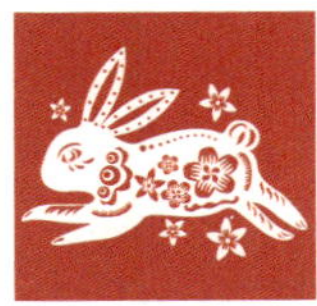

农历癸卯年 兔年

高强度身体活动

高强度身体活动是指呼吸急促和心率显著加快的活动，如跑步、打球、比赛等运动，以及搬家、挖掘等重体力劳动。高强度体力活动并不适合所有人，要注意量力而行，避免运动损伤。

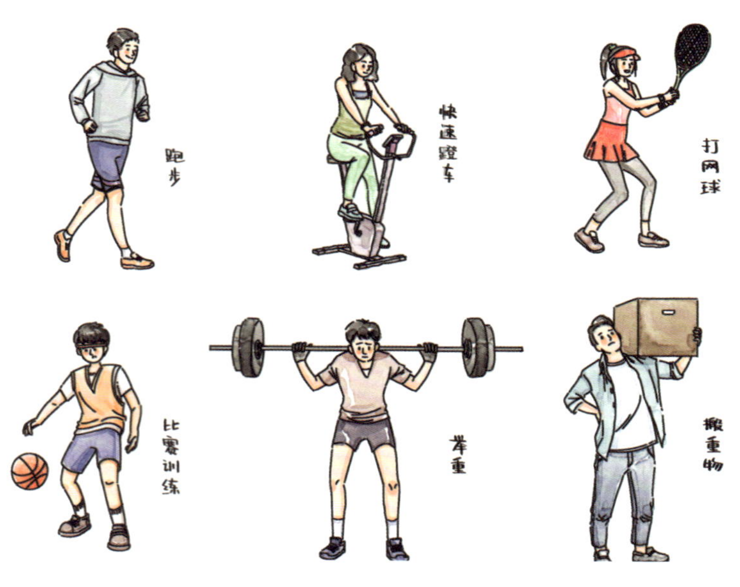

2023年8月·星期四

10

农历六月廿四

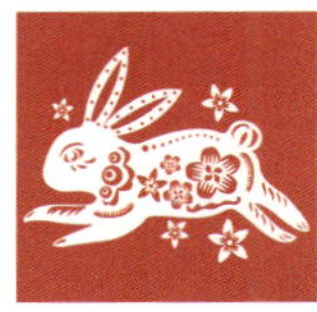

农历癸卯年 兔年

畜肉类

畜肉类包括猪、牛、羊等家畜的肌肉和内脏。畜肉的肌色较深，呈暗红色，故有“红肉”之称。蛋白质含量一般为 10 % ~ 20 %；脂肪含量较高，平均为 15 %；碳水化合物含量较低；维生素主要以 B 族维生素和维生素 A 为主，内脏中的含量比肌肉多。

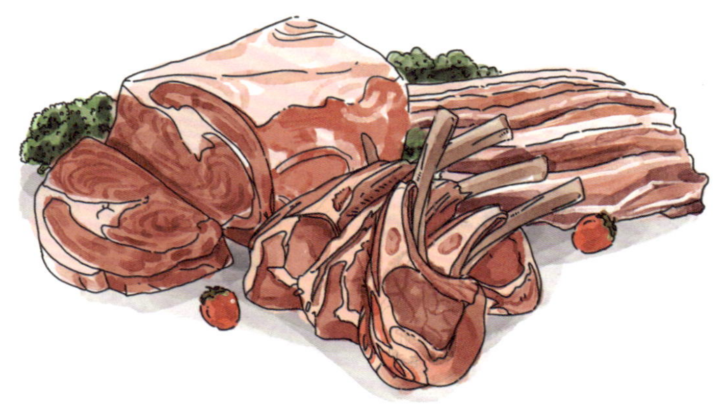

2023年8月·星期五

11

农历六月廿五

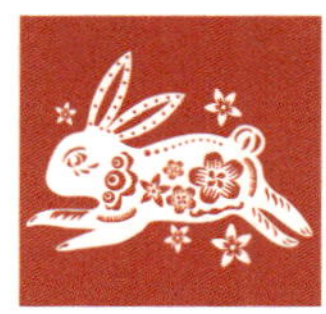

农历癸卯年 兔年

畜肉与健康

猪、牛、羊肉是人们最常吃的畜肉，其蛋白质含量丰富，氨基酸组成适合人体需要，一般利用率较高。但畜肉类脂肪含量较多，且含有较多的饱和脂肪酸和胆固醇，摄入过多可增加肥胖和心血管疾病等的发生风险，建议多选用瘦肉。建议 18 ~ 64 岁成年居民每周摄入 280 ~ 525 克的畜肉。

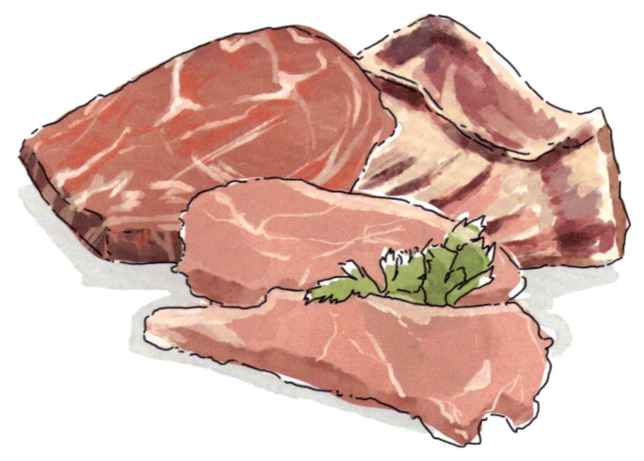

成年居民每周摄入 280~525 克的畜肉

2023年8月·星期六

12

农历六月廿六

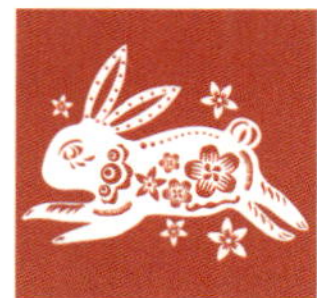

农历癸卯年 兔年

牛肉

牛肉是最受欢迎的肉类之一，相对于猪肉来说，牛肉脂肪含量低；相对于羊肉来说，牛肉没有过多的膻味，更易烹饪；同时牛肉中的蛋白质极为丰富，有利于生长发育。每 100 克牛肉含能量 160 千卡，蛋白质 20.0 克，脂肪 8.7 克。

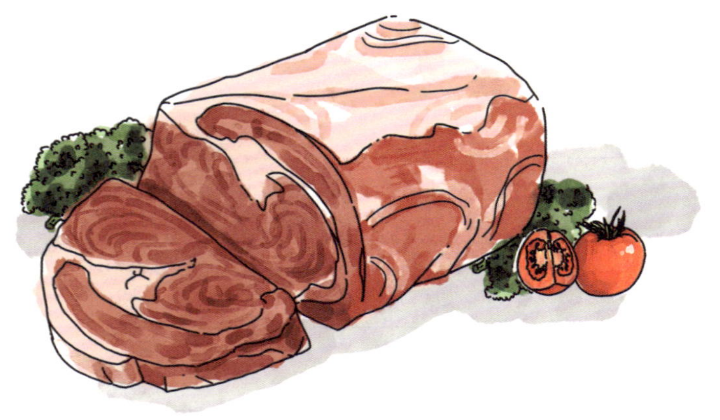

2023年8月·星期日

13

农历六月廿七

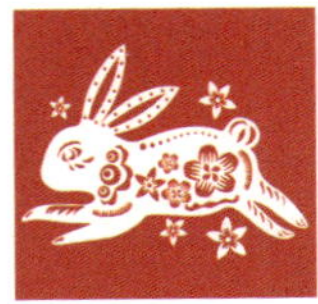

农历癸卯年 兔年

羊肉

羊肉具有独特的膻味，主要是因为脂肪中含有石炭酸的成分，去掉脂肪之后，羊肉便不会再有膻味。羊肉属于能量肉食，有发热、牙痛、口舌生疮等上火症状的人不宜食用。每 100 克羊肉含能量 139 千卡，蛋白质 18.4 克，脂肪 6.5 克。

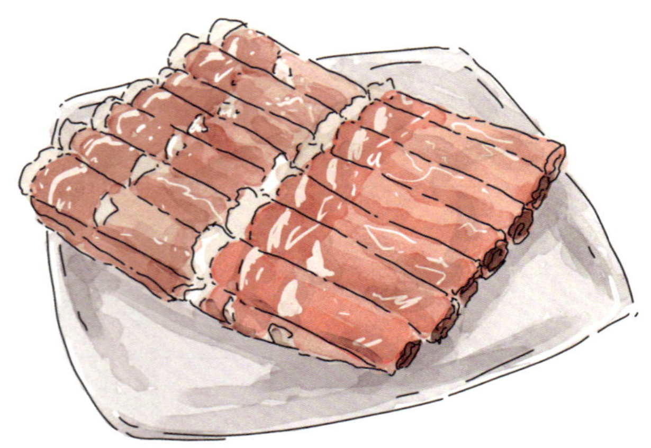

2023年8月·星期一

14

农历六月廿八

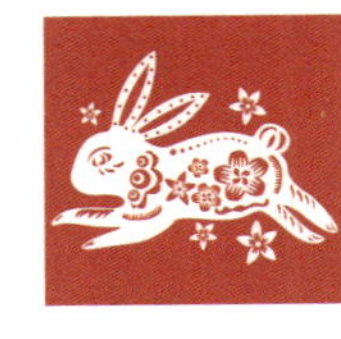

农历癸卯年 兔年

猪肉

猪肉是日常餐桌上重要的动物性食物之一，其纤维较为细软，结缔组织较少，肌肉组织中含有较多的肌间脂肪。猪肉可分为里脊肉、后腿肉、前腿肉、排骨、五花肉等。每 100 克猪肉含能量 331 千卡，蛋白质 15.1 克，脂肪 30.1 克。

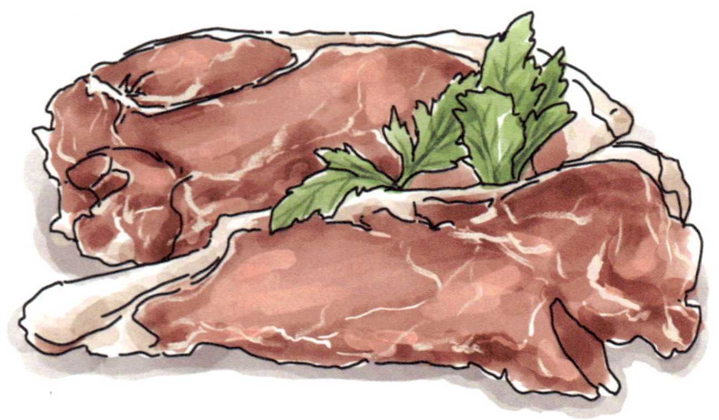

2023年8月·星期二

15

农历六月廿九

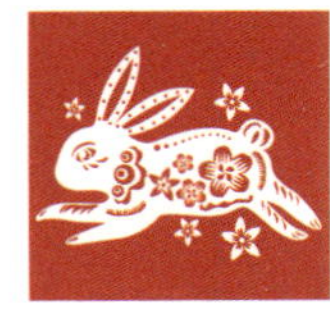

农历癸卯年 兔年

兔肉

兔肉属于高蛋白质、低脂肪、低胆固醇的肉类。兔肉蛋白质含量比一般肉类要高一些，达到了 70%，且脂肪和胆固醇含量低于其他肉类，故有“荤中之素”的称号。每 100 克兔肉含能量 102 千卡，蛋白质 19.7 克，脂肪 2.2 克。

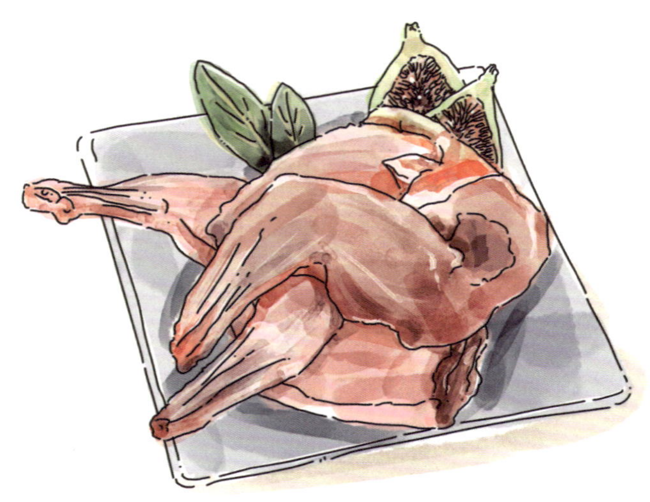

2023年8月·星期三

16

农历七月初一

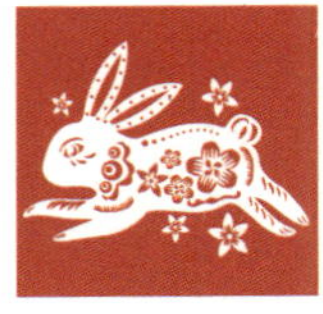

农历癸卯年 兔年

动物内脏

常见的动物内脏食物有肝、肾、肺和肠等，这些内脏食物中含有丰富的脂溶性维生素、B 族维生素、铁、硒和锌等。其中，猪肝 16 克，可满足成人 1 日维生素 A 的需要；72 克，可满足维生素 B_2 的需要；33 克，可满足铁的需要。猪肾 45 克，可满足成人 1 日硒的需要。但是，多数内脏产品胆固醇含量偏高，建议每月可食用动物内脏食物 2 ~ 3 次，且每次不宜过多。

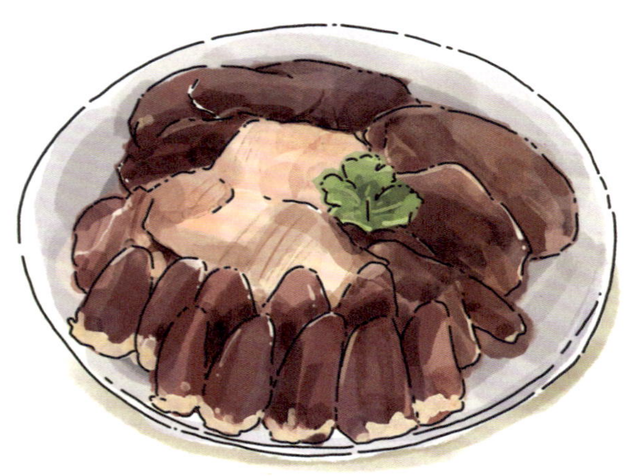

2023年8月·星期四

17

农历七月初二

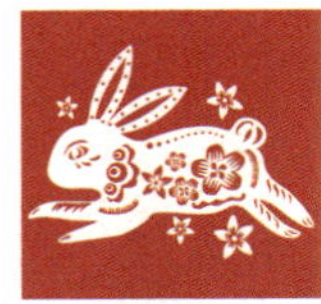

农历癸卯年 兔年

不吃野生动物食品

野生动物食品安全、卫生难以保障，可能带有未知疾病，甚至传染给人类。不要因口腹之欲，置自己、家人甚至全人类生命安全于不顾。不吃野生动物食品，从我做起。

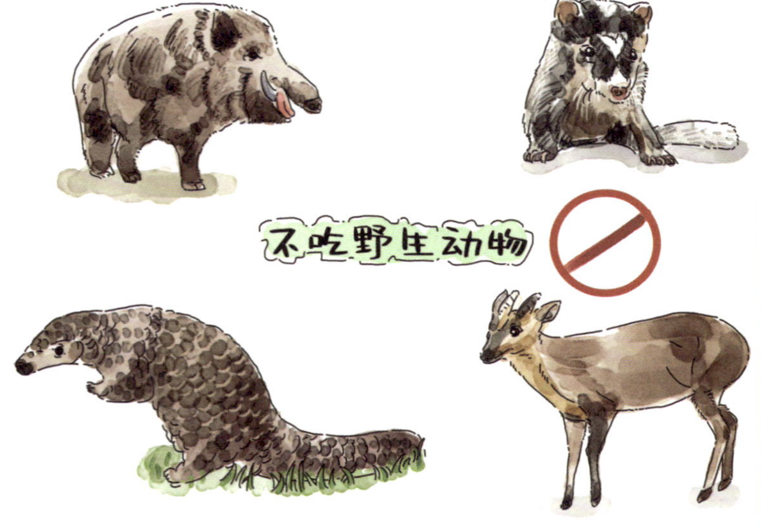

2023年8月·星期五

18

农历七月初三

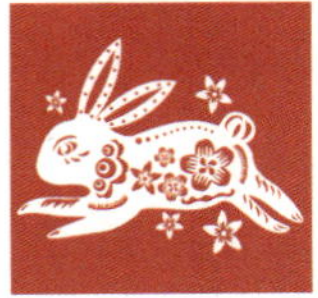

农历癸卯年 兔年

畜禽肉烹调

一般而言，市场上常见的畜禽肉有鲜肉、冷却（鲜）肉、冷冻肉，其中冷却肉较常见。鼓励多采用蒸、煮、炖等健康烹饪方式。肉类在烤或油炸时，由于温度较高，会破坏营养成分。如果操作不当，如连续长时间高温油炸、油脂反复使用、明火烧烤等，容易产生一些致癌化合物污染食物，进而影响人体健康。可采用水滑方式代替油滑，高温烹制前也可上浆挂糊，既可增加口感，又可减少营养素丢失。

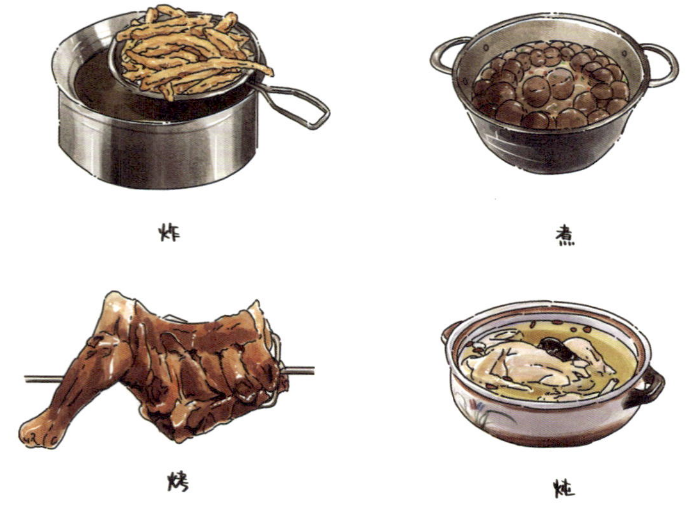

2023年8月·星期六

19

农历七月初四

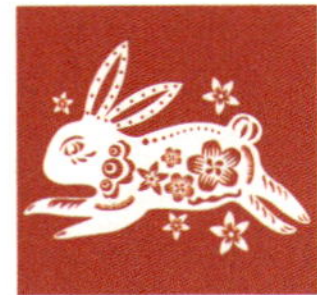

农历癸卯年 兔年

既要喝汤，更要吃肉

我国南方地区居民炖鸡，有喝汤弃肉的习惯，这种吃法既不能使食物中的营养素得到充分利用，也造成了食物资源的极大浪费。实际上，肉质部分的营养价值比鸡汤要高得多。喝汤时建议撇去浮油，减少脂肪摄入。

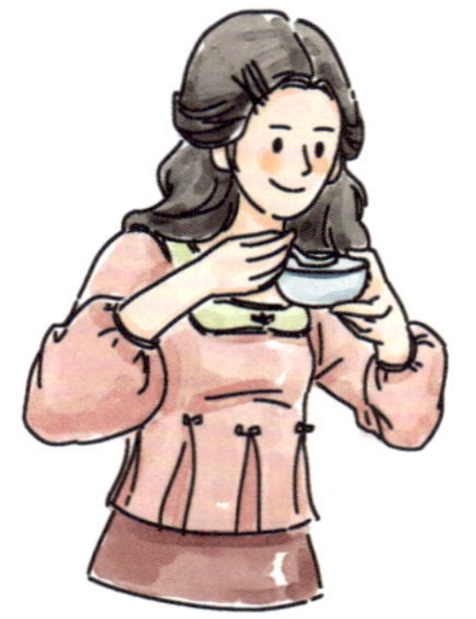

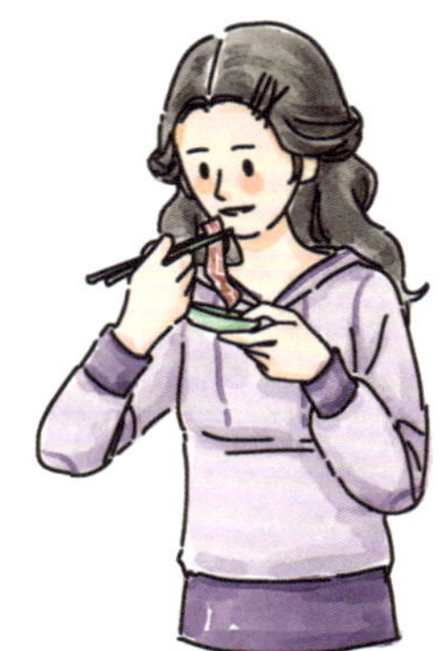

既要喝汤，更要吃肉

2023年8月·星期日

20

农历七月初五

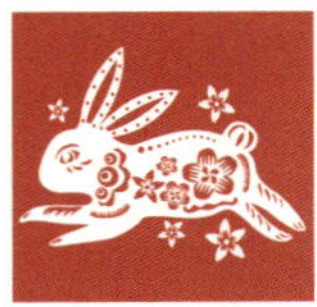

农历癸卯年 兔年

控制总量，分散食用

成人每周水产品和畜禽肉摄入总量不超过 1.1 千克，鸡蛋不超过 7 个。最好做到每餐有肉，每天有蛋，荤素搭配，种类替换，营养互补，将食物的营养价值最大限度发挥出来。

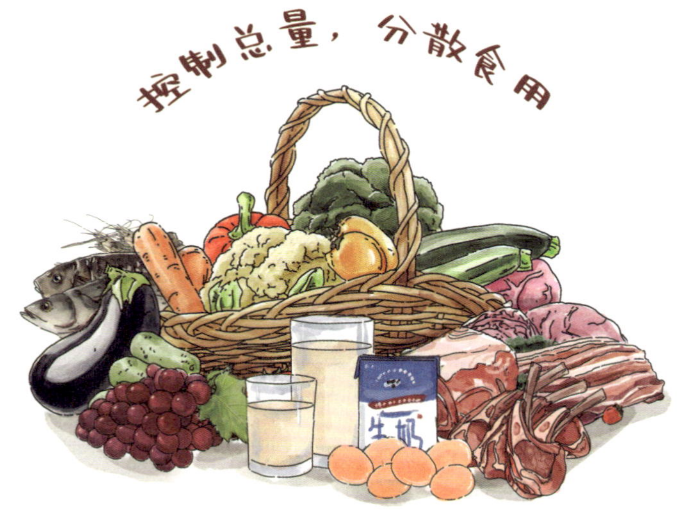

2023年8月·星期一

21

农历七月初六

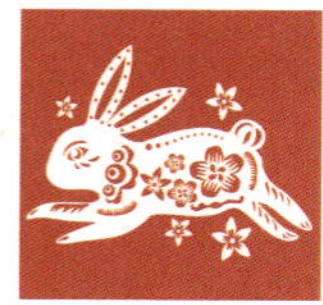

农历癸卯年 兔年

在外就餐，减少肉类摄入

在外就餐时，人们会不自觉地增加动物性食物的摄入量。在点餐时，要做到荤素搭配，清淡为主，尽量用鱼和豆制品代替畜肉、禽肉，少吃油炸、腌渍、烧烤等不健康食物。此外，点餐时也可以提示厨师少放油、盐、糖。

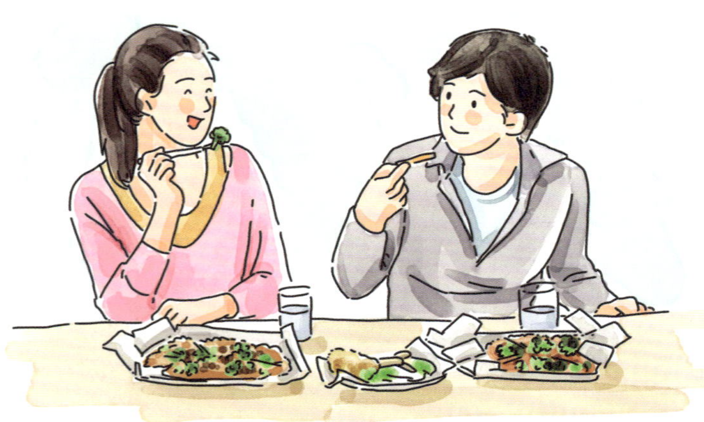

在外就餐，减少肉类摄入

2023年8月·星期二

22

农历七月初七

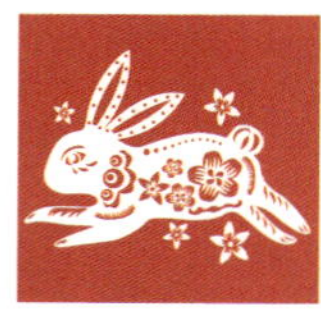

农历癸卯年 兔年

七夕节

少吃熏、腌和深加工肉制品

加工肉制品是指经过腌渍、烟熏、发酵、风干或其他用于增强口味、延长保存时间的肉类制品，如火腿、培根、香肠、熏肉等。为了防腐与口味的需要，此类肉制品往往含盐量很高，过多摄入会增加高血压发生风险；另外，腌制过程中亚硝基化合物含量升高，且熏制过程容易受多环芳烃、甲醛等有害物污染，这些物质摄入过多也会增加食道癌、胃癌等疾病的发生风险。因此，建议不吃或少吃加工肉制品。

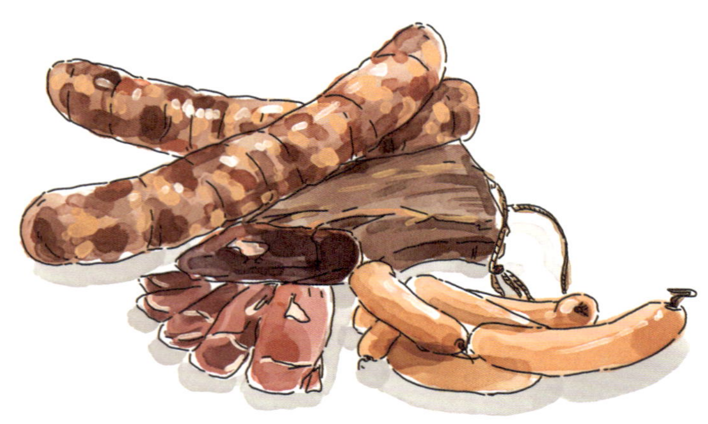

2023年8月·星期三

23

农历七月初八

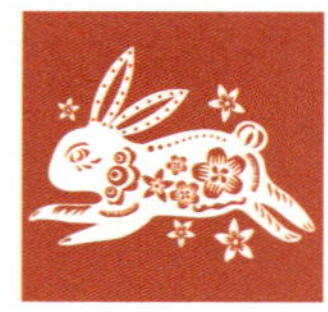

农历癸卯年 兔年

处暑

动物性食物换着吃

动物性食物包括鱼虾贝等水产品、畜禽肉、蛋、奶类，以及一些动物内脏类食物。尽可能换着吃猪、羊、牛等畜肉，鸡、鸭等禽肉，鱼虾类以及蛋类食物。在选择动物性食物时，应考虑与蔬菜一同搭配，如鸡蛋可与西红柿一起炒，炖肉时可加入豆角、冬瓜、山药等食材。

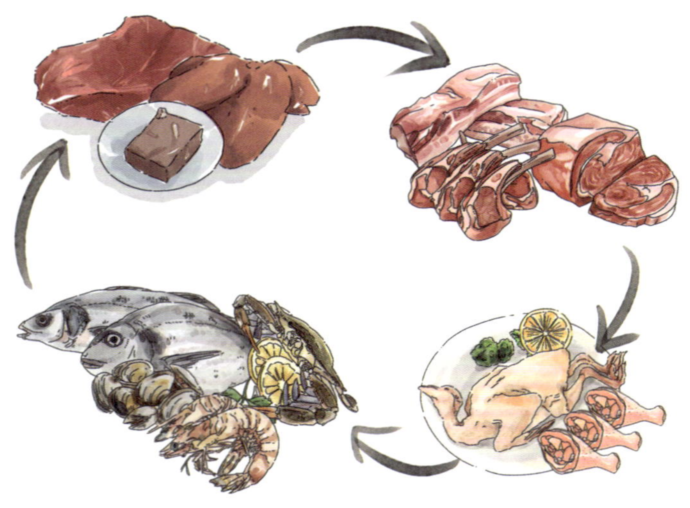

2023年8月·星期四

24

农历七月初九

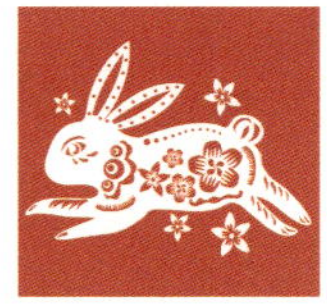

农历癸卯年 兔年

生熟食物要分开

在食物清洗、切配、储藏的整个过程中，生熟都应分开。处理生食要用专用器具。家中的菜刀、砧板、容器均应生熟分开，包括洗菜的盆和洗肉的盆也应分开，避免可能的交叉污染。在冰箱存放生熟食品，应分格摆放；直接可食用的熟肉、火腿肠、即食的凉菜等应严格与生食物分开，并每样独立包装。清洗生肉时避免流水直接冲洗导致可能存在的致病菌飞溅，可使用洗肉盆，加水浸泡清洗。在烹饪过程中，应常洗手。

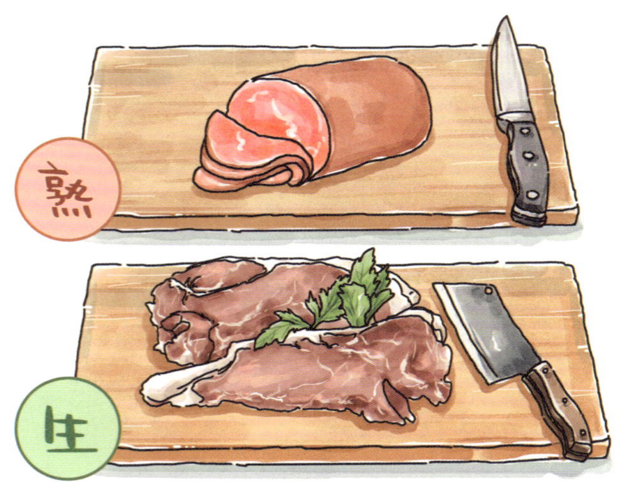

2023年8月·星期五

25

农历七月初十

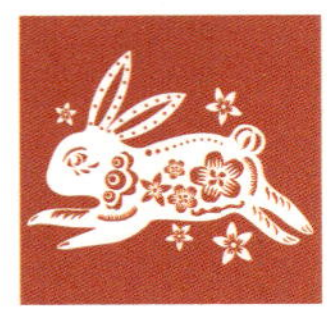

农历癸卯年 兔年

科学认识胆固醇

血脂是血中所含脂质的总称，其中包括胆固醇。人体内的胆固醇主要有两个来源：一是内源性的，二是外源性的。经膳食摄入的胆固醇仅占体内合成胆固醇的 1/7 ~ 1/3。高胆固醇血症最主要的危害是易引起冠心病、脑卒中及其他动脉粥样硬化性疾病。对患慢性病、血脂偏高或有家族史的高危人群，需注意控制膳食中外源性胆固醇的摄入，增加运动量，减少内源性胆固醇。

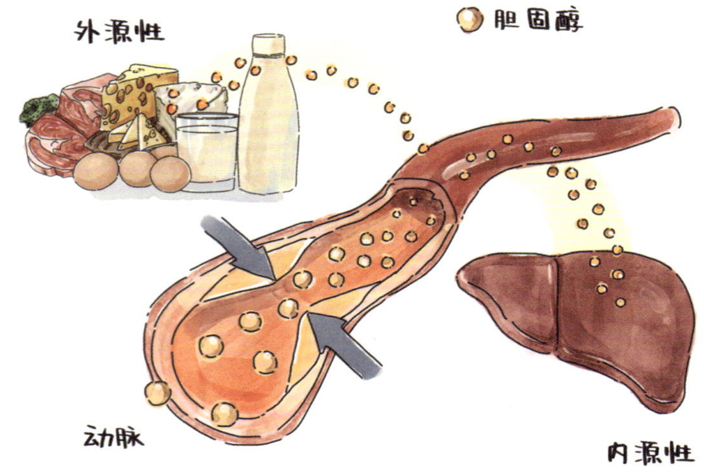

2023年8月·星期六

26

农历七月十一

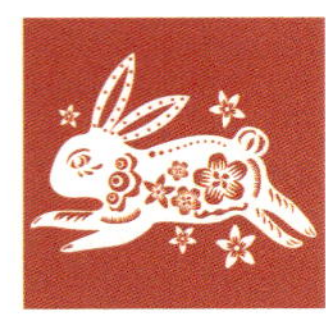

农历癸卯年 兔年

血红素铁

血红素铁是一种生物态铁，主要来自动物性食物，能够直接被人体肠黏膜吸收，生物利用率高，其吸收率受膳食因素影响较小。红肉、肝脏、血液中富含血红素铁，适量摄入有助于预防和改善缺铁性贫血。但也要注意红肉的脂肪含量高，饱和脂肪酸比较多，过多摄入也容易造成肥胖、血脂升高，引发心脑血管疾病。一般来说，每人每天食用 50 克红肉，就可以补充一天所需铁质。

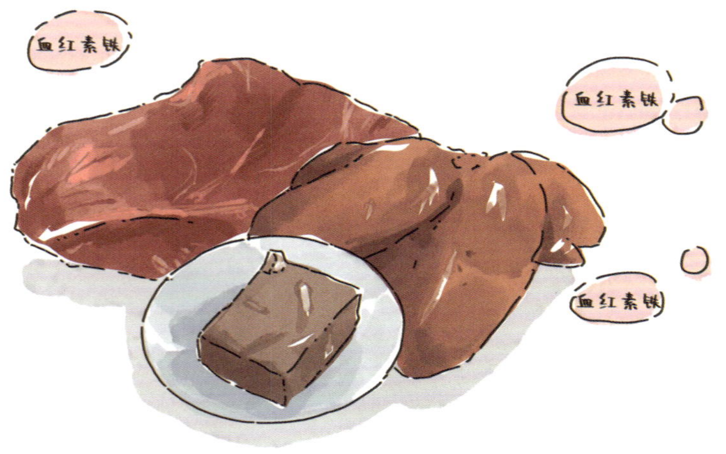

每人每天食用50克红肉，可以补充一天所需铁质

2023年8月·星期日

27

农历七月十二

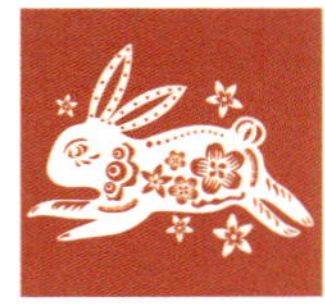

农历癸卯年 兔年

植物肉

植物肉是人造肉的一种，以大豆、豌豆、小麦等作物中提取的植物蛋白为原料，采用化学方法分离出其中的蛋白质并进行处理，加入水、脂类、维生素等营养物质，加工成具备动物肉制品质感和香味的食物。但与动物肉相比，缺少 B 族维生素、多不饱和脂肪酸、铁、锌等营养素，因此，植物肉不能完全替代动物肉。

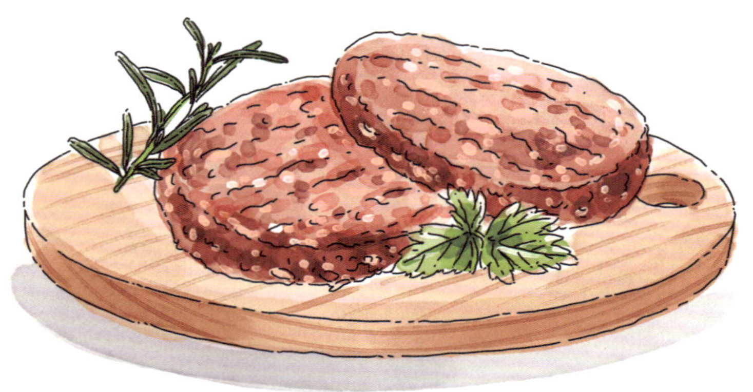

2023年8月·星期一

28

农历七月十三

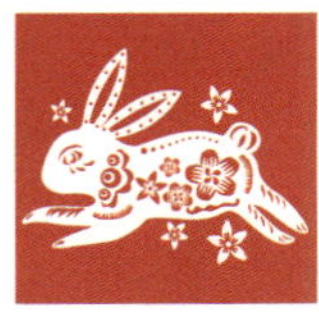

农历癸卯年 兔年

B族维生素

B族维生素包括维生素 B_1、维生素 B_2、维生素 B_6、维生素 B_{12}、烟酸、泛酸、叶酸等，广泛存在于动物肝脏、米糠、麸皮、蔬菜中，具有促进机体能量转换，参与机体代谢等重要作用。

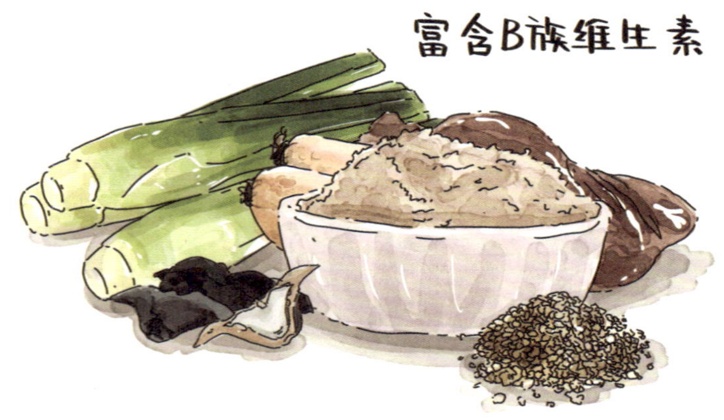

2023年8月·星期二

29

农历七月十四

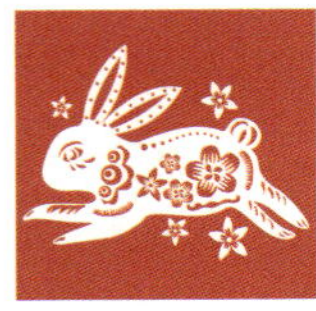

农历癸卯年 兔年

蛋白质虽好但不能过量

蛋白质是健身人士的最爱，但并非摄入越多越好。如动物性蛋白质的过量摄入，会造成含硫氨基酸摄入过多，易导致骨质疏松症发生；同时常伴随高胆固醇和脂肪，增加了患慢性代谢性疾病风险。另外，蛋白质摄入过多会加重肾脏负担，也可能导致心脏病、结肠癌、乳腺癌等疾病的发生。

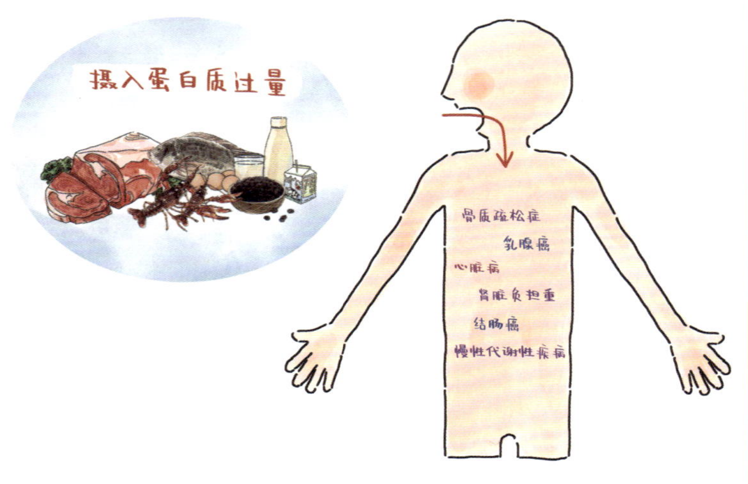

2023年8月·星期三

30

农历七月十五

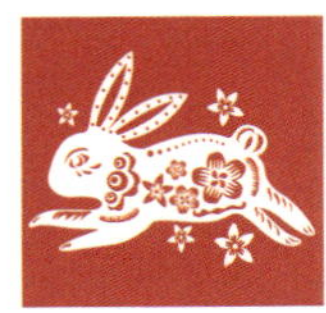

农历癸卯年 兔年

中元节

高嘌呤食物

高尿酸及痛风患者应限制高嘌呤食物的摄入量，高嘌呤食物主要包括：

①肉类：动物内脏、浓肉汁、畜肉肉馅等。

②水产类：贝壳类、虾类、河蟹、深海鱼类等。

③豆类及菌藻类：黄豆、绿豆、紫菜、榛蘑等。

④各种含酒精的饮料，尤其是啤酒和蒸馏酒。

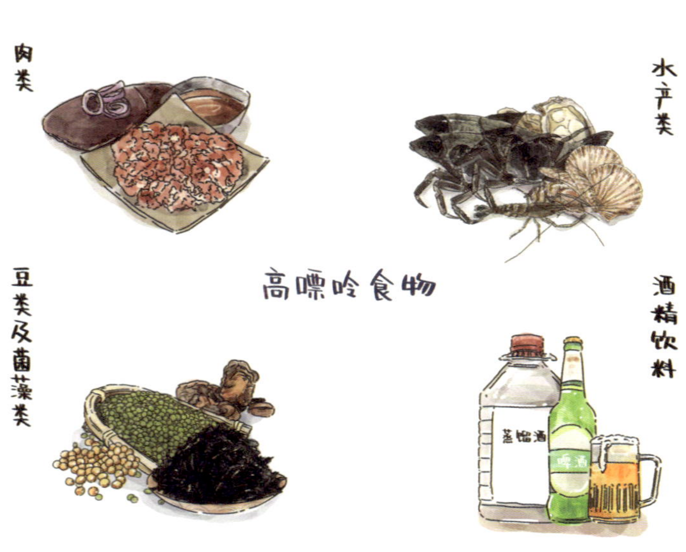

2023年8月·星期四

31

农历七月十六

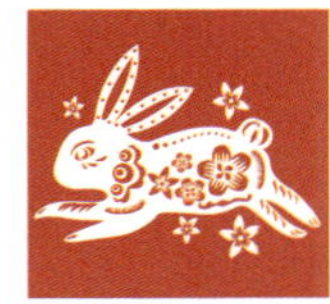

农历癸卯年 兔年

中国居民膳食指南（2022）

食物多样，合理搭配；吃动平衡，健康体重；多吃蔬果、奶类、全谷、大豆；适量吃鱼、禽、蛋、瘦肉；少盐少油，控糖限酒；规律进餐，足量饮水；会烹会选，会看标签；公筷分餐，杜绝浪费。

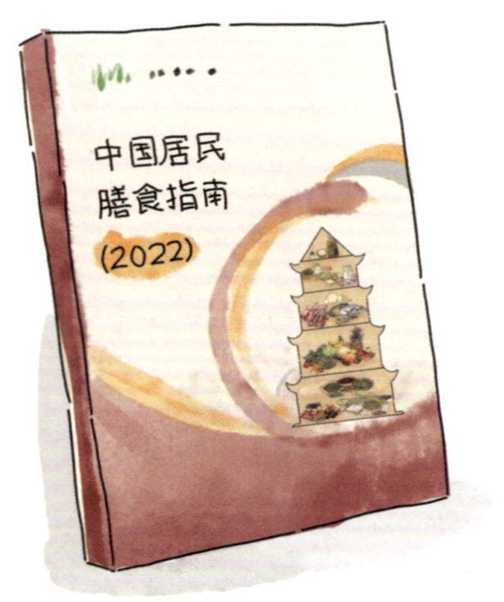

2023年9月·星期五

1

农历七月十七

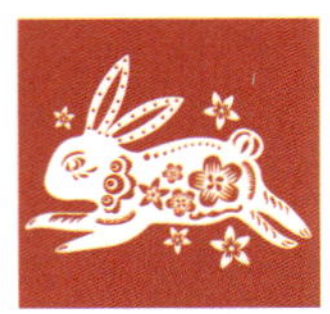

农历癸卯年 兔年

全民健康生活方式日

菌藻类

菌菇含有丰富的营养成分和有益于人体健康的植物化学物，如蛋白质、膳食纤维、维生素、矿物质以及菌类多糖等，这些成分大大提升了菌菇的食用价值。藻类的碳水化合物中海藻多糖和膳食纤维约各占50%，同时藻类也含有十分丰富的矿物质。

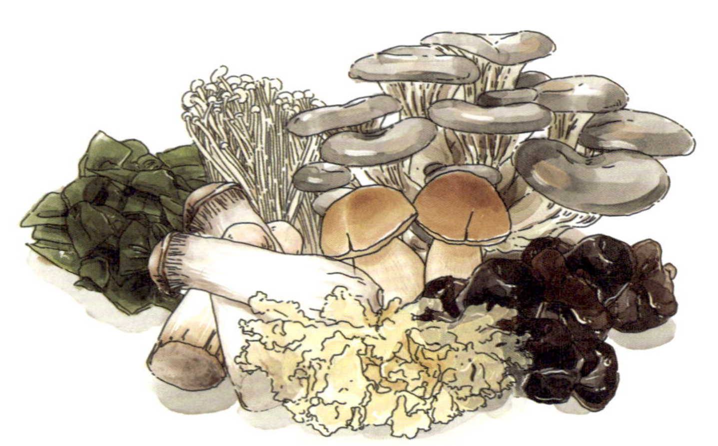

2023年9月·星期六

2

农历七月十八

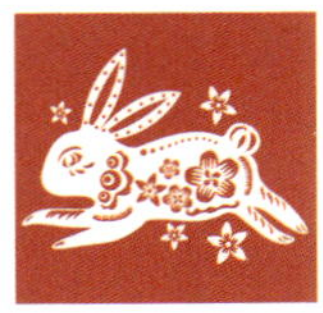

农历癸卯年 兔年

银耳

银耳又称白木耳、雪耳，一般呈菊花状或鸡冠状，通体洁白，半透明，富有弹性，口感柔软有嚼劲，常用于炖汤。品质新鲜的银耳无酸、臭和异味。干银耳正常为金黄色，呈白色通常是被硫磺漂白过，只有新鲜或者泡发后的银耳是白色的。银耳煮完后当天食用最好。

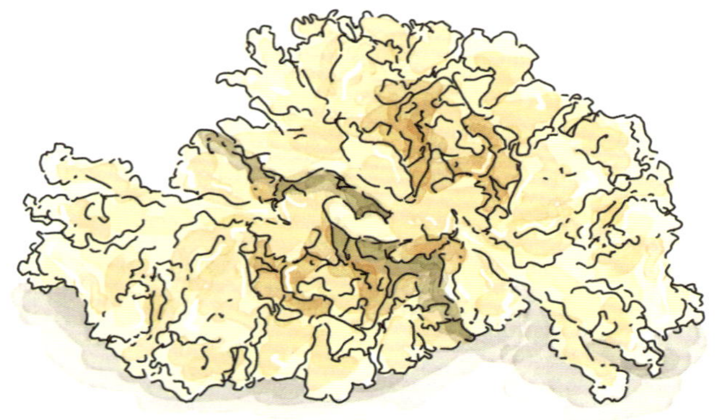

2023年9月·星期日

3

农历七月十九

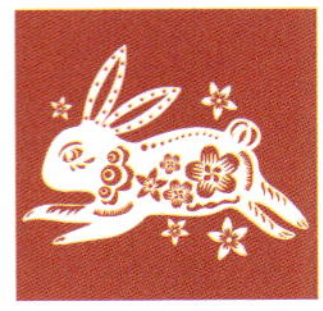

农历癸卯年 兔年

杏鲍菇

杏鲍菇的营养十分丰富，植物蛋白含量高达25%，含18种氨基酸和多糖。同时，它还含有大量的寡糖，与胃肠中的双歧杆菌一起作用，具有促进消化和吸收的功能。

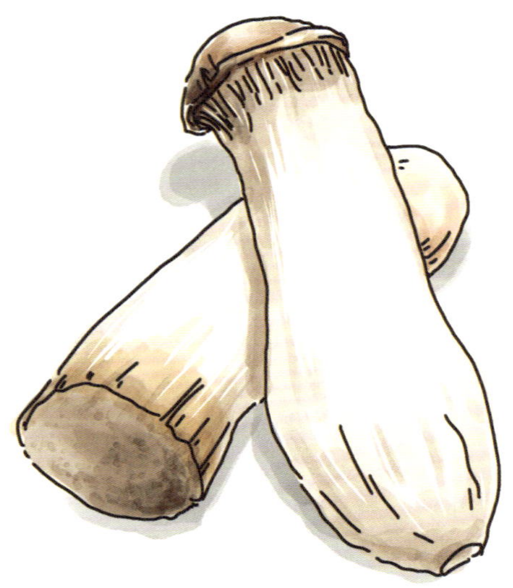

2023年9月·星期一

4

农历七月二十

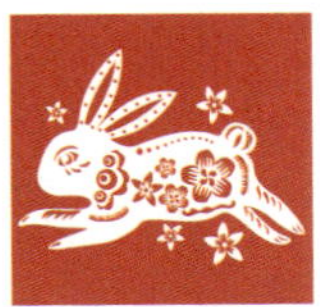

农历癸卯年 兔年

金针菇

金针菇别名冬菇，含有蛋白质、脂肪、粗纤维、多种维生素等有益成分。金针菇含锌量也较高。此外，其所含的维生素 D，有促进钙、磷消化吸收，并使之沉积于骨骼和牙齿，对促进儿童骨骼、牙齿的生长发育，预防佝偻病能起到积极作用。

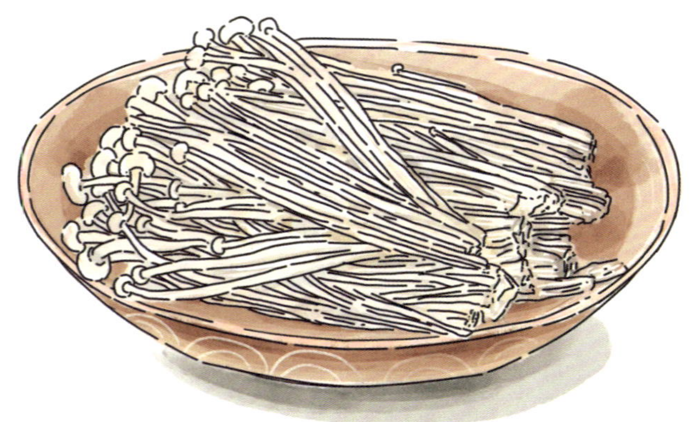

2023年9月·星期二

5

农历七月廿一

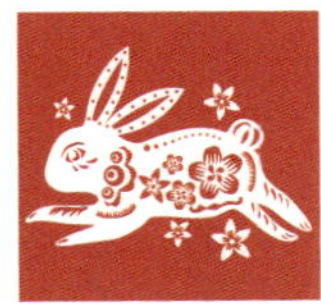

农历癸卯年 兔年

草菇

草菇含有丰富的蛋白质。味甘，性寒。子实体可直接烹饪后食用，也可晒干或烘干制作成干菇食用，还可制作成罐头。

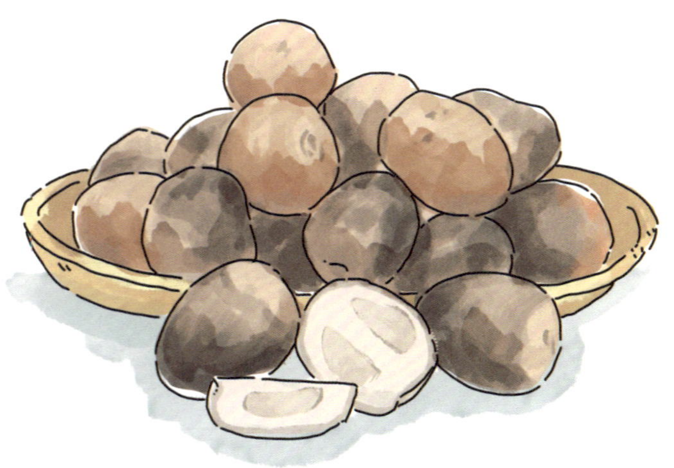

2023年9月·星期三

6

农历七月廿二

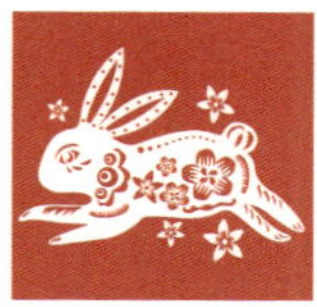

农历癸卯年 兔年

平菇

平菇又名侧耳、糙皮侧耳、蚝菇、黑牡丹菇。每 100 克干品含蛋白质 20 ~ 23 克，矿物质含量十分丰富，氨基酸种类齐全。食用菌（如平菇）之所以味道鲜美，就是因为含有能刺激人的味觉器官产生鲜味感觉的多种氨基酸，比味精更鲜且健康。

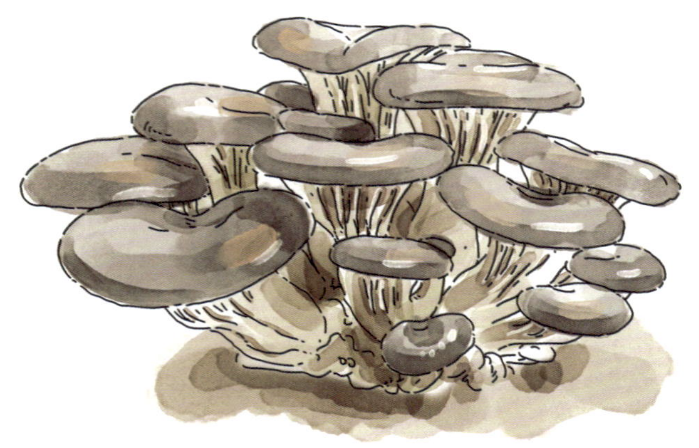

2023年9月·星期四

7

农历七月廿三

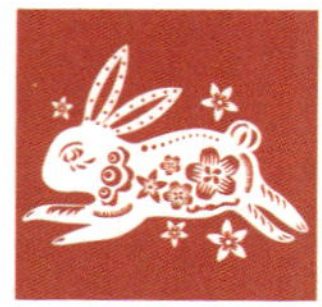

农历癸卯年 兔年

食三白

白露时节，气温下降，气候逐渐干燥。部分地区有“食三白”的习俗，如豆腐、萝卜、百合、龙眼、莲藕、莲子、山药等滋补降燥的白色食物。这个季节各类蘑菇也开始大量上市，营养丰富的蘑菇也是秋季补益佳品。

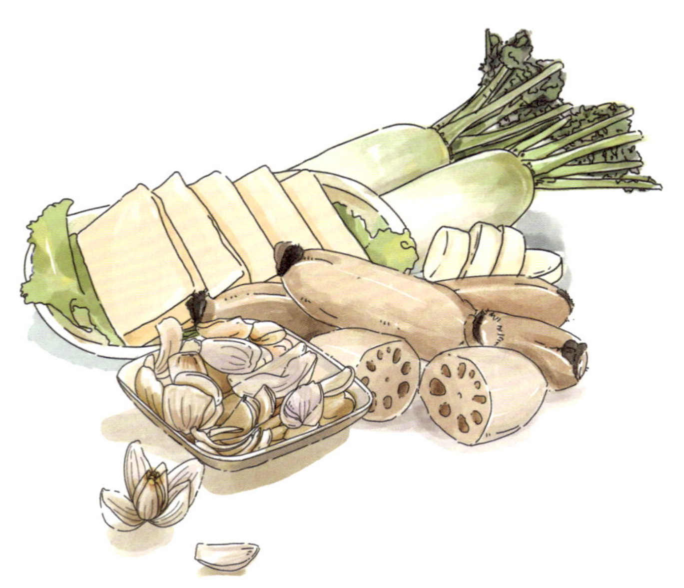

2023年9月·星期五

8

农历七月廿四

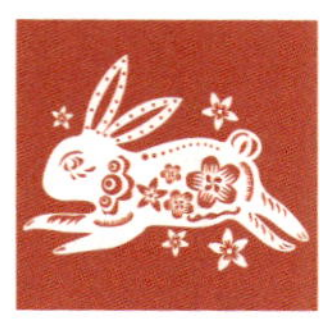

农历癸卯年 兔年

白露

毒蕈中毒

不要轻易品尝不认识的蘑菇，食用野生菌一定要炒熟、煮透。食用后如出现恶心、呕吐、腹痛、头晕、幻觉等症状，要立即停止食用可疑食品，并予以保存，以备检验；立即到附近的医院洗胃，进行救治，同时不要乱服药物，以免延误病情；如离医院较远，应及时大量饮用温开水或淡盐水，然后刺激喉咙反复催吐，再及时送到医院进行救治。

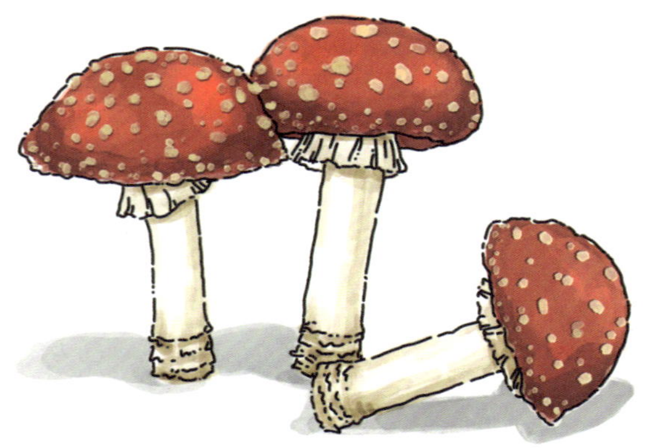

2023年9月·星期六

9

农历七月廿五

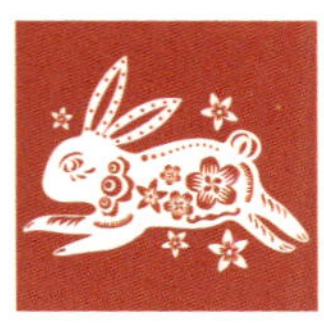

农历癸卯年 兔年

世界急救日

香菇

香菇又名香蕈、北菇、厚菇、薄菇、花菇。香菇能量低，蛋白质、维生素含量高。含有一般蔬菜所缺乏的麦甾醇，麦甾醇可转变为维生素 D，能促进钙的吸收。鲜香菇脱水即成干香菇，便于运输保存，烹饪时一定要洗净、蒸透、煮烂。

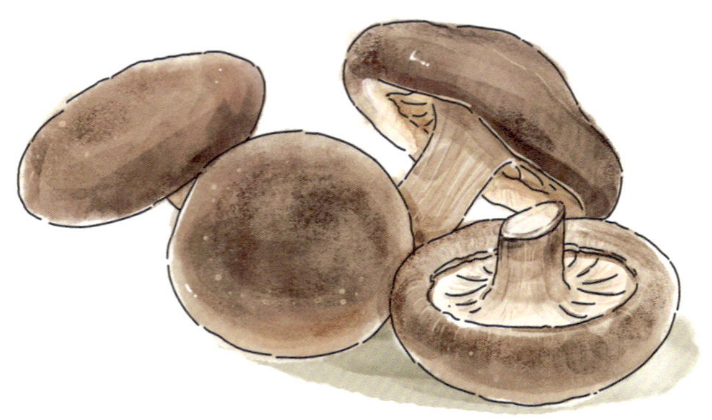

2023年9月·星期日

10

农历七月廿六

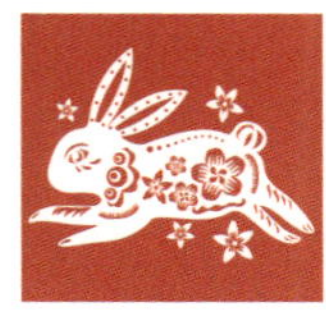

农历癸卯年 兔年

教师节

茶树菇

茶树菇又称柱状田头菇，是一种食药用菌，菌盖细嫩、柄脆、味纯香、鲜美可口，因野生于油茶树的枯干上而得名。其营养丰富，蛋白质含量高，含有多种人体必需氨基酸，并且含有丰富的 B 族维生素和钾、钠、钙、镁、铁、锌等矿物质。

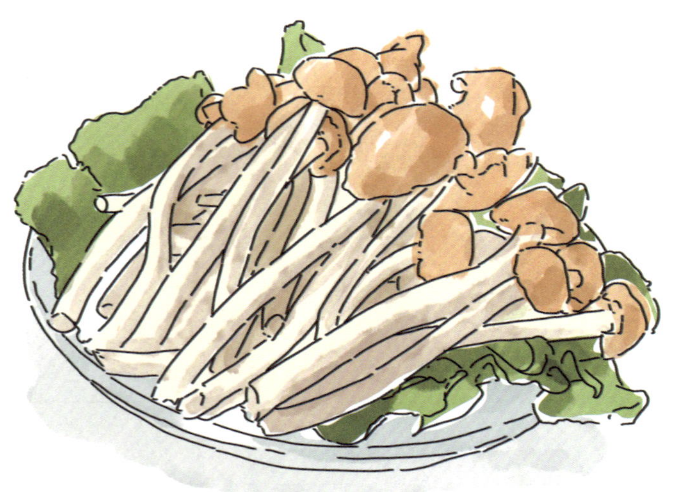

2023年9月·星期一

11

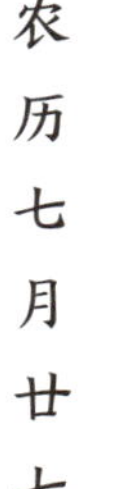

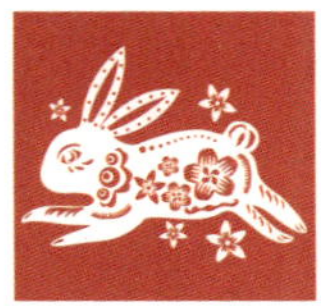

农历癸卯年 兔年

叶酸

孕前3个月开始补充叶酸可增加受孕成功率，降低子代神经管畸形的风险。富含叶酸的食物有动物肝脏、蛋类、豆类、酵母、绿叶蔬菜、水果及坚果类。但天然食物中存在的叶酸经烹调加工或遇热后易分解，生物利用率较低。叶酸补充剂是合成的氧化型单谷氨酸叶酸，稳定性好，生物利用率高。孕前每天补充400微克叶酸，持续3个月，可使红细胞叶酸浓度达到有效预防子代神经管畸形发生的水平；孕期继续每天补充叶酸400微克，可满足机体的需要。

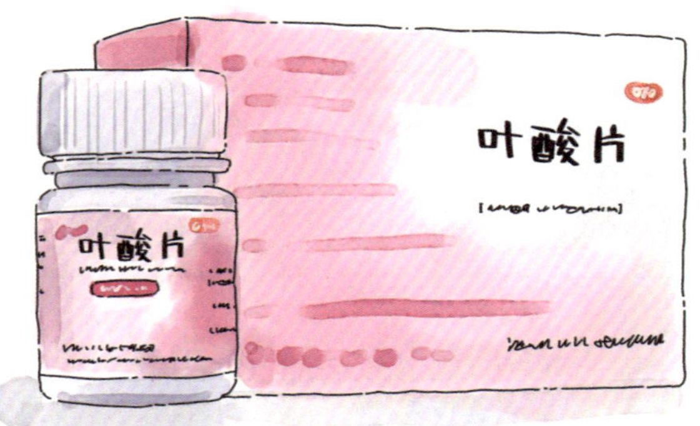

2023年9月·星期二

12

农历七月廿八

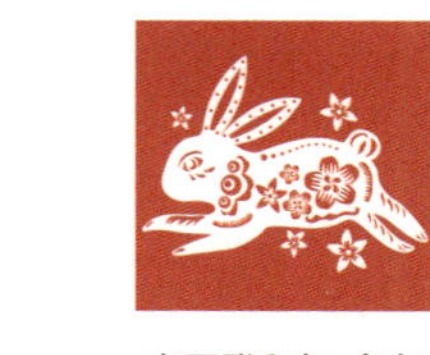

农历癸卯年 兔年

中国预防出生缺陷日

黑木耳

黑木耳味道鲜美，营养丰富。干木耳比鲜木耳更安全。因为鲜木耳中含有卟啉，是一种光感物质，经太阳的照射，会引发日光性皮炎，导致皮肤暴露部分出现红肿、痒痛的症状。干木耳在暴晒过程中大部分卟啉会被分解，再次泡发时剩余部分溶于水，使得水发的干木耳无毒。需要注意的是，浸泡时要勤换水，同时避免长时间浸泡导致米酵菌酸等有毒物质产生。

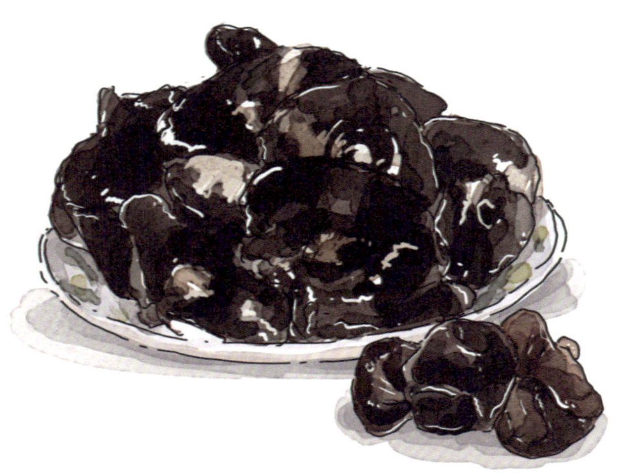

2023年9月·星期三

13

农历七月廿九

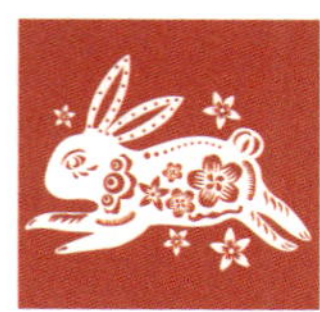

农历癸卯年 兔年

牛肝菌

牛肝菌是牛肝菌科和松塔牛肝菌科等真菌的统称，主要有白、黄、黑牛肝菌。不是所有的牛肝菌都能食用。牛肝菌中毒占我国云南省每年野生菌中毒事件的一半以上。牛肝菌一定要炒熟、煮透，不吃不认识的菌类，最好不要吃杂菌，吃菌时最好不饮酒。一旦发生中毒症状请立即就近就医。

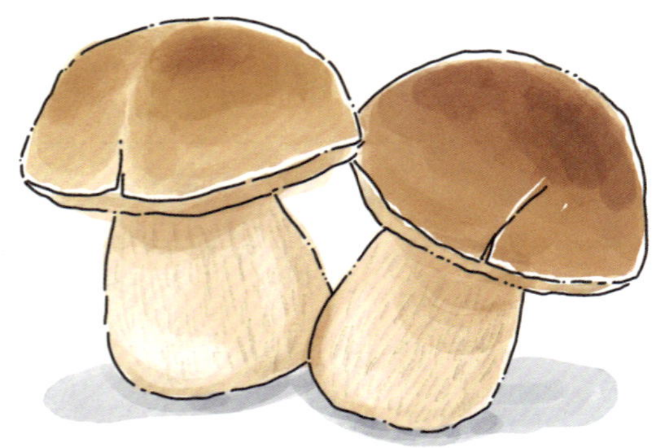

2023年9月·星期四

14

农历七月三十

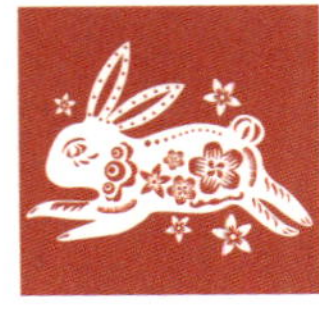

农历癸卯年 兔年

豆腐

豆腐含有人体必需的多种微量元素，还含有丰富的优质蛋白。豆腐的消化吸收率在 95% 以上，但一次食用过多会阻碍人体对铁的吸收，并且容易出现腹胀、腹泻等症状。

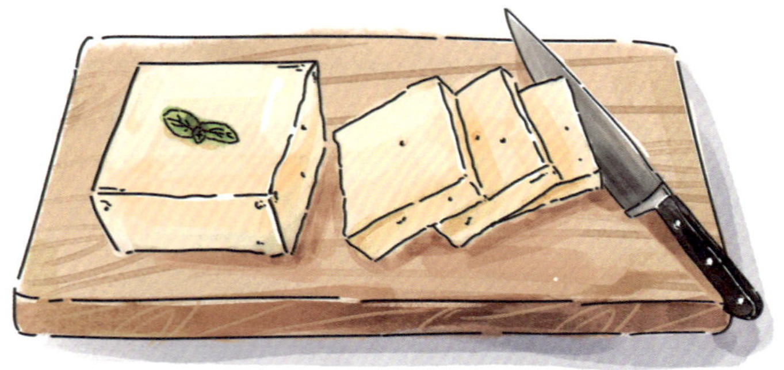

2023年9月·星期五

15

农历八月初一

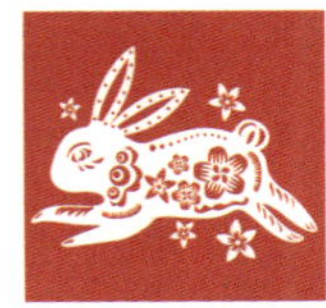

农历癸卯年 兔年

豆腐文化节

泡发干制的菌藻类

干制菌藻类泡发时一般不能用热水，用热水泡发虽然会缩短泡发时间，但会造成一定营养物质的流失，如用热水泡发干香菇，易使香菇中的挥发性物质损失，也会使香气大大减少；用热水泡发木耳不但会使黑木耳中的多糖物质部分溶解，导致口感黏糯，失去脆感，还会使黑木耳的吸水率降低，影响泡发效果。

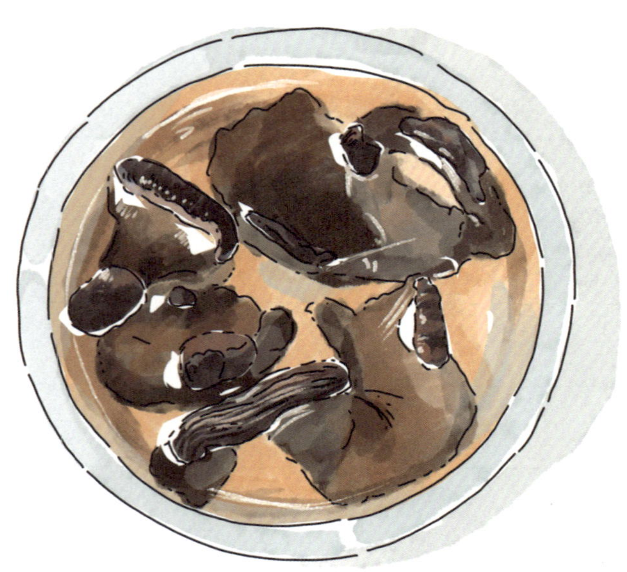

2023年9月·星期六

16

农历八月初二

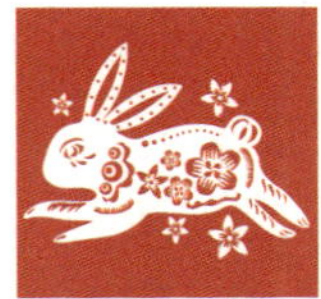

农历癸卯年 兔年

MIND饮食推荐食物

MIND 饮食是以地中海饮食和 DASH 饮食为基础衍生出来的，旨在预防痴呆症和大脑功能丧失，是一种专注于大脑健康的饮食模式。主要推荐了几种有益大脑健康的食物，包括浆果（草莓、葡萄、蓝莓、覆盆子、桑葚、石榴、猕猴桃等）、绿叶蔬菜、其他蔬菜、坚果、豆类、全谷物、鱼类等。

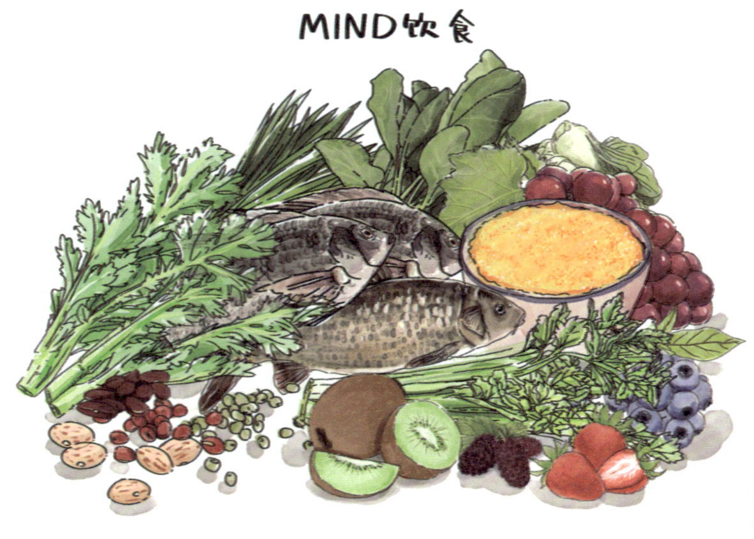

2023年9月·星期日

17

农历八月初三

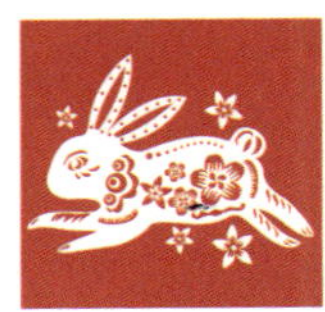

农历癸卯年 兔年

中华老年痴呆防治日

竹荪

常见并可供食用的竹荪有4种：长裙竹荪、短裙竹荪、棘托竹荪和红托竹荪。竹荪含有丰富的多种氨基酸、维生素、无机盐等。黄裙竹荪，也叫杂色竹荪，菌裙的颜色为橘黄色或柠檬黄色，这种黄裙竹荪有毒，不可食用。竹荪存放时注意不要日光直射，应放在低温干燥的地方，开封后尽快食用。新近的竹荪颜色微微泛黄，陈年的竹荪黄色更深。

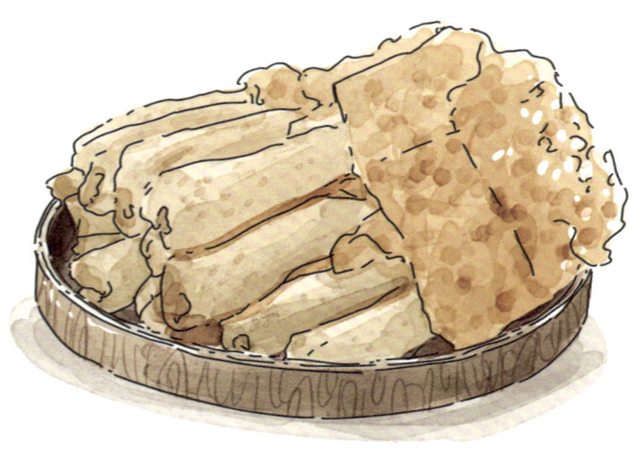

2023年9月·星期一

18

农历八月初四

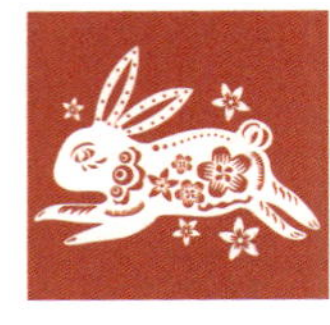

农历癸卯年 兔年

猴头菇

猴头菇又称猴头菌、猴菇、猴蘑，是中国传统珍贵食材，肉嫩、味香、鲜美可口。新鲜时呈白色；干制后呈褐色或金黄色。其质量以形体完整、茸毛齐全、体大、色泽金黄色者为好。干猴头菇适宜用水泡发，泡发时先将猴头菇洗净，然后放在冷水中浸泡一会儿，再加沸水入笼蒸制或入锅焖煮。

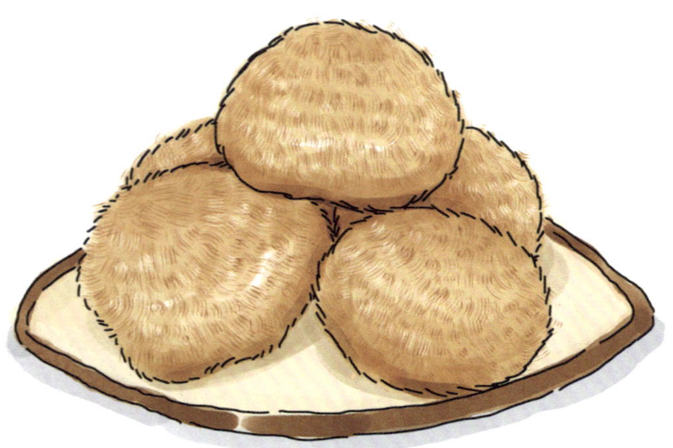

2023年9月·星期二

19

农历八月初五

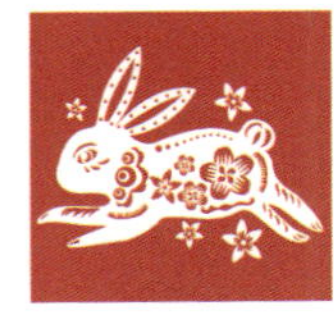

农历癸卯年 兔年

不喝或少喝含糖饮料

含糖饮料指饮料制作过程中人工添加单糖（葡萄糖、果糖）或双糖（蔗糖、乳糖或麦芽糖）的饮料。饮用含糖饮料后口腔里的细菌可以使糖和食物残渣发酵，参与形成牙菌斑，增加龋齿风险。过多摄入含糖饮料也会增加超重肥胖、2 型糖尿病等的发病风险。建议应不喝或少喝含糖饮料，不用饮料代替白水。

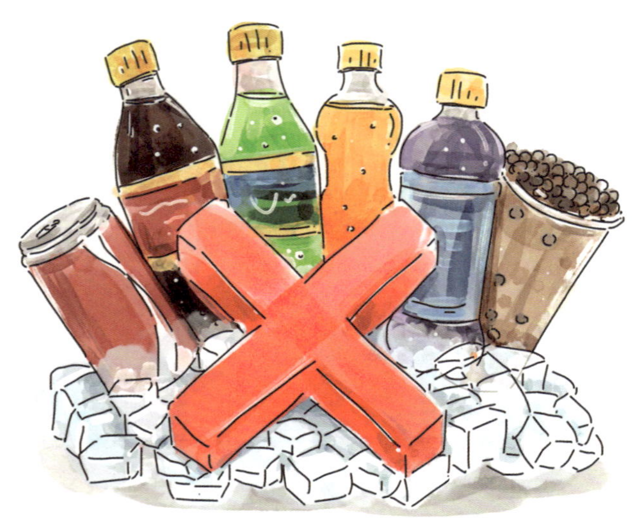

2023年9月·星期三

20

农历八月初六

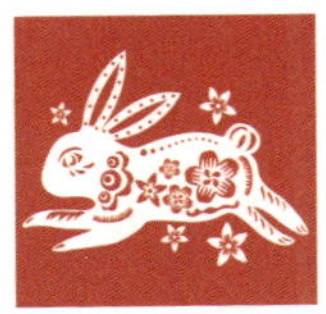

农历癸卯年 兔年

全国爱牙日

MIND饮食限制食物

为推迟神经元退化，MIND 饮食提出需要避免或限制的食物：红肉及制品 ≤ 4 份 / 周（包括猪、牛、羊肉及其制品，如香肠、培根等）；甜点 ≤ 5 份 / 周；全脂奶酪 ≤ 1 份 / 周；黄油或人造黄油 ≤ 1 汤匙 / 周（15 毫升）；油炸食品 ≤ 1 份 / 周。可参考的食物分量如下：1 份红肉 90 ~ 100 克生重，或 65 克熟重；全脂奶酪 1 份约 28 克；黄油或人造黄油 1 汤匙为 15 毫升。

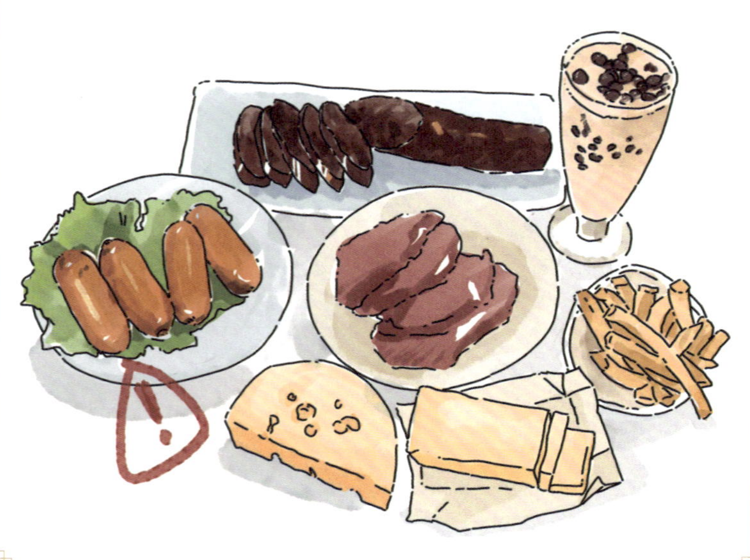

2023年9月·星期四

21

农历八月初七

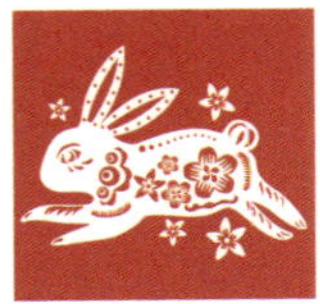

农历癸卯年 兔年

世界阿尔茨海默病日

菌类多糖

菌类多糖常见于香菇、灵芝、羊肚菌、黑木耳和银耳等食用菌中，是菌类的主要活性成分，具有免疫调节、抗炎、抗氧化、抗肿瘤以及改善肠道菌群的作用。常见的有香菇多糖、灵芝多糖、蛹虫草多糖、羊肚菌多糖等。

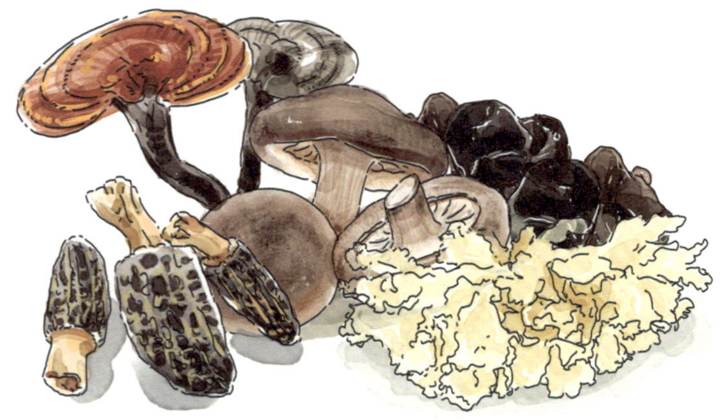

2023年9月·星期五

22

农历八月初八

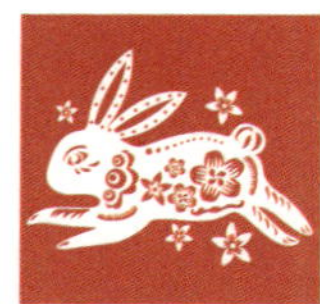

农历癸卯年 兔年

螃蟹

螃蟹的种类很多，在我国就有 600 种左右，螃蟹可分为淡水蟹和海水蟹两大类。淡水蟹最有名的属“大闸蟹”，俗称“河蟹”“毛蟹”“清水蟹”，一般在 9 ~ 10 月成熟。市场上常见的梭子蟹、花蟹等都是海水蟹，由于海蟹分布广泛，各地海蟹的成熟季节不同，一般 3 ~ 5 月和 9 ~ 10 月为生产旺季。秋分正是蟹开始成熟的季节，很多地区有吃螃蟹的习俗。

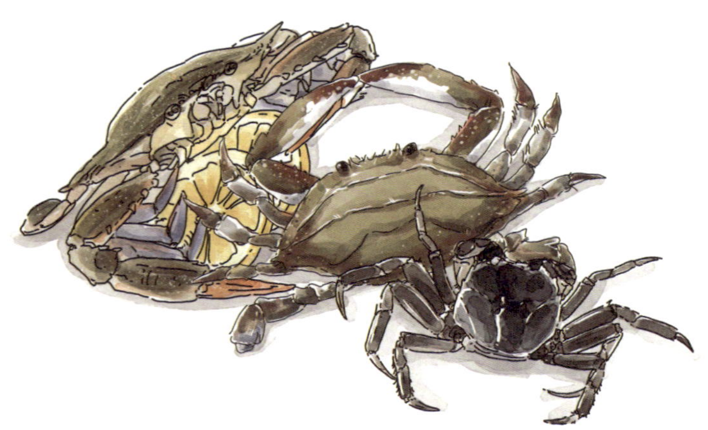

2023年9月·星期六

23

农历八月初九

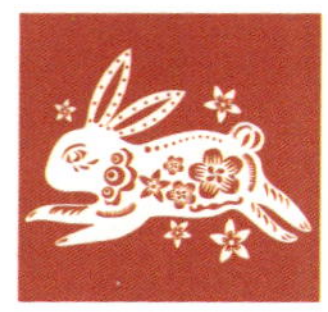

农历癸卯年 兔年

秋分

紫菜

与其他藻类相比，紫菜富含谷氨酸、丙氨酸、甘氨酸等多种呈味物质，具有独特的鲜美味道，是餐桌上的天然增鲜剂。质量好的紫菜具有紫黑色光泽，用火烤酥后呈青绿色，有浓烈的清香和鲜美的滋味。烤熟后的紫菜质地脆嫩，入口即化，经过调味处理后，便是海苔，可卷上其他原料做成紫菜卷，搭配米饭做海苔包饭、寿司等。

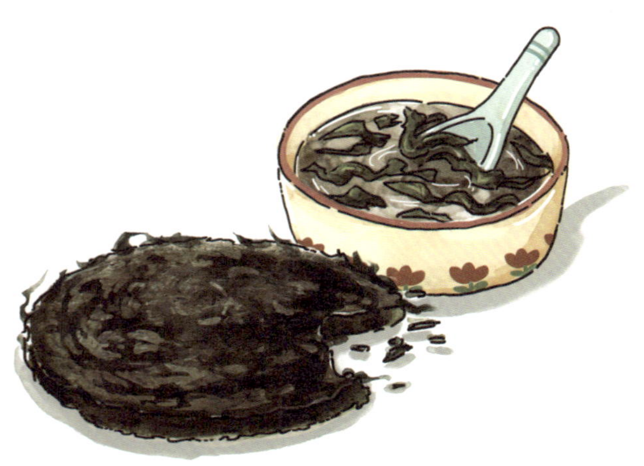

2023年9月·星期日

24

农历八月初十

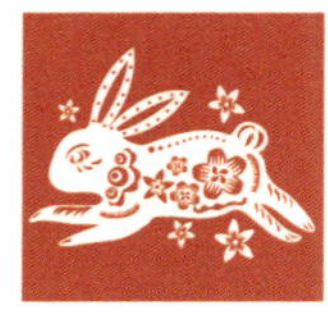

农历癸卯年 兔年

海带

海带又名昆布、江白菜，含有丰富的碘。海带风味独特，烹调方法多样，如凉拌、荤炒、煲汤等。干海带呈均匀绿色、不枯黄，叶片以肥厚、较长、较宽为佳，表面附有白色粉末，光洁、无黏液、无孢子，具有海带固有的香味，无异味。海带经加工捆绑后，以无杂质、整洁干净、无霉变、不粘手为合格品。

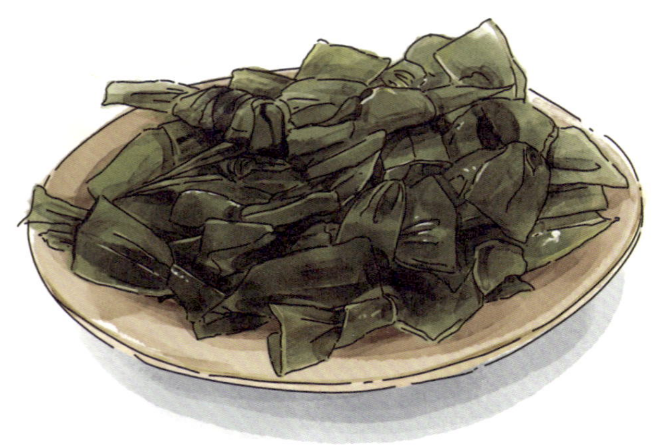

2023年9月·星期一

25

农历八月十一

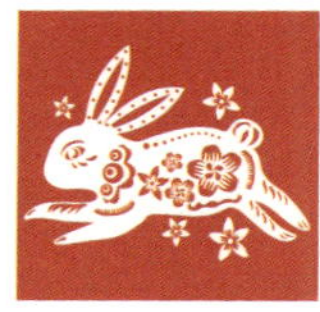

农历癸卯年 兔年

裙带菜

裙带菜属于褐藻，和海带是近亲。在大连和山东沿海，也称为“海菜”“海木耳”或“海芥菜”。不管是日常饮食还是宴会，乃至接待贵宾，裙带菜都备受推崇。裙带菜的口感比海带更有嚼劲，可凉拌、涮火锅、煲汤以及做馅。裙带菜含钙量是牛奶的 10 倍，含锌量是牛肉的 3 倍，含铁量是菠菜的 5 倍。

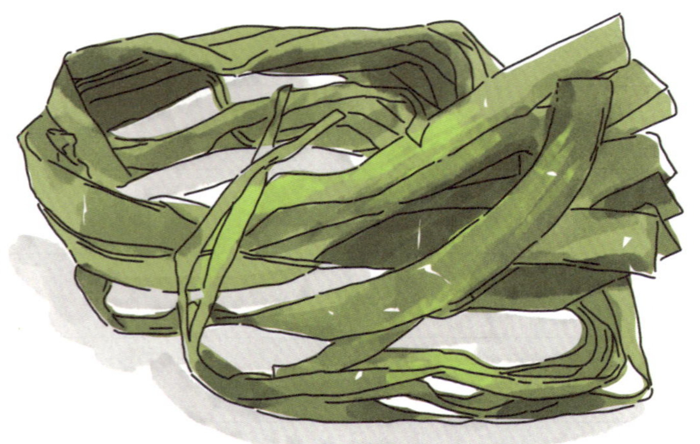

2023 年 9 月 · 星期二

26

农历八月十二

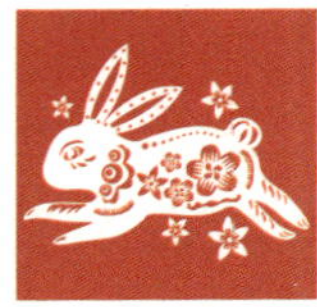

农历癸卯年 兔年

羊栖菜

羊栖菜是一种海生的藻类。它是一种低能量、高蛋白、低脂肪、高纤维的天然海洋食品。栖息的海洋水生环境令羊栖菜微量元素和维生素的含量较为突出。其中钙和碘含量较高，每 100 克干品分别含钙 2.1 克，含碘 0.258 克；另外，还含有钾、钠、锰、镁、铁、锌、铜、硒等物质。此外，羊栖菜中的脂溶性和水溶性维生素含量都较丰富。

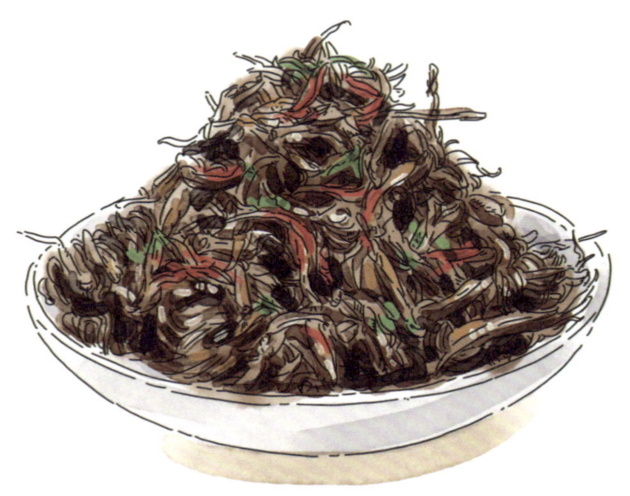

2023年9月·星期三

27

农历八月十三

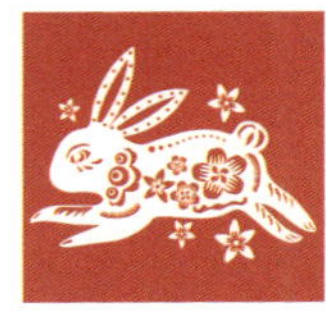

农历癸卯年 兔年

石花菜

石花菜又名海冻菜，是红藻的一种。其中含有大量的膳食纤维，能量低，饱腹感强，能在肠道中吸收水分，具有润肠通便的作用；含有多种藻蛋白，维生素，不饱和脂肪酸，钾、铁、碘、磷等矿物质。石花菜口感爽脆，可直接做凉菜，在温水中泡 30 ~ 45 分钟后，加入调味料拌匀即可食用，也可制作成凉粉。

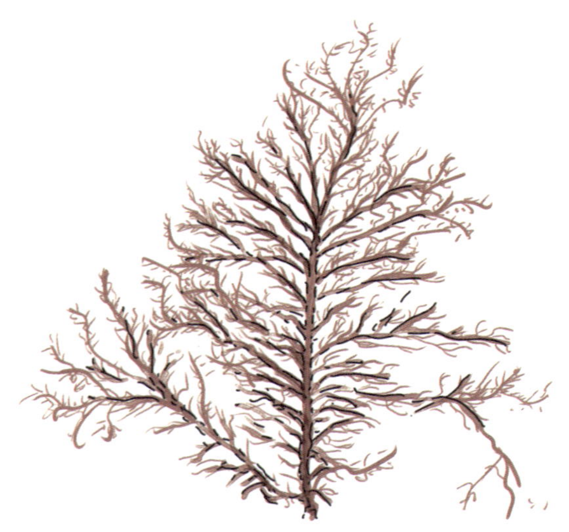

2023年9月·星期四

28

农历八月十四

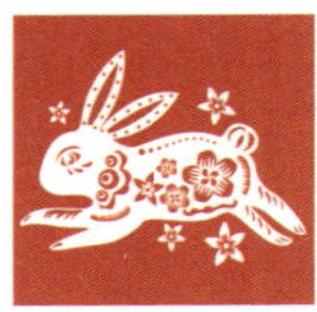

农历癸卯年 兔年

中秋节话月饼

月饼又称月团、丰收饼、团圆饼等，是我国传统美食之一。月饼馅多采用植物性原料种子，如核桃仁、杏仁、芝麻仁、瓜子、山楂、莲蓉、红小豆、枣泥等。月饼油多、糖多，属于高能量食品，不易消化，糖尿病患者、肥胖者不宜多吃。

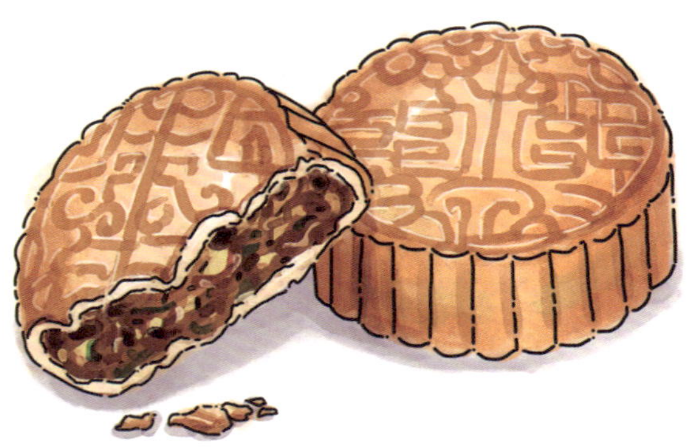

2023年9月·星期五

29

农历八月十五

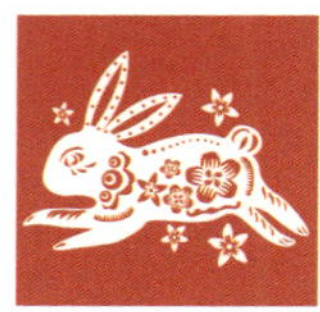

农历癸卯年 兔年

中秋节

碘

碘是人体必需微量元素之一，在体内主要参与甲状腺素的合成。成年人缺碘可能引起甲状腺肿，孕妇严重缺碘可影响胎儿神经、肌肉的发育及引起胚胎期和围产期死亡率上升，胎儿与婴幼儿缺碘可引起生长发育迟缓、智力低下，严重者发生呆小症。一般来说，海产品中碘含量较高。海藻中碘含量高，如海带为 0.2% ~ 0.5%，裙带菜为 0.02% ~ 0.1%。

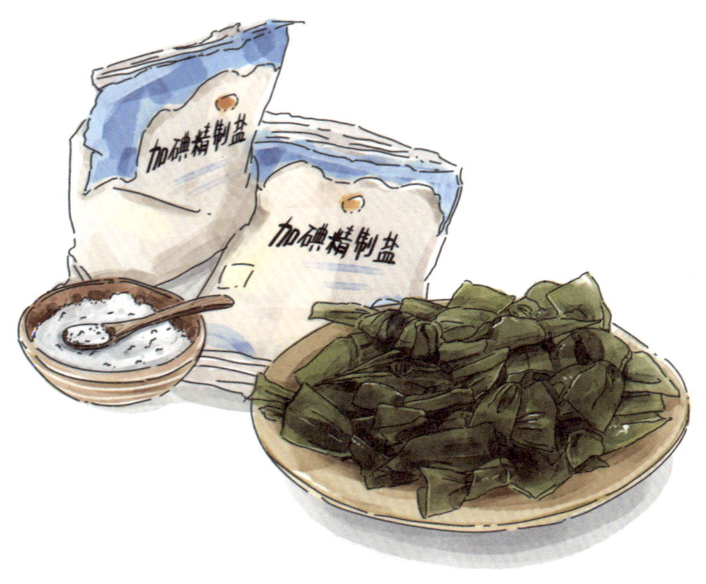

2023年9月·星期六

30

农历八月十六

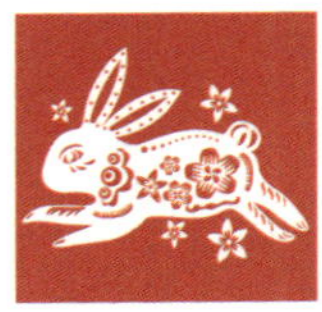

农历癸卯年 兔年

食药物质

在我国传统饮食文化中，一些中药材在民间往往作为食材广泛食用。《食品安全法》规定，生产经营的食品中不得添加药品，但是可以添加按照传统既是食品又是中药材的物质。食药物质兼具药品和食品的属性。近几年来，相关部门一直在推动试点和目录认定。

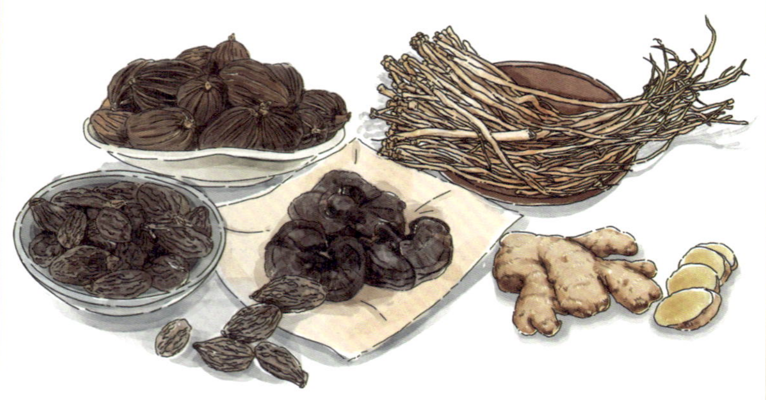

食药物质兼具药品和食品的属性

2023年10月·星期日

1

农历八月十七

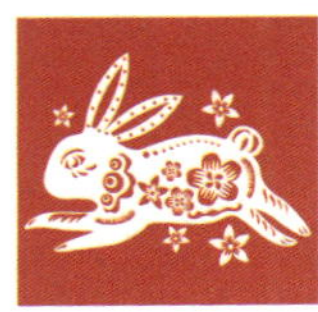

农历癸卯年 兔年

国庆节

世界素食日
国际老年人日

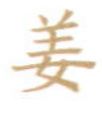

姜

姜，味辛，性热。归脾、胃、肾、心、肺经。具有温中散寒、回阳通脉、温肺化饮的作用。用于脘腹冷痛，呕吐泄泻，肢冷脉微，寒饮喘咳。

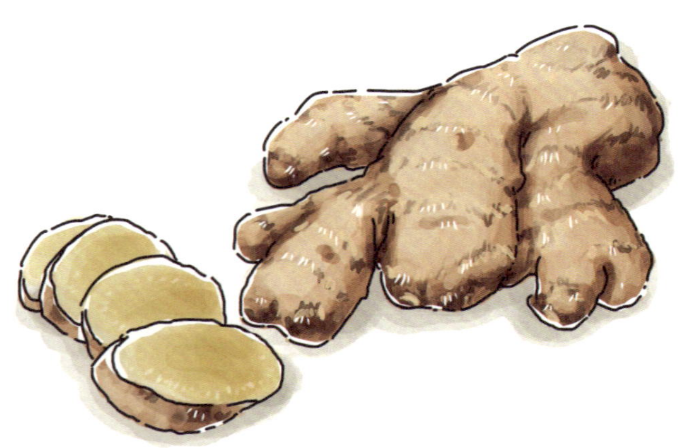

2023年10月·星期一

2

农历八月十八

农历癸卯年 兔年

丁香

丁香是由未开放的花蕾芽，经干燥而制得，状似圆头钉子，其香味浓烈，口感苦。归脾、胃、肺、肾经。具有温中降逆、补肾助阳的作用。用于脾胃虚寒，呃逆呕吐，食少吐泻，心腹冷痛，肾虚阳痿。

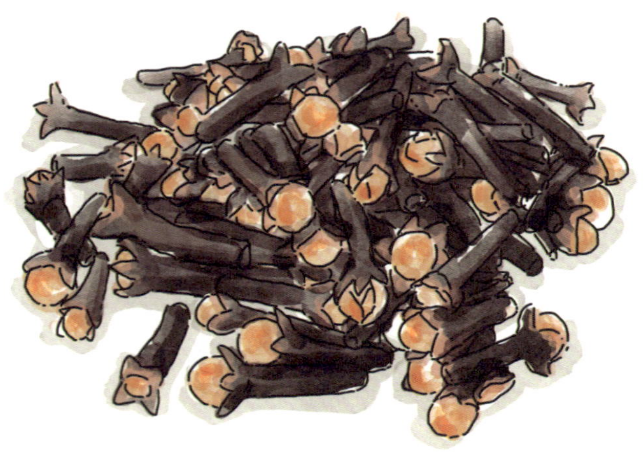

2023年10月·星期二

3

农历八月十九

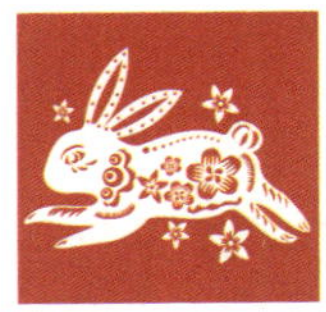

农历癸卯年 兔年

莱菔子

莱菔子别名萝卜子、萝白子、菜头子。味辛、甘，性平。归肺、脾、胃经。具有消食除胀、降气化痰的作用。用于饮食停滞，脘腹胀痛，大便秘结，积滞泻痢，痰壅喘咳。

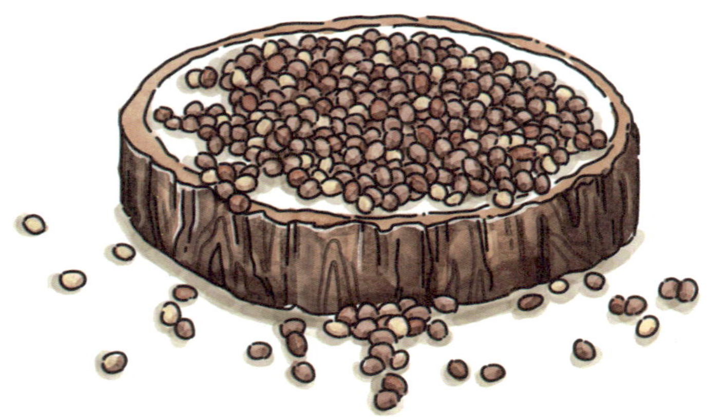

2023年10月·星期三

4

农历八月二十

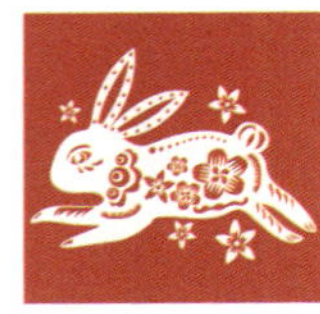

农历癸卯年 兔年

山楂

山楂可生吃或作果脯、果糕，干制后可入药，是我国特有的药果兼用树种。味酸、甘，性微温。归脾、胃、肝经。具有消食健胃、行气散瘀、化浊降脂的作用。用于肉食积滞，胃脘胀满，泻痢腹痛，瘀血经闭，产后瘀阻，心腹刺痛，胸痹心痛，疝气疼痛，高脂血症。

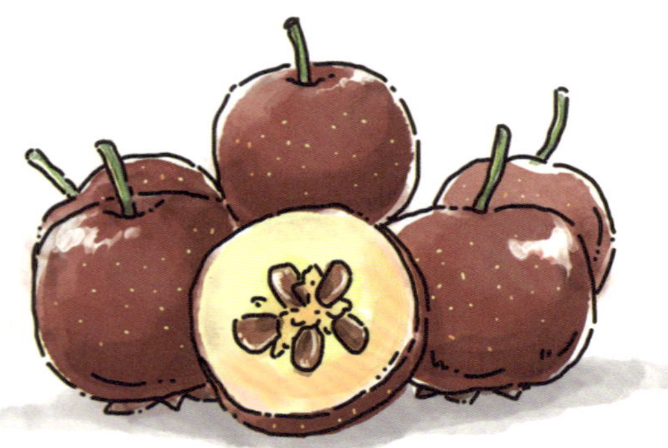

2023年10月·星期四

5

农历八月廿一

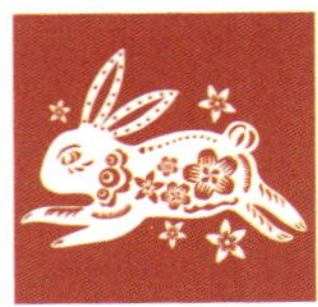

农历癸卯年 兔年

罗汉果

罗汉果，味甘，性凉。归肺、大肠经。具有清热润肺、利咽开音、滑肠通便的作用。用于肺热燥咳，咽痛失音，肠燥便秘。

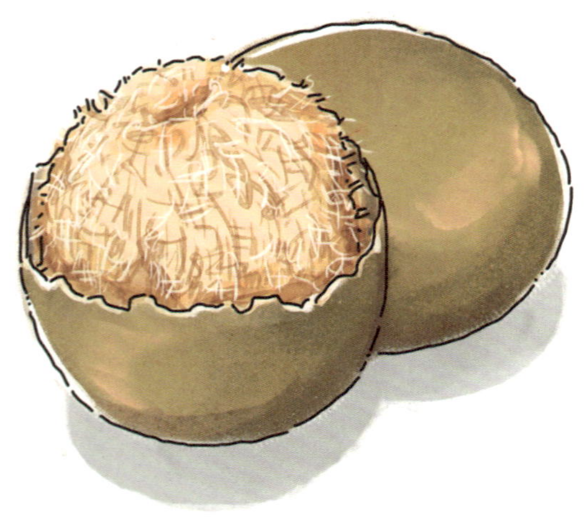

2023年10月·星期五

6

农历八月廿二

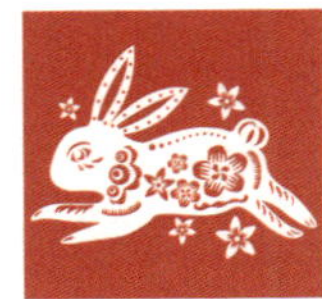

农历癸卯年 兔年

决明子

决明子，味甘、苦、咸，性微寒。归肝、大肠经。具有清热明目、润肠通便的作用。用于目赤涩痛，羞明多泪，头痛眩晕，目暗不明，大便秘结。

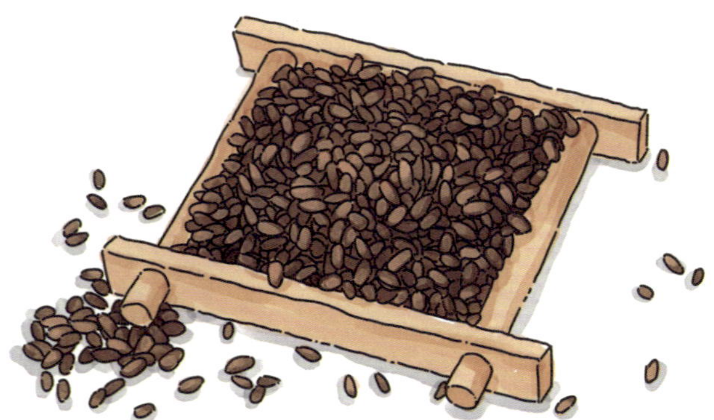

2023年10月·星期六

7

农历八月廿三

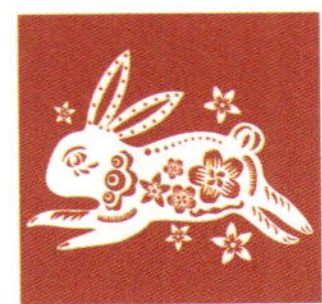

农历癸卯年 兔年

减盐

我国成年人高血压患病率为 27.5%。高盐（钠）摄入会增加高血压发病风险，而降低盐（钠）摄入能够降低血压水平。我国居民钠的摄入，72% 来自烹调盐，8% 来自酱油，因此减盐（钠）的一项重要措施就是减少烹调盐的摄入。推荐每人每天食盐摄入量不超过 5 克。

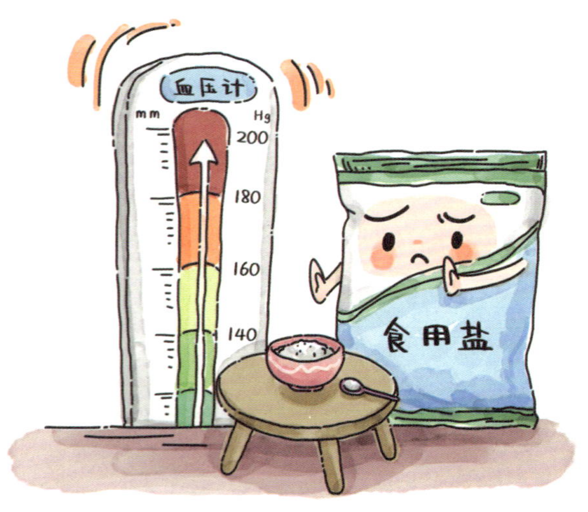

降低盐（钠）的摄入能降低血压水平

2023年10月·星期日

8

农历八月廿四

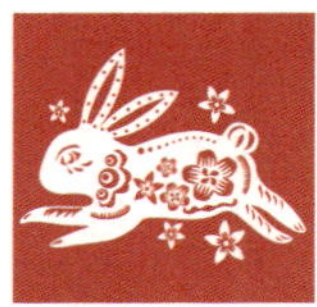

农历癸卯年 兔年

寒露

全国高血压日

当归

当归，味甘、辛，性温。归肝、心、脾经。具有补血活血、调经止痛、润肠通便的作用。用于血虚萎黄，眩晕心悸，月经不调，经闭痛经，虚寒腹痛，风湿痹痛，跌扑损伤，痈疽疮疡，肠燥便秘。

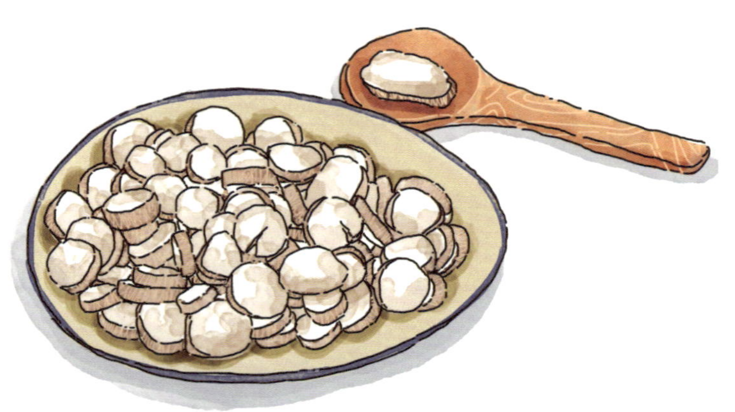

2023年10月·星期一

9

农历八月廿五

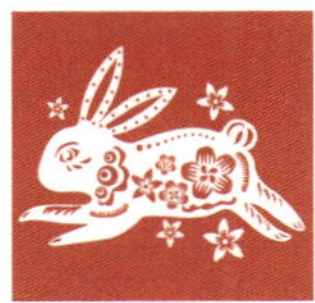

农历癸卯年 兔年

鲜芦根

鲜芦根，味甘，性寒。归肺、胃经。具有清热泻火、生津止渴、除烦、止呕、利尿的作用。用于热病烦渴，肺热咳嗽，肺痈吐脓，胃热呕哕，热淋涩痛。

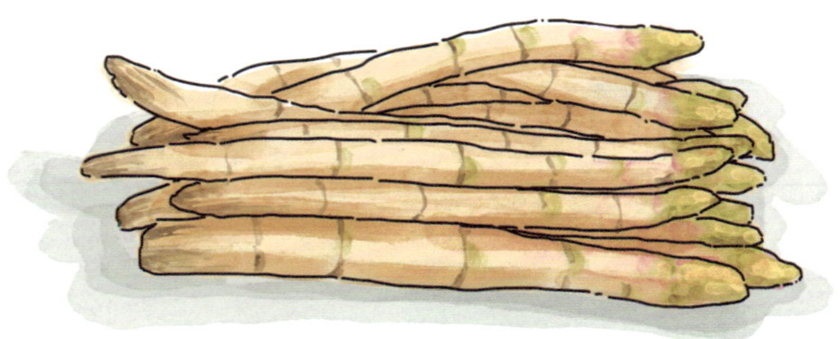

2023年10月·星期二

10

农历八月廿六

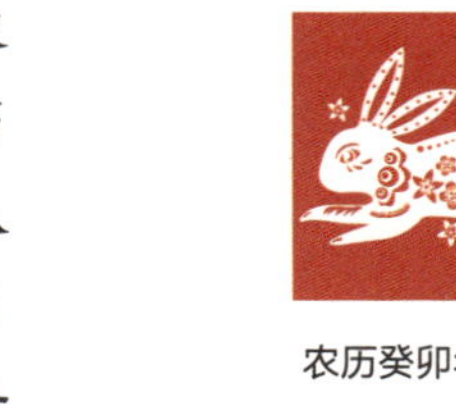

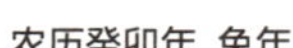
农历癸卯年 兔年

姜黄

姜黄，味辛、苦，性温。归脾、肝经。具有破血行气、通经止痛的作用。用于胸胁刺痛，胸痹心痛，痛经经闭，症瘕，风湿肩臂疼痛，跌扑肿痛。

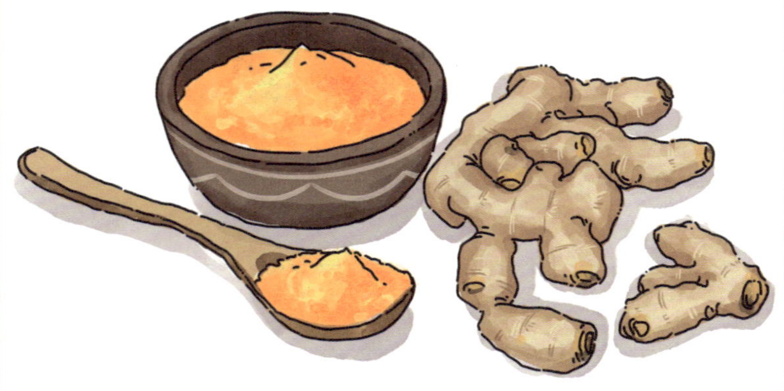

2023年10月·星期三

11

农历八月廿七

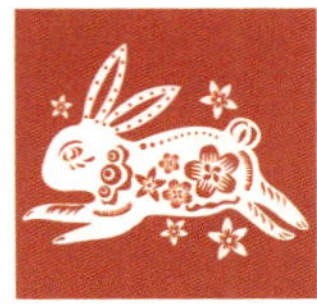

农历癸卯年 兔年

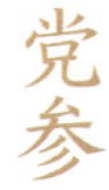

党参，味甘，性平。归脾、肺经。具有健脾益肺、养血生津的作用。用于脾肺气虚，食少倦怠，咳嗽虚喘，气血不足，面色萎黄，心悸气短，津伤口渴，内热消渴。

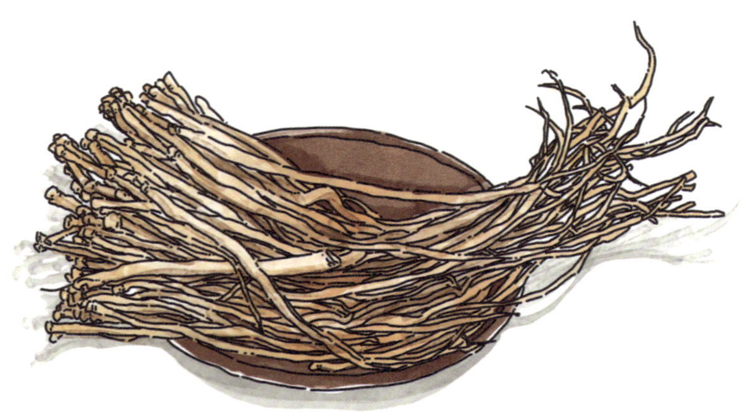

（注：仅试点地区按照食药物质管理）

2023年10月·星期四

12

农历八月廿八

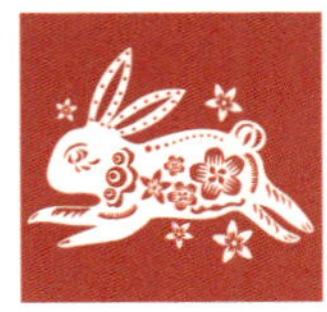

农历癸卯年 兔年

肉苁蓉

肉苁蓉，味甘、咸，性温。归肾、大肠经。具有补肾阳、益精血、润肠通便的作用。用于肾阳不足，精血亏虚，阳痿不孕，腰膝酸软，筋骨无力，肠燥便秘。

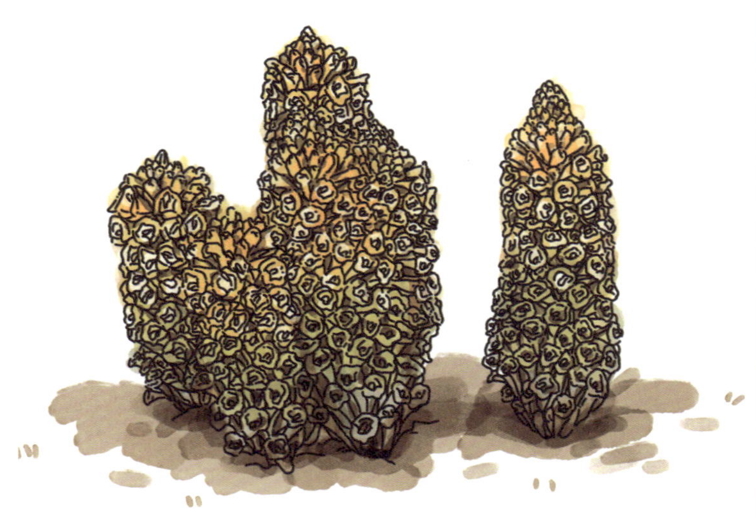

（注：仅试点地区按照食药物质管理）

2023年10月·星期五

13

农历八月廿九

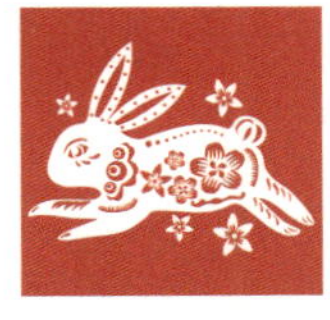

农历癸卯年 兔年

铁皮石斛

铁皮石斛，味甘，性微寒。归胃、肾经。具有益胃生津、滋阴清热的作用。用于热病津伤，口干烦渴，胃阴不足，食少干呕，病后虚热不退，阴虚火旺，骨蒸劳热，目暗不明，筋骨痿软。

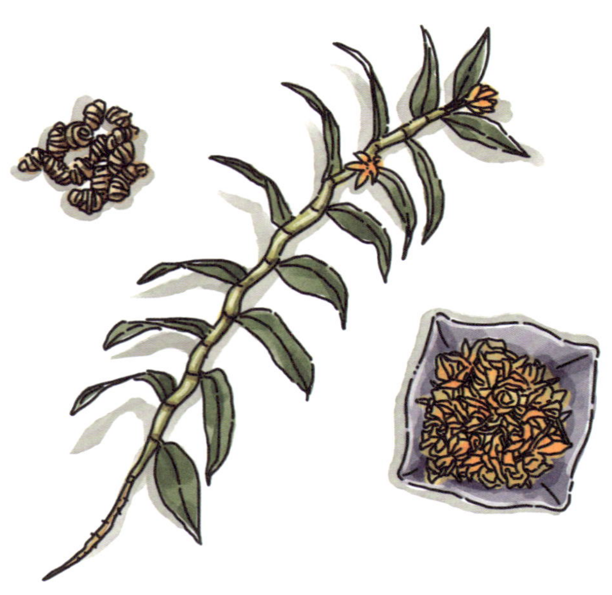

（注：仅试点地区按照食药物质管理）

2023年10月·星期六

14

农历八月三十

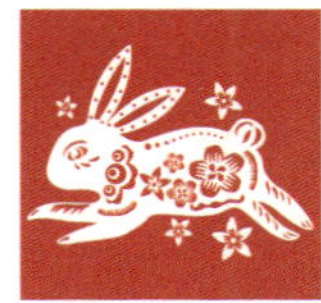

农历癸卯年 兔年

西洋参

西洋参，味甘、微苦，性凉。归心、肺、肾经。具有补气养阴、清热生津的作用。用于气虚阴亏，虚热烦倦，咳喘痰血，内热消渴，口燥咽干。

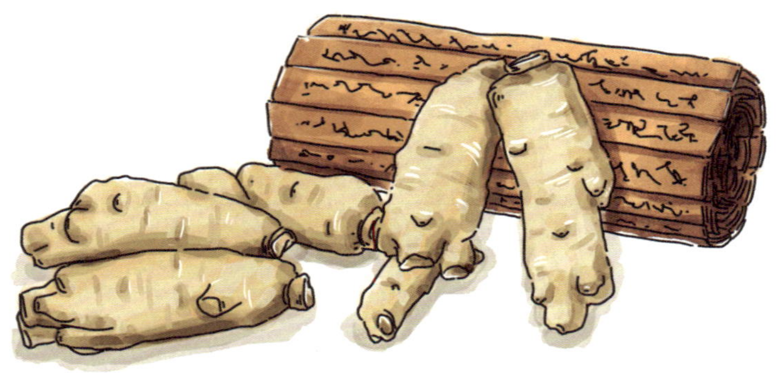

（注：仅试点地区按照食药物质管理）

2023年10月·星期日

15

农历九月初一

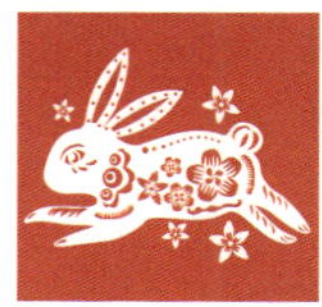

农历癸卯年 兔年

黄芪

黄芪，味甘，性微温。归肺、脾经。具有补气升阳、固表止汗、利水消肿、生津养血、行滞通痹、托毒排脓、敛疮生肌的作用。用于气虚乏力，食少便溏，中气下陷，久泻脱肛，便血崩漏，表虚自汗，气虚水肿，内热消渴，血虚萎黄，半身不遂，痹痛麻木，痈疽难溃，久溃不敛。

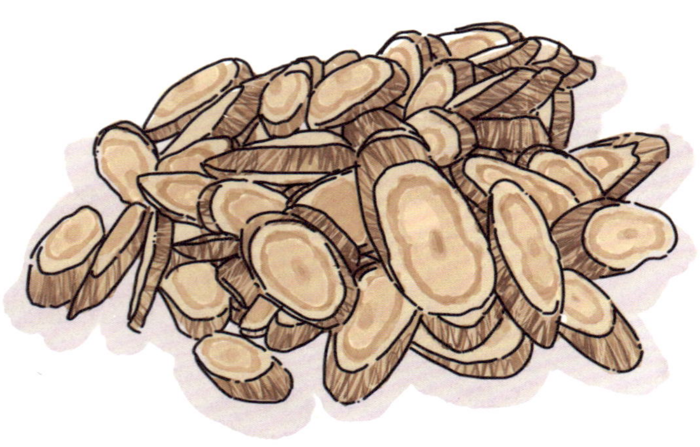

（注：仅试点地区按照食药物质管理）

2023年10月·星期一

16

农历九月初二

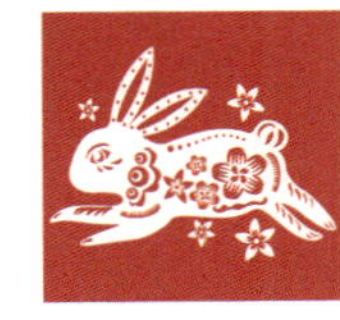

农历癸卯年 兔年

灵芝

灵芝，味甘，性平。归心、肺、肝、肾经。具有补气安神、止咳平喘的作用。用于心神不宁，失眠心悸，肺虚咳喘，虚劳短气，不思饮食。

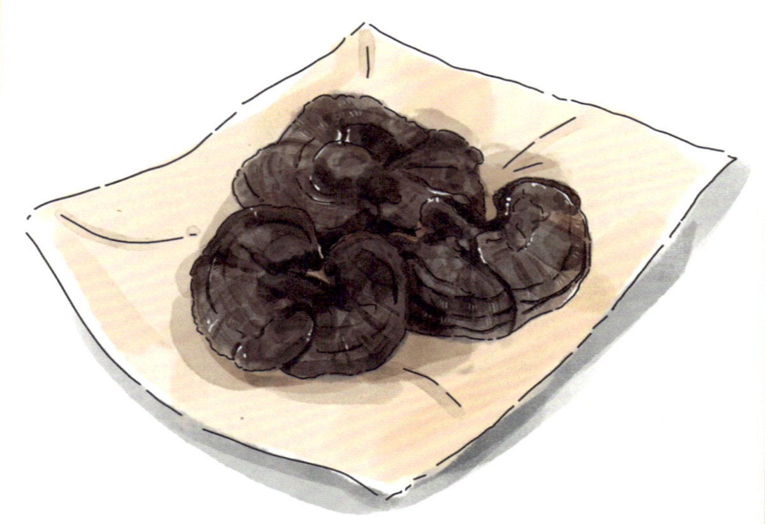

（注：仅试点地区按照食药物质管理）

2023年10月·星期二

17

农历九月初三

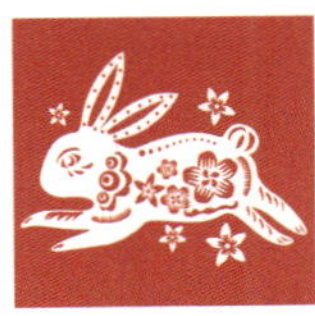

农历癸卯年 兔年

科学度过更年期

女性在更年期容易出现心神失常、虚烦惊悸、神志恍惚、失眠不安等症状。百合味甘，性寒。归心、肺经。具有养阴润肺、清心安神的作用。更年期女性服用百合可以缓解烦热不适、失眠、心悸等症状。

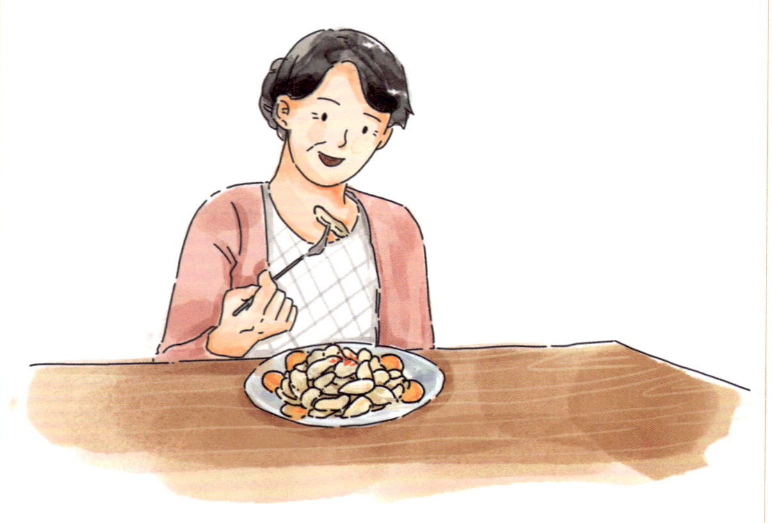

2023年10月·星期三

18

农历九月初四

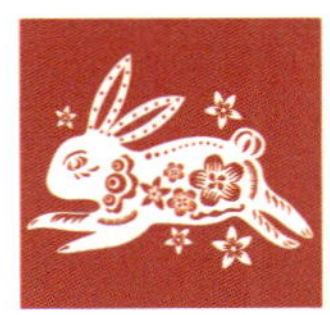

农历癸卯年 兔年

世界更年期关怀日

金银花

金银花，味甘，性寒。归肺、心、胃经。具有清热解毒、疏散风热的作用。用于痈肿疔疮，喉痹，丹毒，热毒血痢，风热感冒，温病发热。

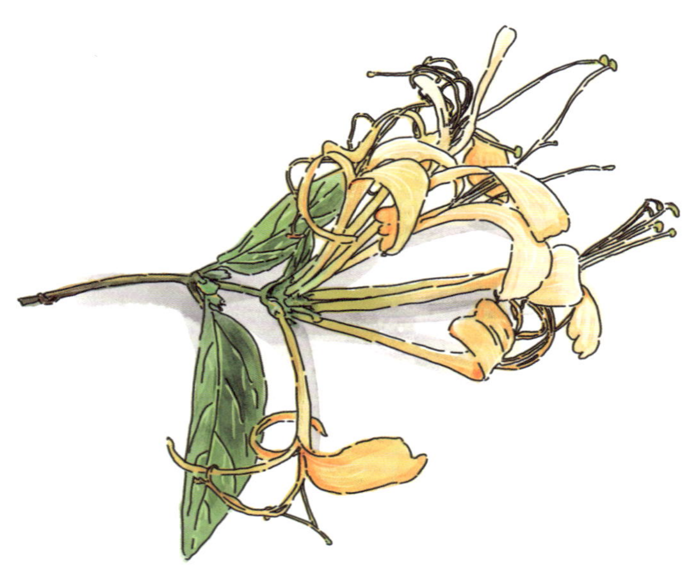

2023年10月·星期四

19

农历九月初五

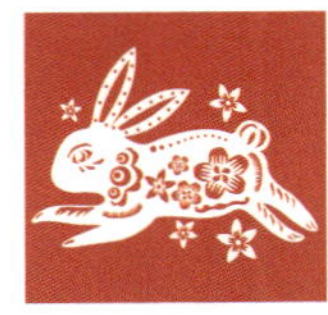

农历癸卯年 兔年

预防骨质疏松

1. 摄入充足的钙。牛奶、大豆、坚果、深色蔬菜等都富含钙，其中牛奶最为推荐。

2. 多晒太阳。晒太阳可促进体内维生素 D 的合成，从而促进人体钙的吸收。

3. 坚持科学运动。

4. 戒烟，限酒，避免过度饮用咖啡和碳酸饮料。

5. 尽量避免使用会增加骨丢失的药物，如糖皮质激素。

6. 预防跌倒。

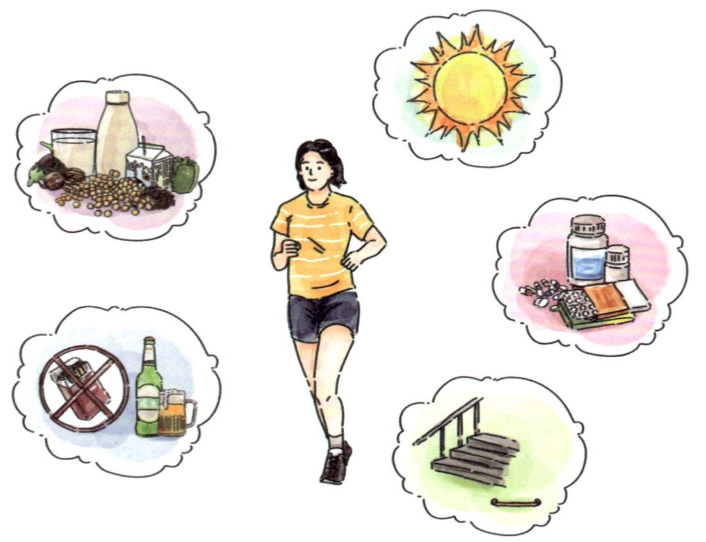

2023年10月·星期五

20

农历九月初六

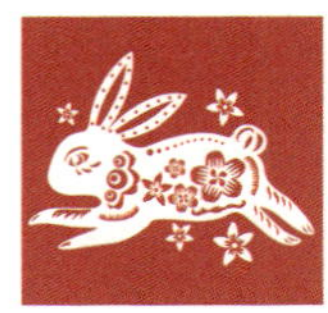

农历癸卯年 兔年

世界骨质疏松日

鸡内金

鸡内金是指鸡用于研磨食物的消化器官——砂囊的内壁。味甘，性平。归脾、胃、小肠、膀胱经。具有健胃消食、涩精止遗、通淋化石的作用。用于食积不消，呕吐泻痢，小儿疳积，遗尿，遗精，石淋涩痛，胆胀胁痛。

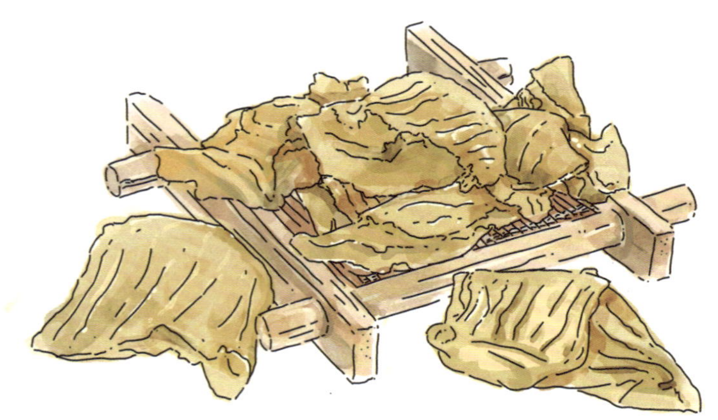

2023年10月·星期六

21

农历九月初七

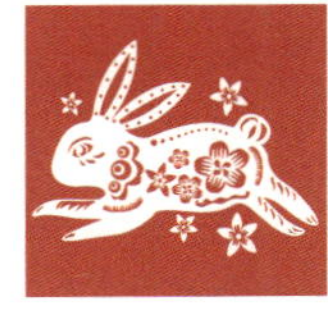

农历癸卯年 兔年

草果

草果，味辛，性温。归脾、胃经。具有燥湿温中、截疟除痰的作用。用于寒湿内阻，脘腹胀痛，痞满呕吐，疟疾寒热，瘟疫发热。

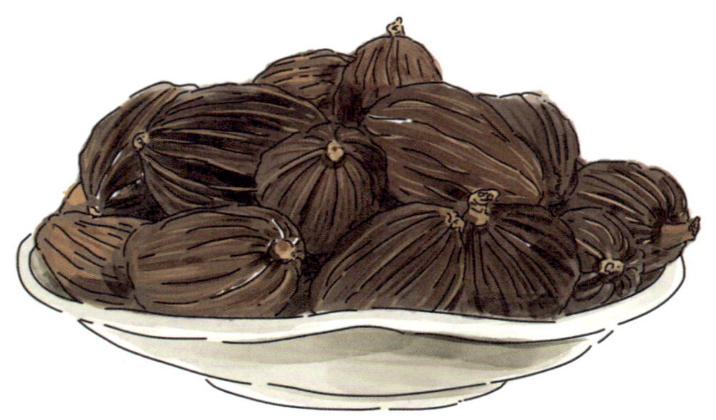

2023年10月·星期日

22

农历九月初八

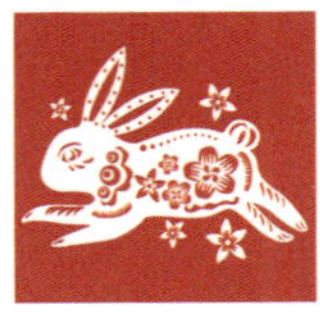

农历癸卯年 兔年

山茱萸

山茱萸，味酸、涩，性微温。归肝、肾经。具有补益肝肾、收涩固脱的作用。用于眩晕耳鸣，腰膝酸痛，阳痿遗精，遗尿尿频，崩漏带下，大汗虚脱，内热消渴。

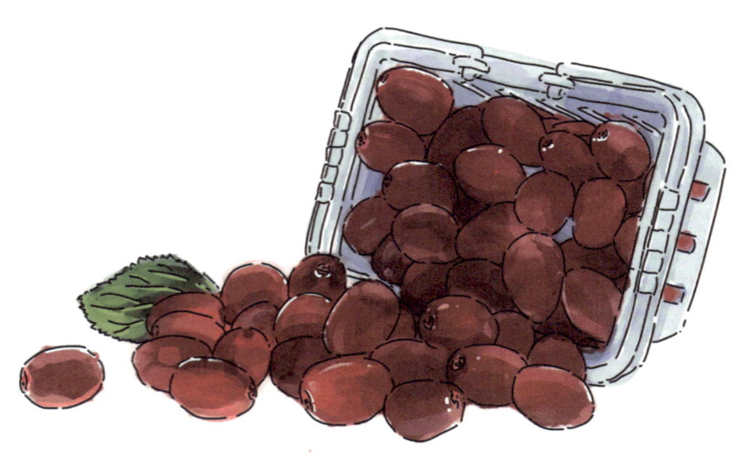

（注：仅试点地区按照食药物质管理）

2023年10月·星期一

23

农历九月初九

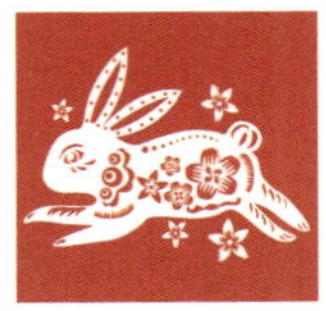

农历癸卯年 兔年

重阳节

覆盆子

覆盆子，味甘、酸，性温。归肝、肾、膀胱经。具有益肾固精缩尿、养肝明目的作用。用于遗精滑精，遗尿尿频，阳痿早泄，目暗昏花。

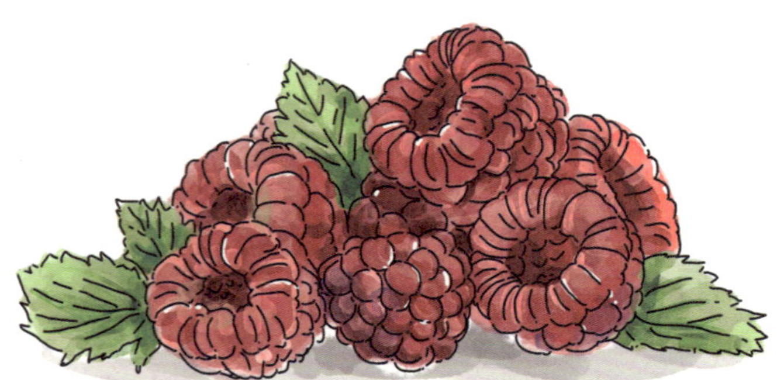

2023年10月·星期二

24

农历九月初十

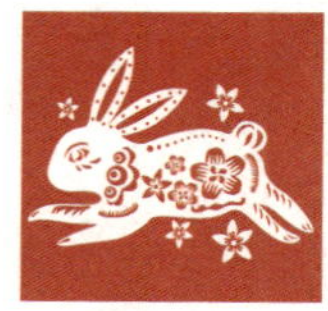

农历癸卯年 兔年

霜降

茯苓

茯苓，味甘、淡，性平。归心、肺、脾、肾经。具有利水渗湿、健脾、宁心的作用。用于水肿尿少，痰饮眩悸，脾虚食少，便溏泄泻，心神不安，惊悸失眠。

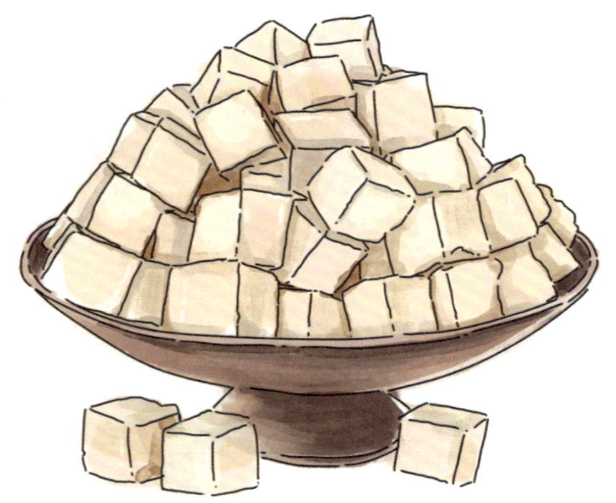

2023年10月·星期三

25

农历九月十一

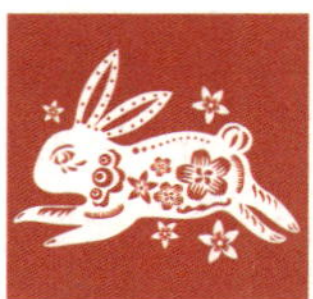

农历癸卯年 兔年

蒲公英

蒲公英，味苦、甘，性寒。归肝、胃经。具有清热解毒、消肿散结、利尿通淋的作用。用于疔疮肿毒，乳痈，瘰疬，目赤，咽痛，肺痈，肠痈，湿热黄疸，热淋涩痛。

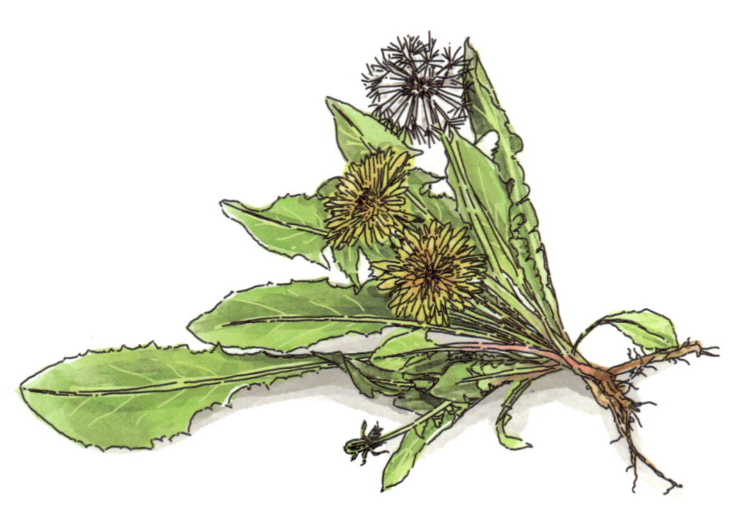

2023年10月·星期四

26

农历九月十二

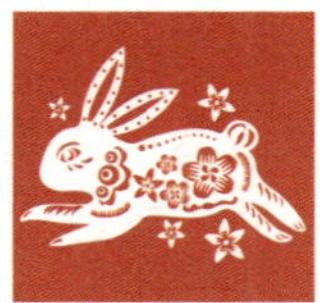

农历癸卯年 兔年

胖大海

胖大海，味甘，性寒。归肺、大肠经。具有清热润肺、利咽开音、润肠通便的作用。用于肺热声哑，干咳无痰，咽喉干痛，热结便秘，头痛目赤。

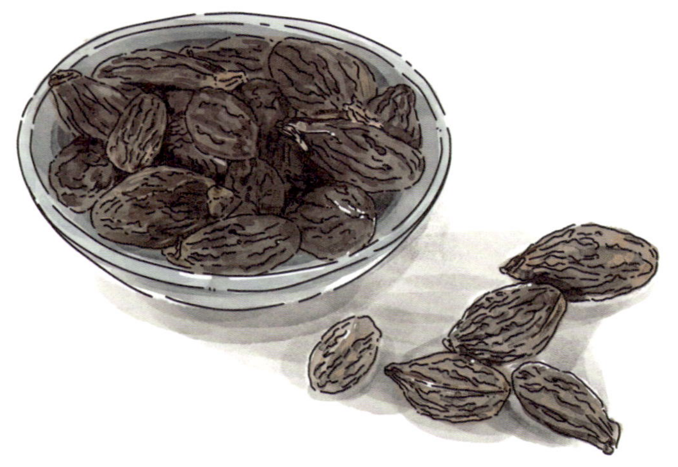

2023年10月·星期五

27

农历九月十三

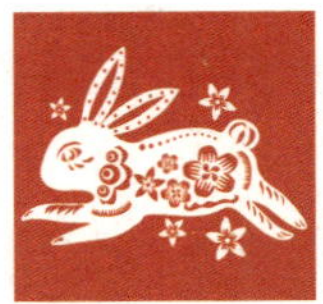

农历癸卯年 兔年

菊花

菊花，味甘、苦，性微寒。归肺、肝经。具有散风清热、平肝明目、清热解毒的作用。用于风热感冒，头痛眩晕，目赤肿痛，眼目昏花，疮痈肿毒。

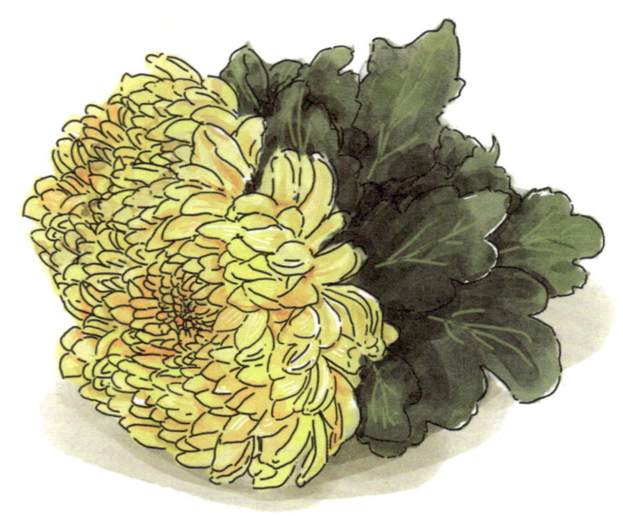

2023年10月·星期六

28

农历九月十四

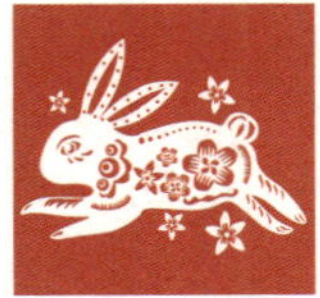

农历癸卯年 兔年

预防脑卒中

预防脑卒中的关键是干预和控制危险因素。可干预的危险因素包括：高血压、心脏病、糖尿病等。此外还包括不良生活习惯，如吸烟、肥胖 / 饮食不健康、过量饮酒 / 酗酒、久坐 / 缺少运动等。

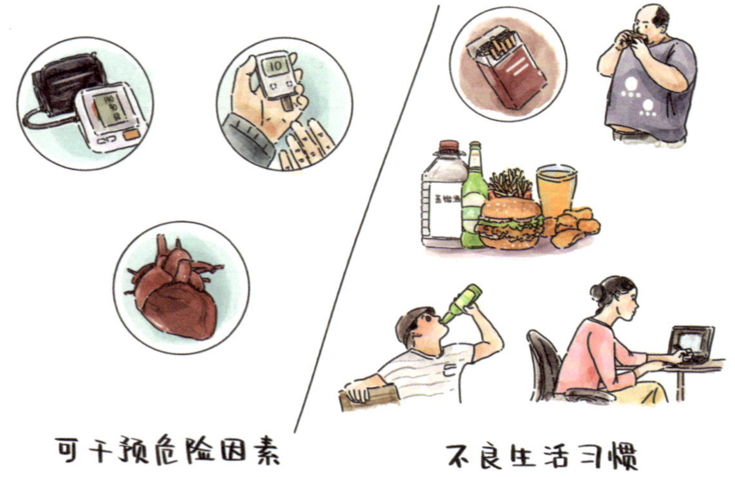

2023年10月·星期日

29

农历九月十五

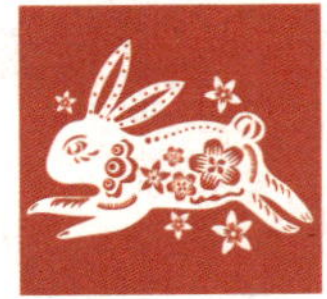

农历癸卯年 兔年

世界卒中日

藿香

藿香，味辛，性微温。归脾、胃、肺经。具有芳香化浊、和中止呕、发表解暑的作用。用于湿浊中阻，脘痞呕吐，暑湿表证，湿温初起，发热倦怠，胸闷不舒，寒湿闭暑，腹痛吐泻，鼻渊头痛。

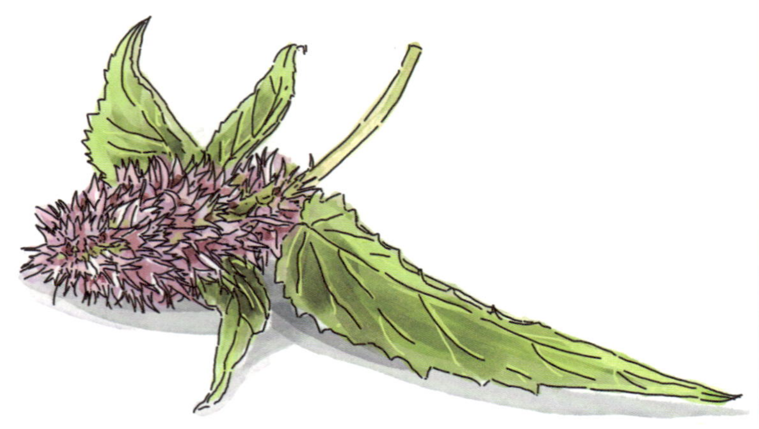

2023年10月·星期一

30

农历九月十六

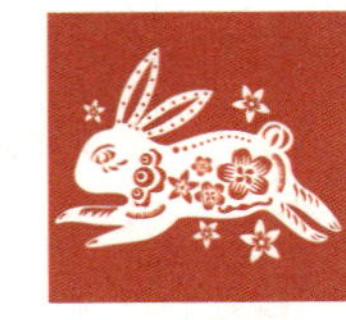

农历癸卯年 兔年

珍惜食物，杜绝浪费

1. 在购买食物前要做到心中有数，按就餐人数、存放时间等选购。

2. 鼓励提供小份菜，既保证食物多样，又可以避免浪费。

3. 尽量光盘，如有剩饭剩菜，在保证食品安全的基础上，可以二次加工成下一餐的美食。

4. 外出就餐，按需点餐，避免铺张浪费，吃不完的饭菜鼓励打包。

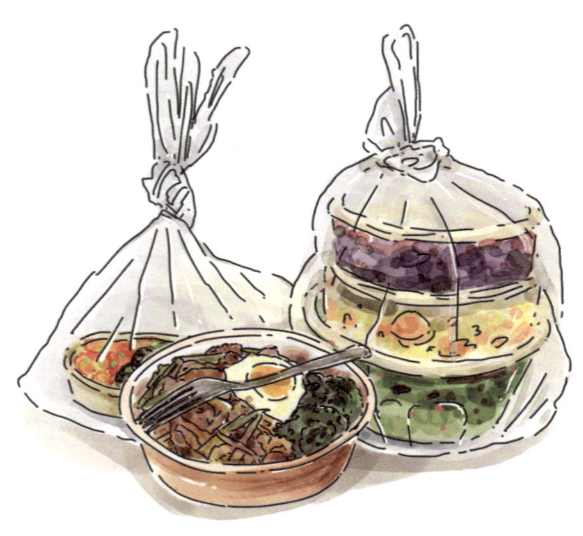

2023年10月·星期二

31

农历九月十七

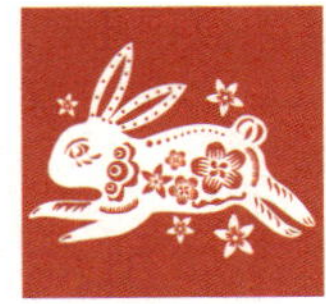

农历癸卯年 兔年

世界勤俭日

坚果

坚果常以干品消费，富含油脂的种子类坚果脂肪含量可达 40％以上，是一种高能量的食物。大部分坚果中脂肪酸以单不饱和脂肪酸为主，核桃和松子中多不饱和脂肪酸含量较高。种子类坚果的蛋白质含量多为 12％～36％，碳水化合物在 15％以下；坚果也是钾、钙、锌等矿物质以及维生素 E 和 B 族维生素的良好膳食来源。

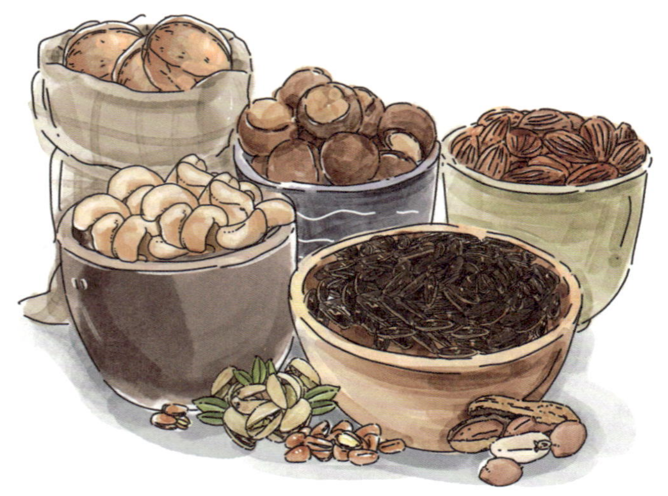

2023年11月·星期三

1

农历九月十八

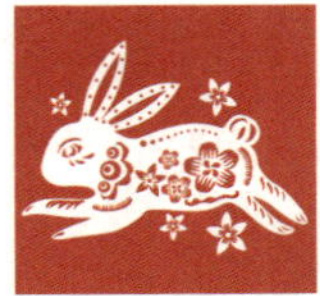

农历癸卯年 兔年

坚果与健康

坚果富含优质蛋白质、必需脂肪酸及多种植物化学物，适量摄入有益健康，可降低心血管疾病的发生风险，也可降低各项血脂指标；但坚果脂肪含量很高，属于高能量食物，摄入过多易导致能量过剩。

食用坚果时应遵循“适量吃、不过量”的原则，每人每周可摄入 50 ~ 70 克，相当于每天带壳葵花子 20 ~ 25 克或核桃 2 ~ 3 个，原味坚果为首选。

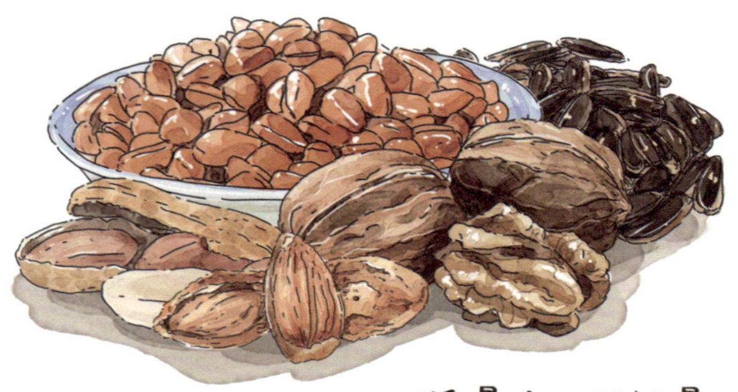

“适量吃、不过量”

每人每周可摄入50~70克

2023年11月·星期四

2

农历九月十九

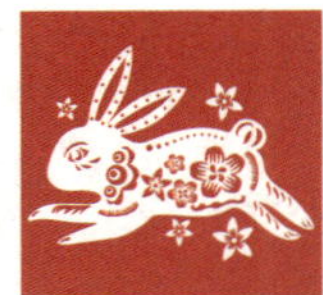

农历癸卯年 兔年

花生

花生中的烟酸含量相对较高，平均每 100 克可食部含有 10 毫克以上，同时含有维生素 E、多种矿物质和必需氨基酸等，营养成分丰富，民间也称其为“长生果”，但是建议少吃油炸花生。

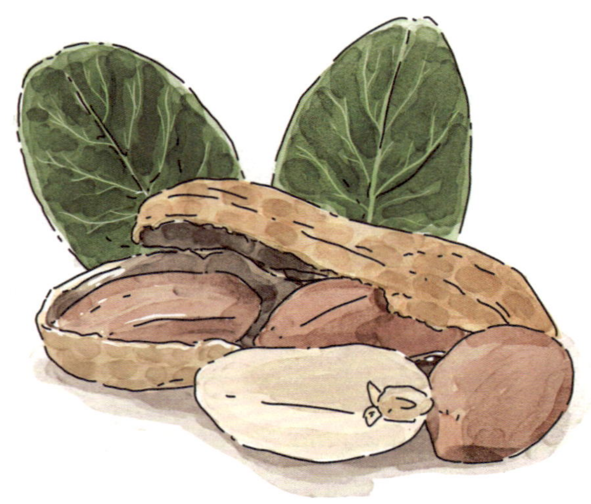

2023年11月·星期五

3

农历九月二十

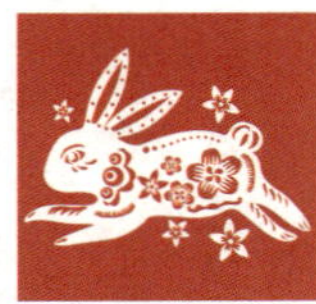

农历癸卯年 兔年

瓜子

瓜子包括葵花子、西瓜子和南瓜子等品种，它们都富含多不饱和脂肪酸，其中亚油酸的含量较高。此外，瓜子中富含的钙、钾、镁、锌、硒等微量元素及维生素 E 还可为机体补充每日所需营养，适量食用对健康有益。

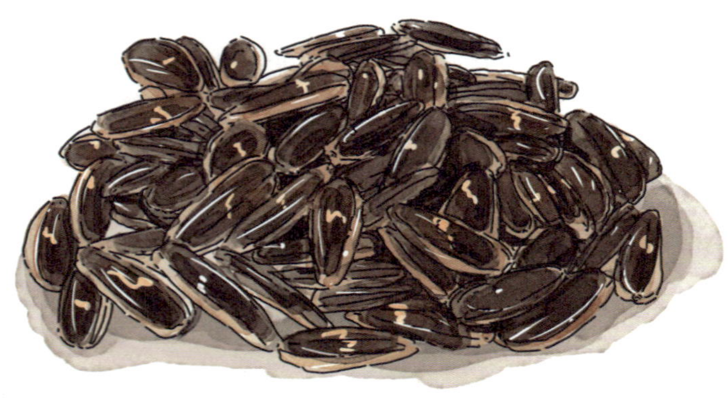

2023年11月·星期六

4

农历九月廿一

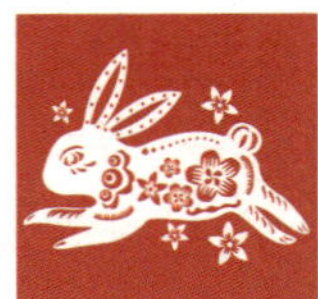

农历癸卯年 兔年

开心果

开心果富含蛋白质、膳食纤维、维生素和矿物质等营养物质。与其他高油脂的坚果相比，具有低脂肪、低卡路里、高纤维的显著特点，是受人青睐的零食选择，建议每人每日 20 粒左右。

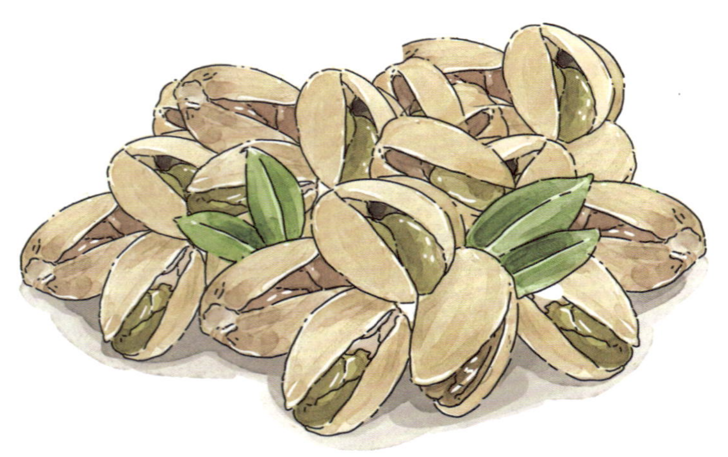

2023年11月·星期日

5

农历九月廿二

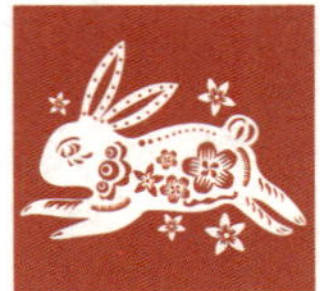

农历癸卯年 兔年

松子

松子仁中的磷和锰含量都十分丰富，可为大脑及神经系统的生理活动提供营养。脂肪含量相对较高，但是以多不饱和脂肪酸——亚麻酸和亚油酸为主，可适量摄入。

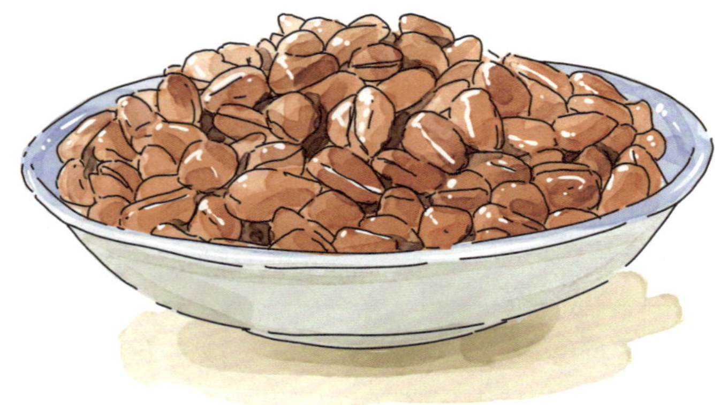

2023年11月·星期一

6

农历九月廿三

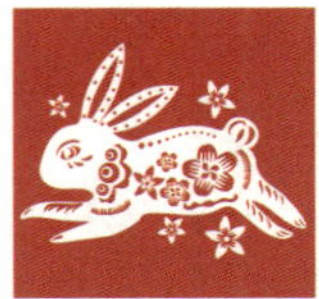

农历癸卯年 兔年

核桃

核桃富含亚油酸和 α－亚麻酸，核桃仁中还含有大量天然的维生素 E，可以保护机体免受自由基的损伤。核桃无论生吃还是熟吃，具有抗氧化作用的多酚类物质含量均较高。

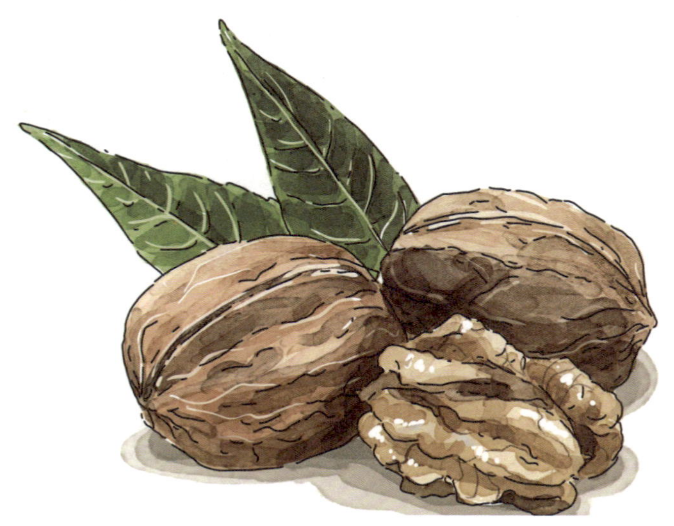

2023年11月·星期二

7

农历九月廿四

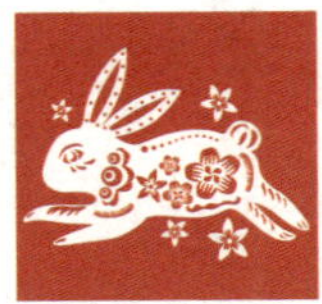

农历癸卯年 兔年

板栗

板栗中的淀粉含量较高，属于高碳水食物，100克左右的板栗仁含有的碳水和蛋白质，大约与摄入1碗米饭相当。但其升糖指数低于米饭，因此，需要控制血糖的人群可少量食用。此外，板栗中还含有多种维生素、矿物质等营养成分。

日常饮食中推荐与其他食材搭配煮熟后食用，如板栗烧鸡、板栗炖汤等。立冬时节做一份板栗烧鸡，进补、营养又美味。

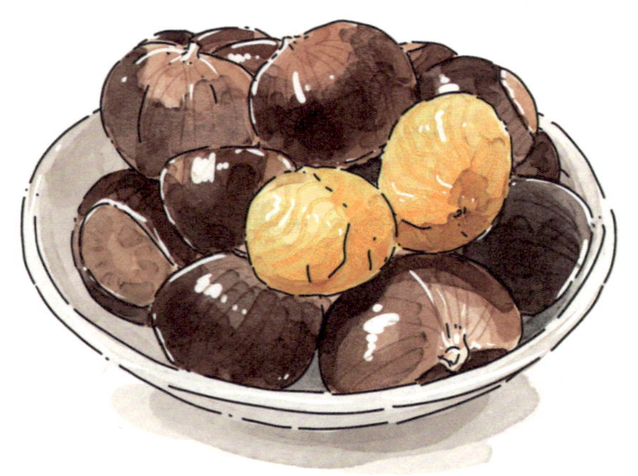

2023年11月·星期三

8

农历九月廿五

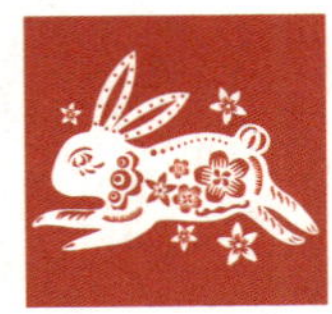

农历癸卯年 兔年

立冬

杏仁

每 100 克杏仁中含蛋白质 25 ~ 27 克，油脂 47 ~ 56 克（亚油酸的良好来源），碳水化合物及粗纤维 12 ~ 19 克，还含有钙、磷、铁、镁、硒等多种矿物质和维生素 E、维生素 B_1、维生素 B_2、维生素 B_5、维生素 C 等多种维生素。

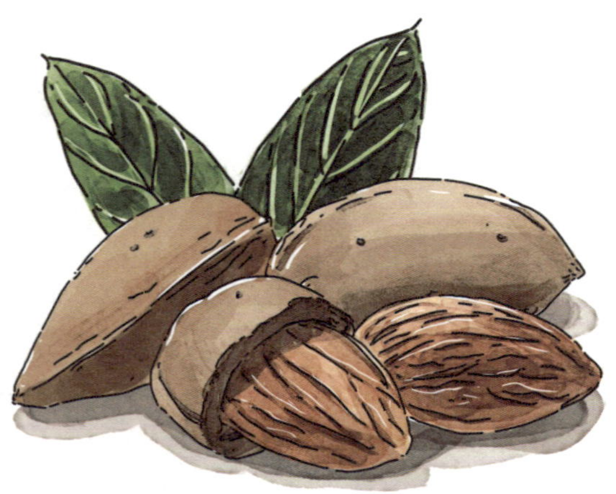

2023年11月·星期四

9

农历九月廿六

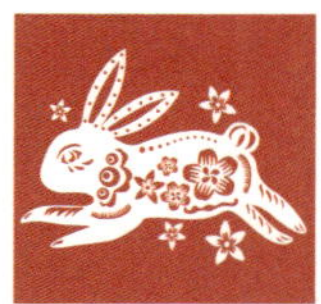

农历癸卯年 兔年

碧根果

碧根果即美国山核桃，又名薄壳山核桃，长寿果等。碧根果中含有丰富的蛋白质及人体必需的不饱和脂肪酸，其中单不饱和脂肪酸含量高达 70% 左右。单不饱和脂肪酸具有降低血胆固醇、甘油三酯和低密度脂蛋白胆固醇的作用。

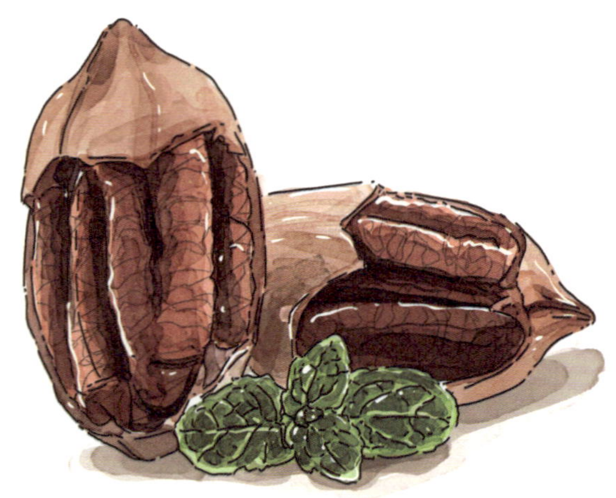

2023年11月·星期五

10

农历九月廿七

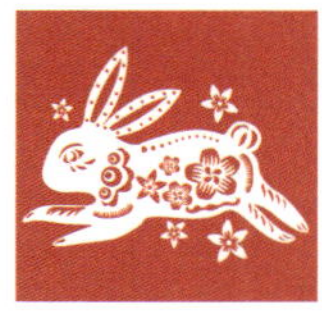

农历癸卯年 兔年

巴旦木

每 100 克巴旦木果仁中含有脂肪 32 克，碳水化合物 19 克，蛋白质 17 克，膳食纤维 3 克，并含有少量维生素 A、维生素 B_1、维生素 B_2 和消化酶、杏仁素酶、杏仁苷、钙、镁、钠、钾，同时含有锌、铁、钴等 18 种微量元素。加工过的巴旦木属于炒货类产品，建议置于阴凉、干燥、密封的地方保存。

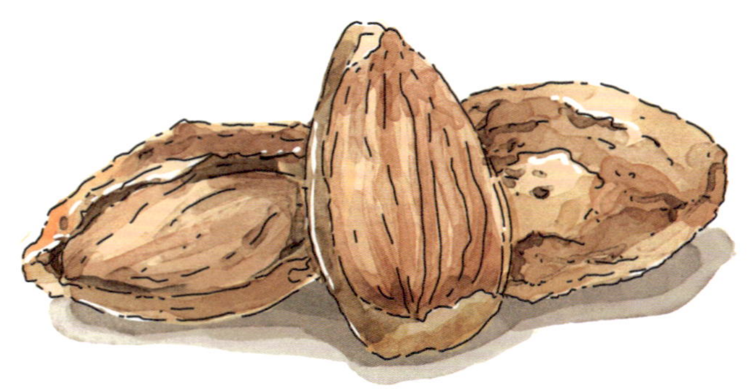

2023年11月·星期六

11

农历九月廿八

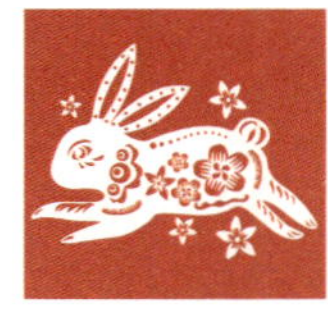

农历癸卯年 兔年

夏威夷果

夏威夷果含油量为70%～79%，富含以油酸和棕榈酸为主的不饱和脂肪酸，还含有丰富的钙，磷，铁，维生素B_1、B_2等营养素。选购小技巧：①挑个头，大颗果实生长周期长，富含更多的营养成分；②挑饱满，饱满的果实是自然成熟的，口感细嫩、香味更佳；③挑颜色，果皮坚硬，呈褐色；④挑外壳，选用机器开口的果实，开口长更好剥。

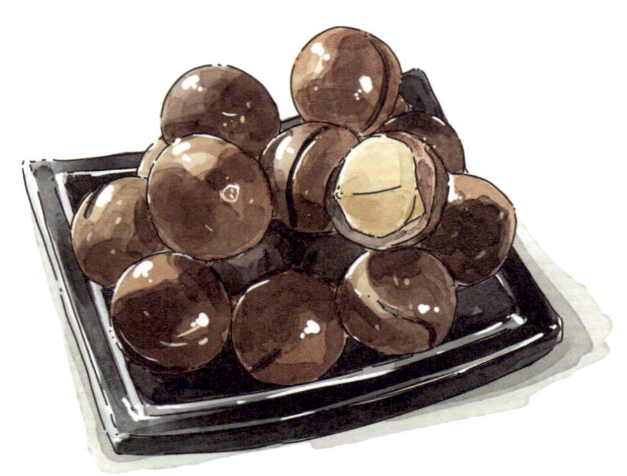

2023年11月·星期日

12

农历九月廿九

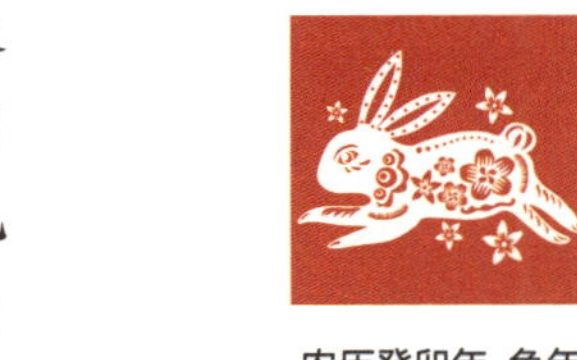

农历癸卯年 兔年

腰果

腰果的能量高，含有丰富的膳食纤维、蛋白质和各类微量元素，熟腰果每 100 克可食部可提供 615 千卡的能量和 24 克的蛋白质。腰果饱和脂肪酸含量高，因此不宜过多食用。

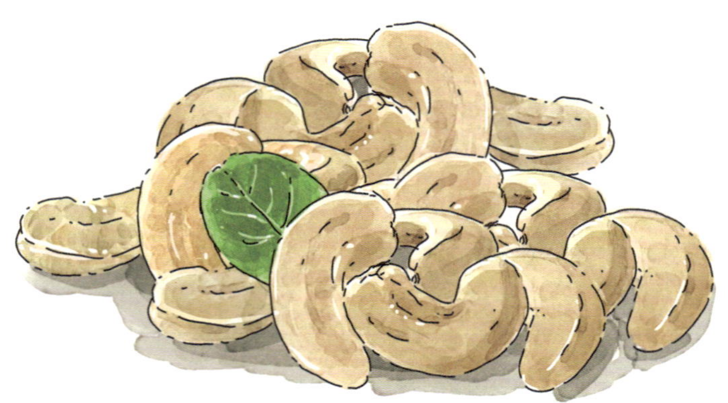

2023年11月·星期一

13

农历十月初一

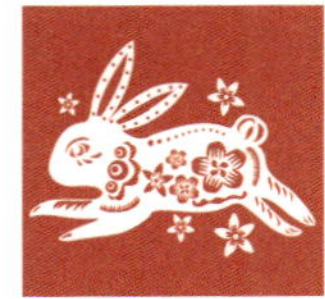

农历癸卯年 兔年

糖尿病患者饮食

糖尿病患者饮食的首要原则是合理控制总能量摄入，达到或维持正常体重。必须摄入一定比例的碳水化合物，供能占总能量的45%~60%。限制脂肪摄入，尤其是饱和脂肪。保证蛋白质摄入，尤其要保证乳、蛋、瘦肉等优质蛋白摄入。供给足够量的维生素，如维生素C、维生素E、B族维生素、β-胡萝卜素等。不应饮酒，要适量运动，合理分配餐次及每餐进食量。

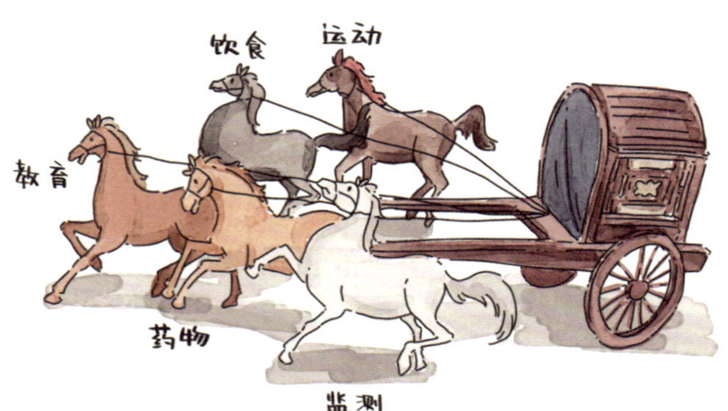

2023年11月·星期二

14

农历十月初二

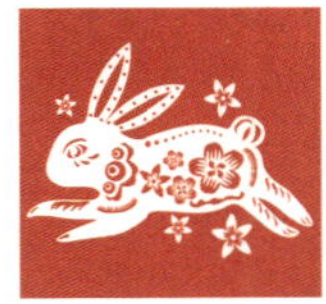

农历癸卯年 兔年

世界糖尿病日

榛子

榛子中蛋白质、维生素 E、镁、锌和硒等营养素的含量均很丰富，尤其富含膳食纤维，每 100 克可食部中含有 12.9 克的膳食纤维。但榛子的脂肪含量较高，约占 62.4%，建议适当食用熟榛子仁。

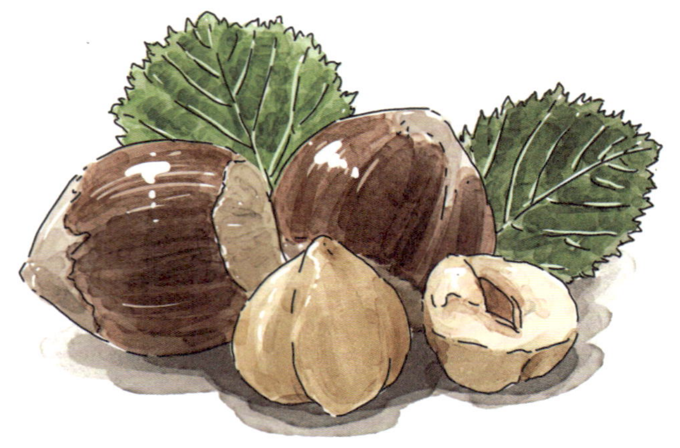

2023年11月·星期三

15

农历十月初三

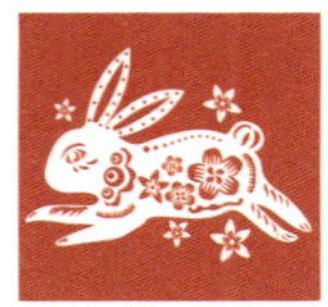

农历癸卯年 兔年

芡实

芡实又名鸡头米、鸡头苞、鸡头莲，为睡莲科植物芡的干燥成熟种仁。芡实最简单的吃法就是洗干净之后配以糯米、山药、红枣、莲子等煮成粥，易于消化。

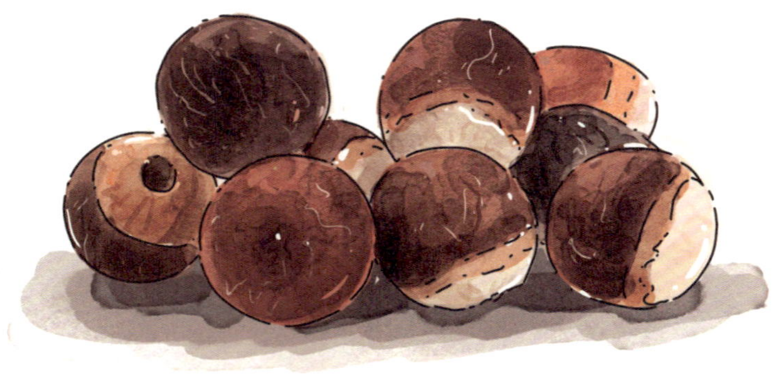

2023年11月·星期四

16

农历十月初四

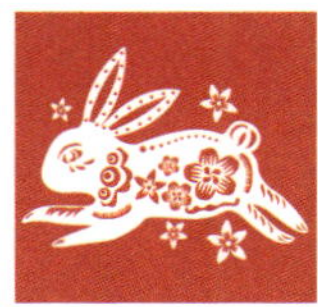

农历癸卯年 兔年

预防肺癌

1. 不要或停止吸烟。即使已经吸烟多年，戒烟也能降低患肺癌的风险。

2. 避免二手烟。如果您与吸烟者一起生活或工作，请敦促其戒烟，或至少让他（她）在室外吸烟。

3. 避免在工作中接触有毒化学物质。

4. 多吃水果和蔬菜。食物是营养素最好的来源，如无特殊情况不建议使用营养素补充剂。

5. 定期锻炼身体。

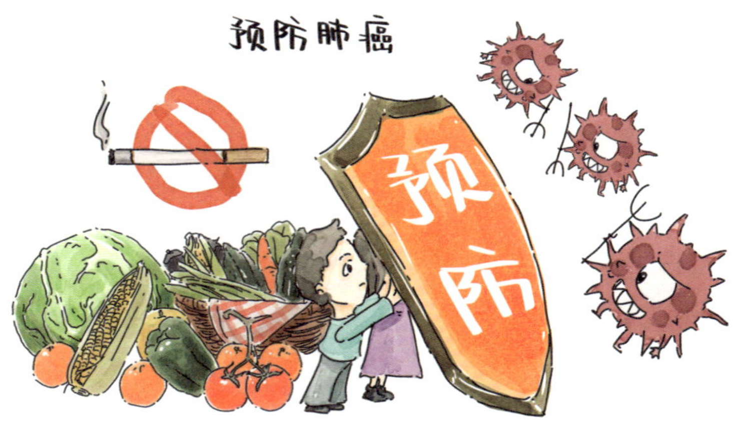

2023年11月·星期五

17

农历十月初五

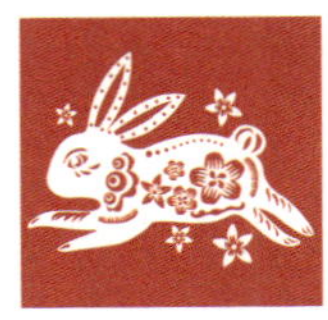

农历癸卯年 兔年

国际肺癌日

烹调油

烹调油包括植物油和动物油，是人体必需脂肪酸和维生素 E 的重要来源。目前我国居民烹调油摄入量较多，膳食中脂肪供能比超过适宜范围，应减少烹调油和动物脂肪用量。

推荐每人每天的烹调油摄入量为 25 ~ 30 克。成年人脂肪提供能量应占总能量的 30%以下。

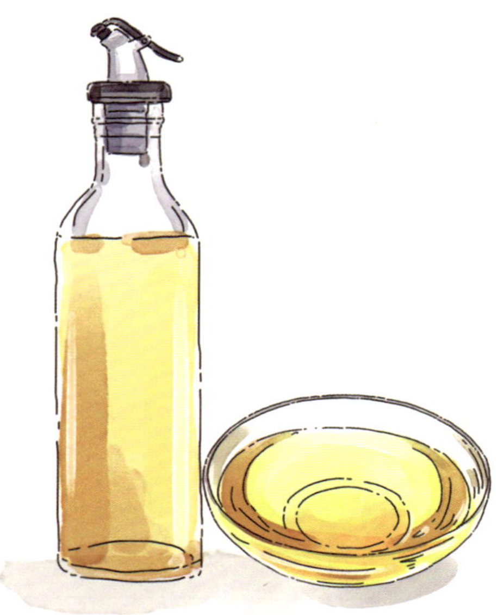

2023年11月·星期六

18

农历十月初六

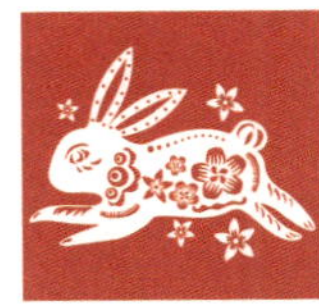

农历癸卯年 兔年

油脂与健康

过量使用烹调油会增加脂肪的摄入，导致膳食中脂肪供能比超过适宜范围。高脂肪摄入可增加肥胖风险；过量摄入反式脂肪酸（植脂末、氢化植物油等）可导致心血管疾病死亡风险升高；常吃含有大量饱和脂肪酸的食物会使血液胆固醇浓度增加；多不饱和脂肪酸部分替代饱和脂肪酸可降低冠心病的发生风险。

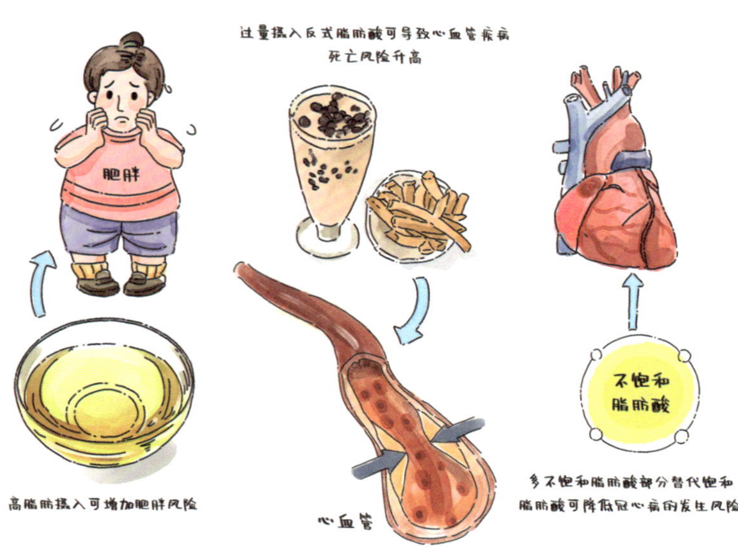

2023年11月·星期日

19

农历十月初七

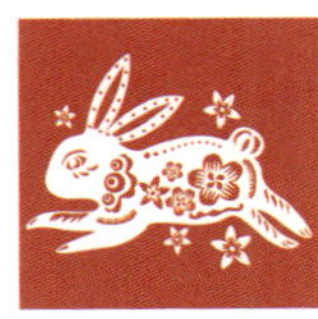

农历癸卯年 兔年

学龄儿童膳食指南

主动参与食物选择和制作，提高营养素养。吃好早餐，合理选择零食，培养健康饮食行为。天天喝奶，足量饮水，不喝含糖饮料，禁止饮酒。多户外活动，少视屏时间，每天 60 分钟以上的中高强度身体活动。定期监测体格发育，保持体重适宜增长。

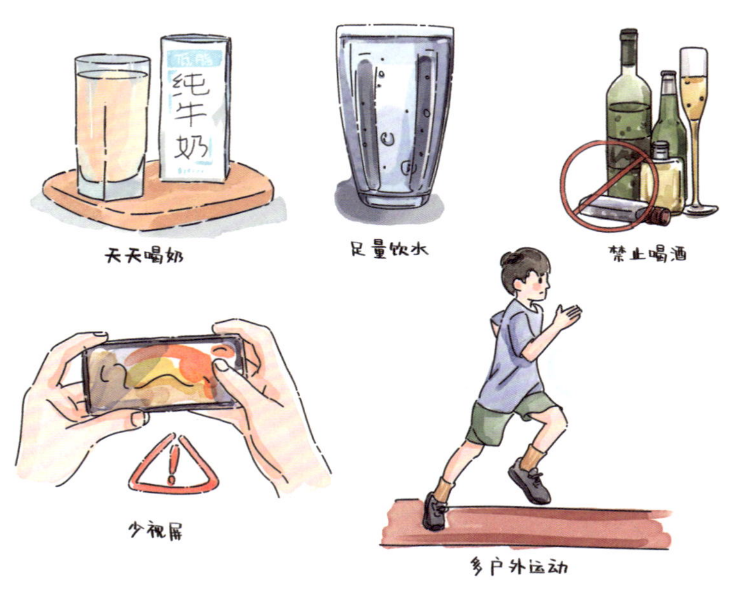

2023年11月·星期一

20

农历十月初八

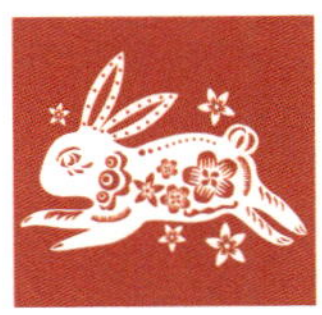

农历癸卯年 兔年

世界儿童日

花生油

花生油是最常见的家庭用油品种之一，含有甾醇、磷脂、维生素 E 等多种对人体有益的营养物质。但考虑到它的饱和脂肪酸过高，建议每次食用时注意控制用量和油温，避免长期单一食用花生油。

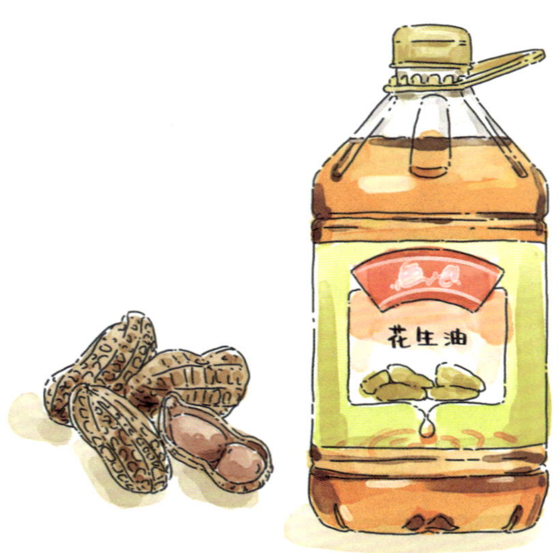

2023年11月·星期二

21

农历十月初九

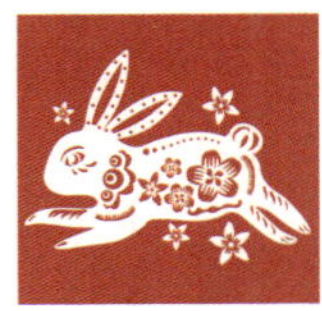

农历癸卯年 兔年

橄榄油

橄榄油中含有丰富的单不饱和脂肪酸，是地中海膳食模式的特征性内容，能有效降低胆固醇堆积，改善心血管健康，减少炎症。但也不可过量摄入，家庭烹调中需注意限量。由于其单不饱和脂肪酸含量较高，遇热不稳定，所以更适合用于凉拌。

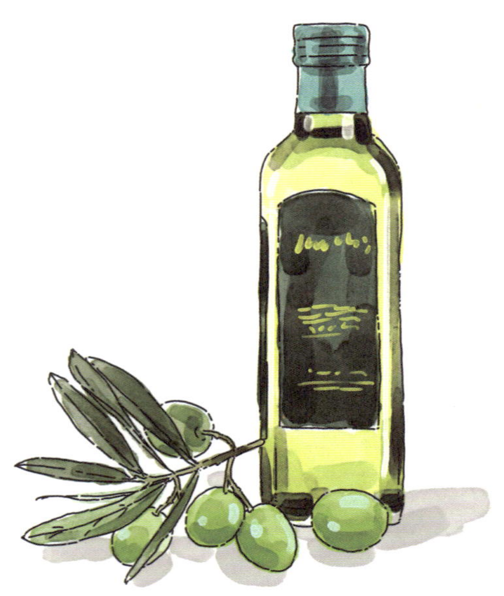

2023年11月·星期三

22

农历十月初十

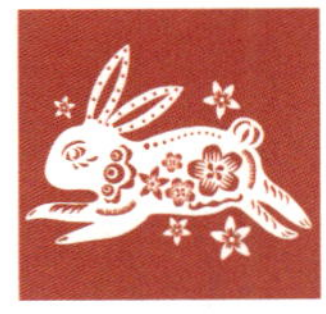

农历癸卯年 兔年

小雪

菜籽油

人体对菜籽油的吸收率较高，其中的不饱和脂肪酸、维生素 E 等营养素均能很好地被机体吸收。与普通菜籽油相比，低芥酸菜籽油的饱和脂肪酸含量更低，脂肪酸结构更均衡，植物甾醇、多酚和生育酚含量也很丰富，是适合家庭日常食用的优质植物油。

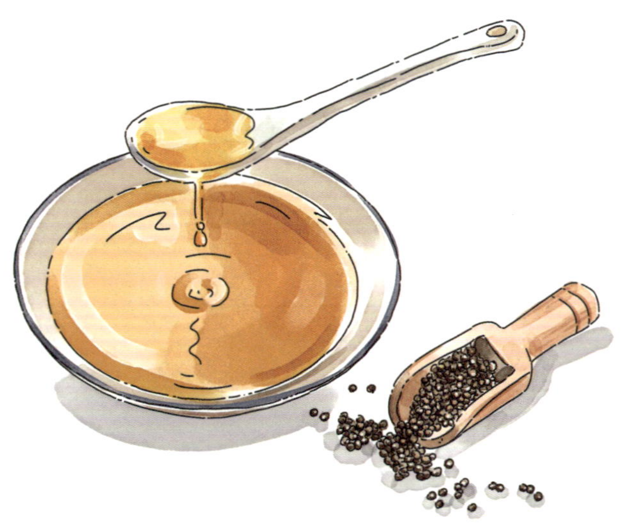

2023年11月·星期四

23

农历十月十一

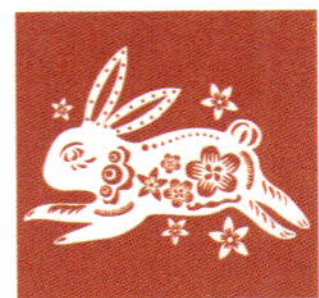

农历癸卯年 兔年

玉米油

玉米油富含维生素 E、矿物质和不饱和脂肪酸，能降低血清中的胆固醇，防止动脉硬化。其中玉米胚芽油中还含有较多的植物甾醇等有助于降低血脂的营养成分，但高温会破坏其中的不饱和脂肪酸，因此玉米油不适合用于油炸，在使用过程中一定注意控制好油温。

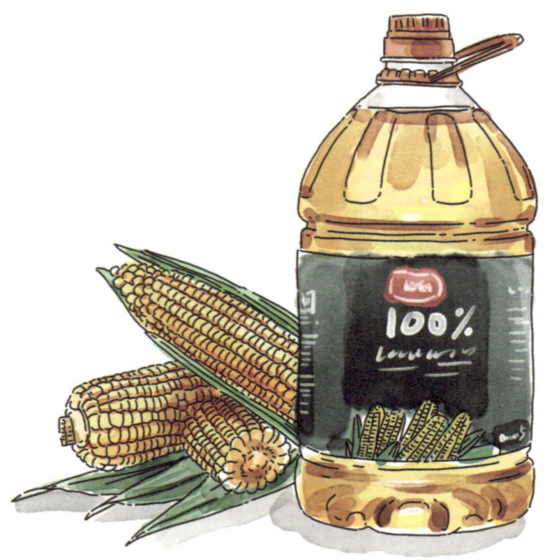

2023年11月·星期五

24

农历十月十二

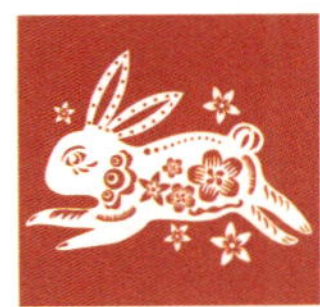

农历癸卯年 兔年

素食人群合理选择烹调油

人体对脂肪酸的需求是多样化的，特别是要满足必需脂肪酸的需要。素食人群易缺乏 n-3 多不饱和脂肪酸，应合理选择烹调油，经常变换植物油种类。

不同食用油中必需脂肪酸的种类和含量不同。注意选择富含 n-3 多不饱和脂肪酸的食用油，如亚麻籽油、紫苏油、核桃油、菜籽油和豆油等。此外，也需根据食用油的耐热性来选择烹饪方式，避免氧化。建议用菜籽油或大豆油烹炒，亚麻籽油、紫苏油和核桃油凉拌。

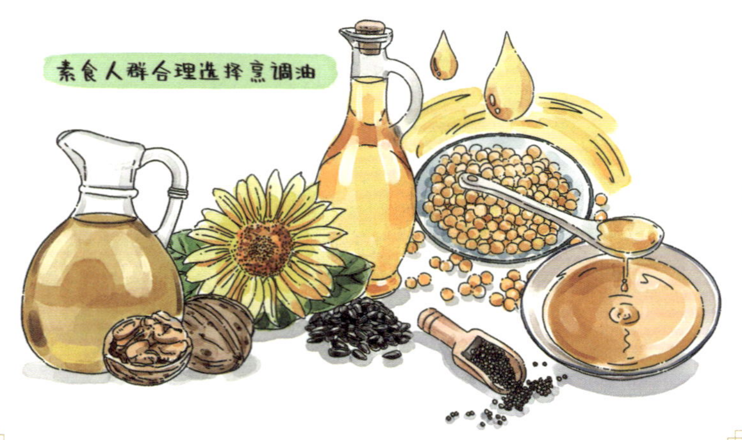

2023年11月·星期六

25

农历十月十三

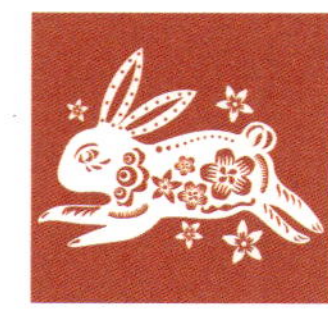

农历癸卯年 兔年

国际素食日

豆油

大豆油脂肪酸结构均衡，含有丰富的不饱和脂肪酸，以亚油酸为主，同时含有多种维生素和矿物质，营养价值相对较高。然而过高的油温会使大豆油氧化聚合产生有害物质，建议家庭烹调时控制好油温。

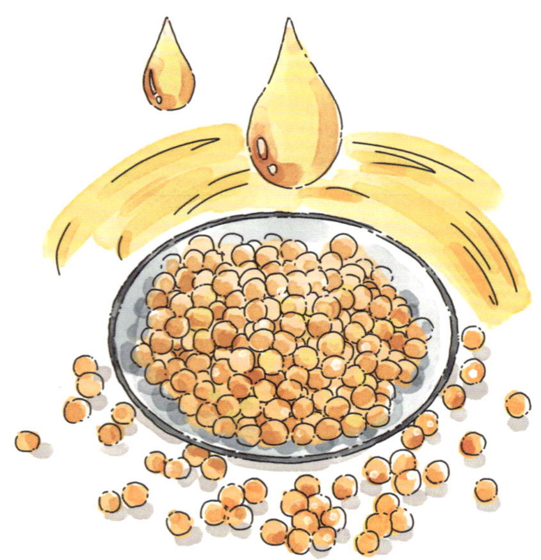

2023年11月·星期日

26

农历十月十四

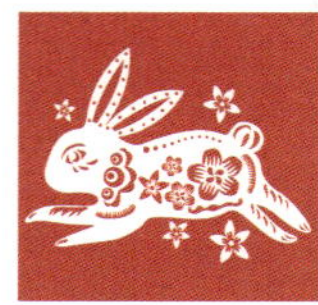

农历癸卯年 兔年

葵花籽油

葵花籽油是从葵花籽中提取的油，其颜色金黄、风味突出。同时还含有大量人体必需的不饱和脂肪酸，以亚油酸为主，具有降低血液中胆固醇水平、保护心血管健康等作用。

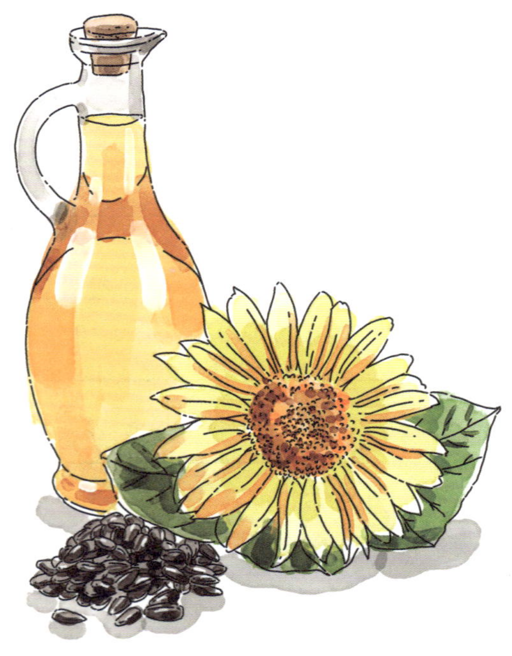

2023年11月·星期一

27

农历十月十五

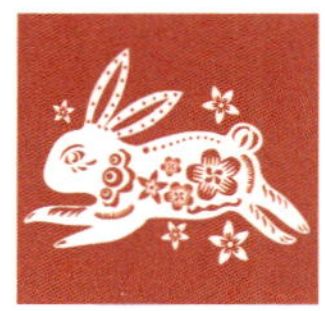

农历癸卯年 兔年

核桃油

核桃油是以核桃仁为原料，经压榨而成的植物油，含有丰富的亚油酸和亚麻酸等多不饱和脂肪酸，脂肪酸结构与其他油类相比更合理，特别适合制作凉拌菜。

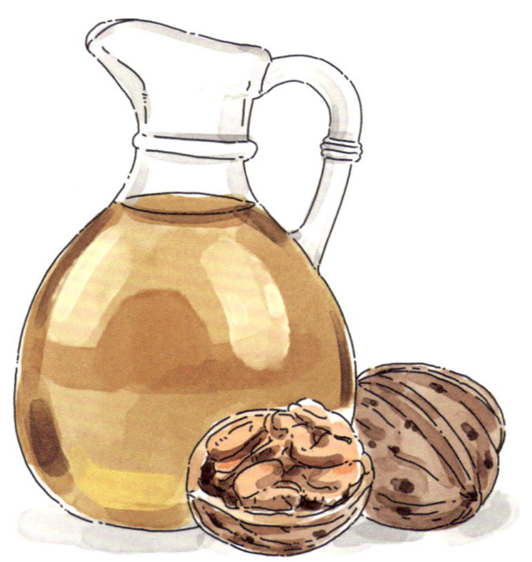

2023年11月·星期二

28

农历十月十六

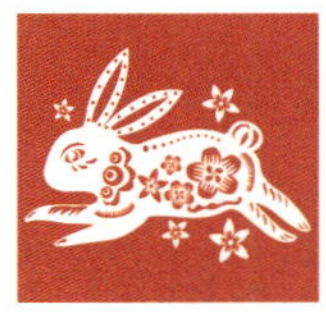

农历癸卯年 兔年

芝麻油

芝麻油也称香油，富含维生素 E 等脂溶性营养素以及钙、铁等多种矿物质，但由于饱和脂肪酸过高导致其脂肪酸结构不合理，不宜过多摄入。

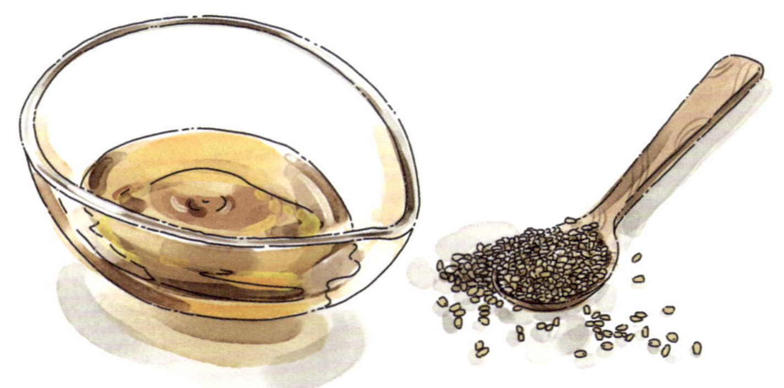

2023年11月·星期三

29

农历十月十七

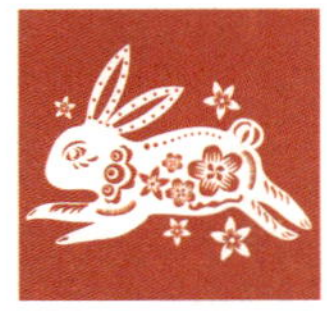

农历癸卯年 兔年

必需脂肪酸

必需脂肪酸是指人体不可缺少且自身不能合成、必须通过食物供给的脂肪酸，在人体内发挥着特殊的营养学作用，包括亚油酸、α－亚麻酸，二者均为多不饱和脂肪酸。必需脂肪酸是磷脂的组成成分，与细胞膜的结构和功能直接相关；是前列腺素合成的前体；也参与体内胆固醇代谢。一般植物油中亚油酸和α－亚麻酸含量均高于动物油，营养价值高。但椰子油中饱和脂肪酸占50% 左右，不作为优选植物油推荐。

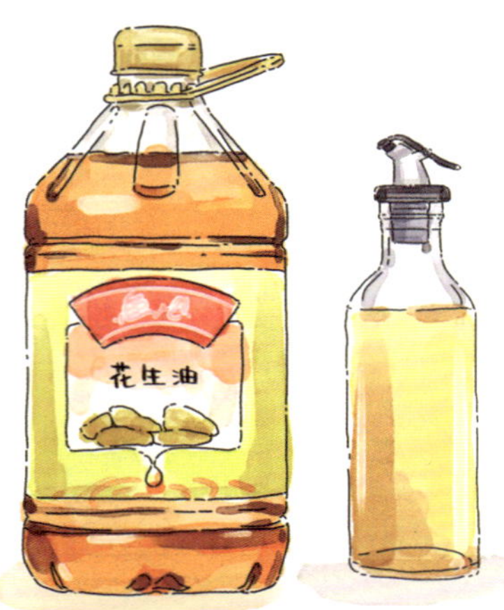

限油不是不吃，推荐成年人摄入烹调油 25~30克/天

2023年11月·星期四

30

农历十月十八

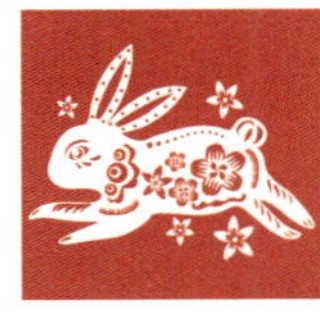

农历癸卯年 兔年

调味品

调味品能增加菜肴的色、香、味，在饮食、烹饪和食品加工中广泛应用，具有去腥、除膻、解腻、增香、增鲜等作用。它的主要功能是提高菜品质量，满足消费者的感官需要，从而刺激食欲。

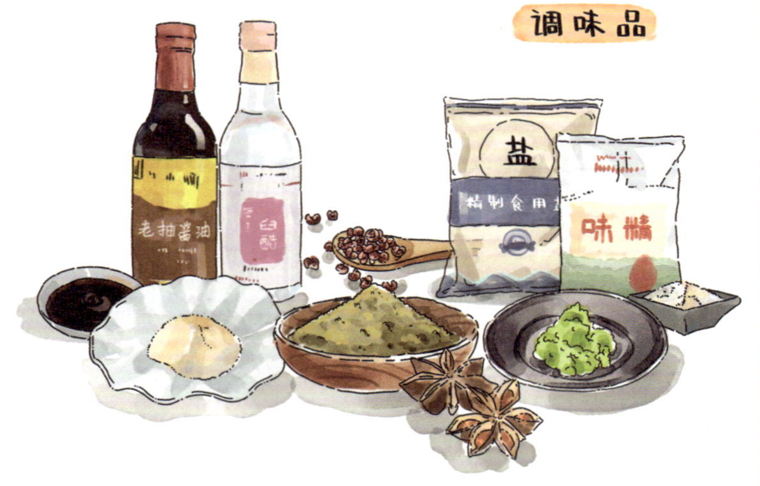

2023年12月·星期五

1

农历十月十九

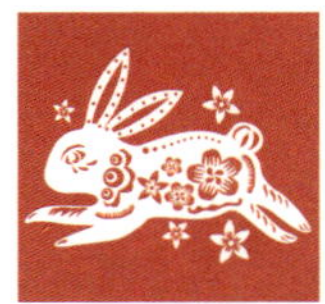

农历癸卯年 兔年

食盐

食盐的主要成分是氯化钠，它是重要调味品之一，用于调制口味和增强风味，还可用于杀菌消毒、护齿、去污等。氯化钠有着重要的生理功能，如参与维持细胞外液的渗透压、调节体内酸碱平衡。但过多的食盐摄入与高血压、脑卒中、胃癌和全因死亡有关。

目前我国居民食盐摄入量较高，在日常生活中要减少食盐摄入，培养清淡口味，逐渐做到量化用盐，推荐每人每天食盐摄入量不超过 5 克。

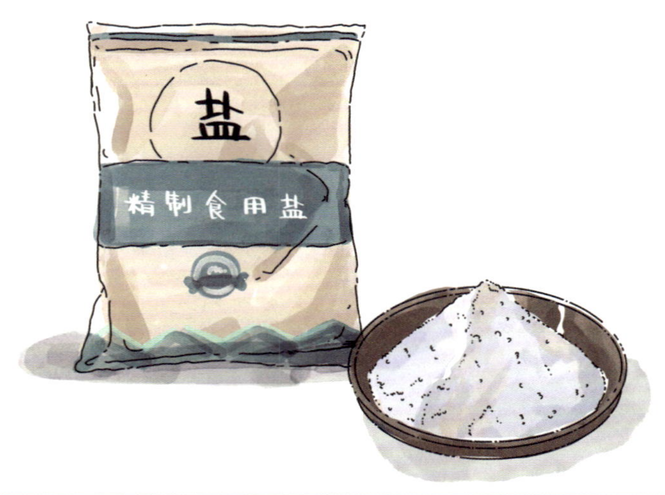

2023年12月·星期六

2

农历十月二十

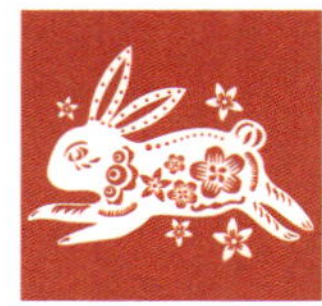

农历癸卯年 兔年

碘缺乏

碘缺乏病是指由于自然环境碘缺乏，人体摄取碘不足所引起的一组有关联疾病的总称。它包括地方性甲状腺肿、克汀病、地方性亚临床克汀病、单纯性聋哑、流产、早产、死胎、先天性畸形等。

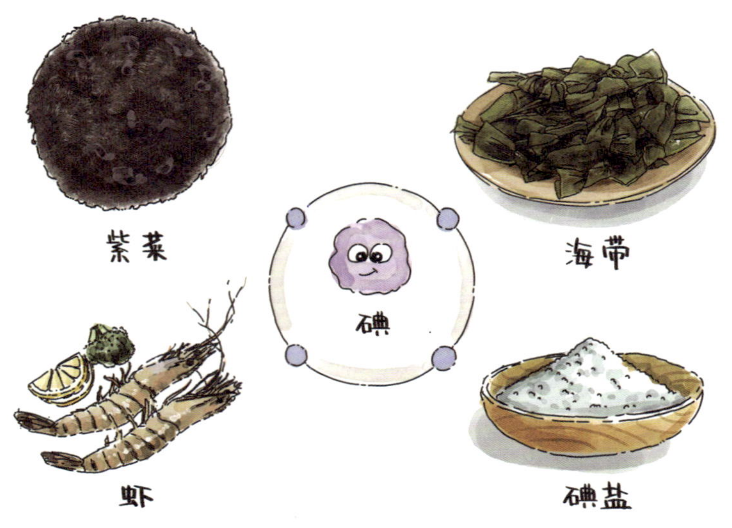

2023年12月·星期日

3

农历十月廿一

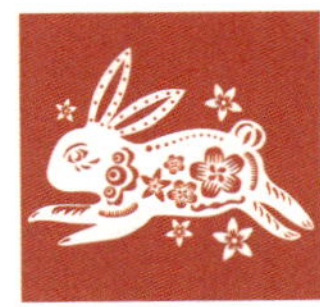

农历癸卯年 兔年

选用碘盐

强化了碘的食盐称为碘盐，食盐加碘是一种持续、方便、经济、生活化的补碘措施，可以有效预防碘缺乏对健康的危害。我国大部分地区水碘含量较低，推荐食用碘盐，儿童青少年、孕妇、乳母尤其要重视。

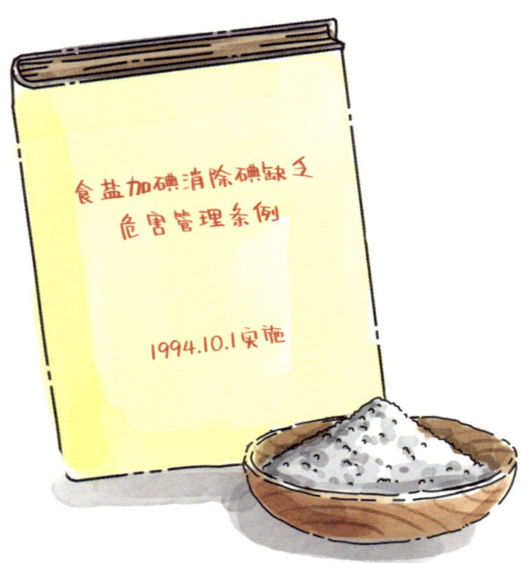

2023年12月·星期一

4

农历十月廿二

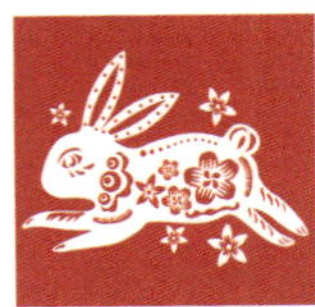

农历癸卯年 兔年

低钠盐

低钠盐是以普通食盐为原料，添加一定量的氯化钾、硫酸镁或氯化镁，来降低普通食盐中钠含量比例的产品，达到减盐不减咸的效果。

低钠盐并不适合所有人，国家规定低钠盐产品应清晰标示“高温作业者、重体力劳动工作者、肾功能障碍者及服用降压药物的高血压患者等不适宜高钾摄入的人群应慎用”。

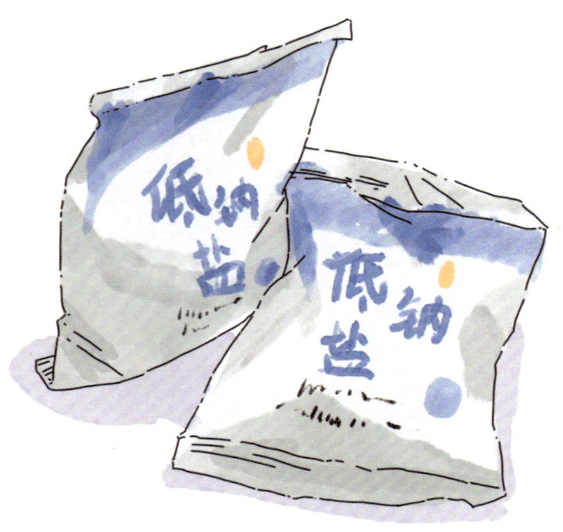

2023年12月·星期二

5

农历十月廿三

农历癸卯年 兔年

亚铁氰化钾

亚铁氰化钾，别名黄血盐钾、黄血盐，是一种浅黄色单斜体结晶或粉末，沸点为 400℃，它作为食盐拮抗剂，是一种合法的食品添加剂，主要用来防止食盐结块。

实际烹饪过程的温度远低于其沸点，因此在烹饪过程中也不必担心亚铁氰化钾会受热分解。

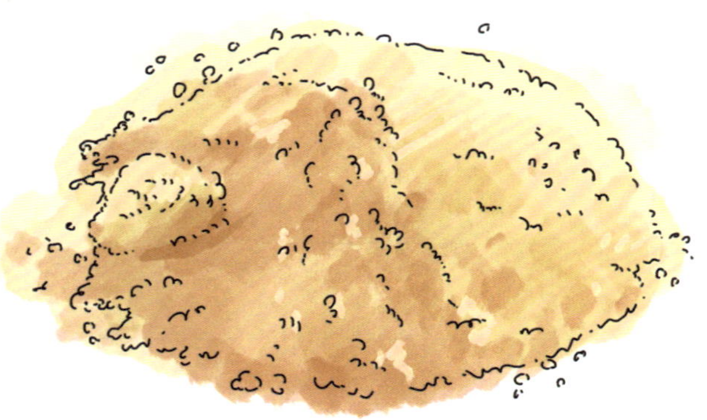

2023年12月·星期三

6

农历十月廿四

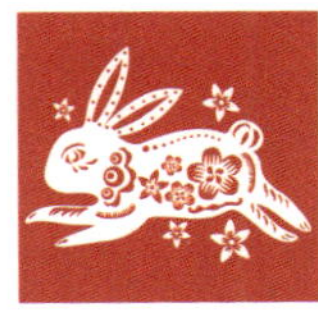

农历癸卯年 兔年

胡椒

胡椒分为白胡椒和黑胡椒两种，白胡椒为成熟的果实脱去果皮的种子加工而成，色灰白，种仁饱满，气味较浓，品质较好。黑胡椒是未成熟而晒干的果实加工而成，果皮皱而黑，气味较淡。

胡椒粉含钠量低，在日常烹饪过程中，可以选择胡椒粉调味替代部分食盐。

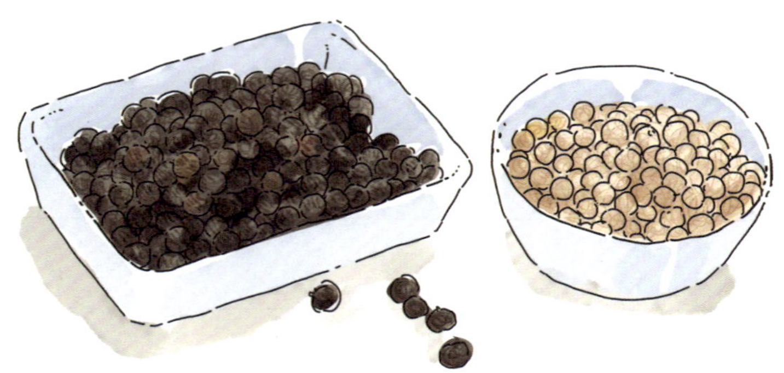

2023年12月·星期四

7

农历十月廿五

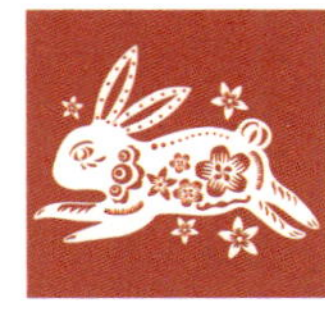

农历癸卯年 兔年

大雪

八角

八角又名大茴香、木茴香、大料，属木本植物。味道甘、香，主要用于动物性食物烹饪中。有时也用于素菜，如炖萝卜、卤豆干等。八角是五香粉中的主要调料，也是卤水中的最主要的香料。

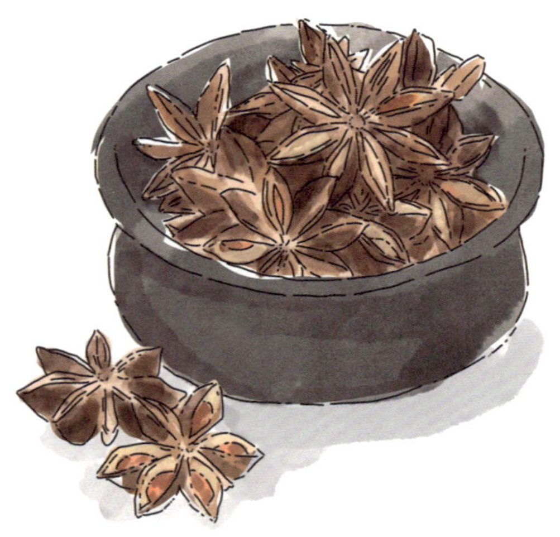

2023年12月·星期五

8

农历十月廿六

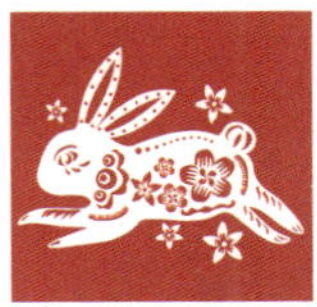

农历癸卯年 兔年

九层塔

九层塔又称鱼香菜、罗勒，因其花呈多层塔状而得名。主要食用部位是叶片、嫩茎（头），当幼苗6～7厘米时就可以开始采收，供凉拌菜或用作香辛调料。

在烹饪过程中善用此类调味料，可丰富菜品的风味，有助于减少食盐、酱油和味精等调味品的使用，减少各类盐的摄入。

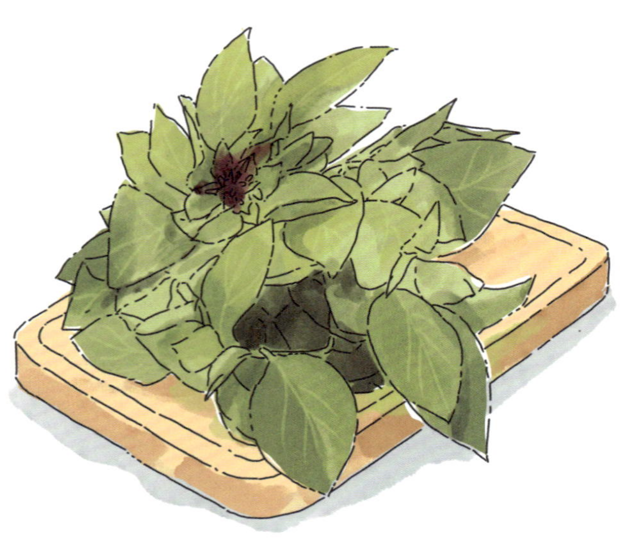

2023年12月·星期六

9

农历十月廿七

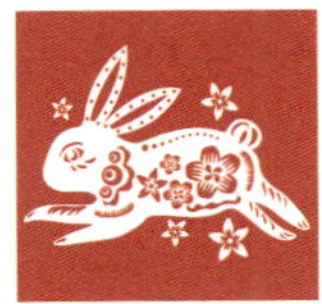

农历癸卯年 兔年

老抽

烹调时添加老抽一般起上色提鲜的作用，尤其是做红烧菜肴或是焖煮、卤味时。要想让菜肴较好上色，可早点把老抽加进去。需要注意的是，老抽不适于点蘸、凉拌类菜肴。开启后可常温保存，冷藏更佳。

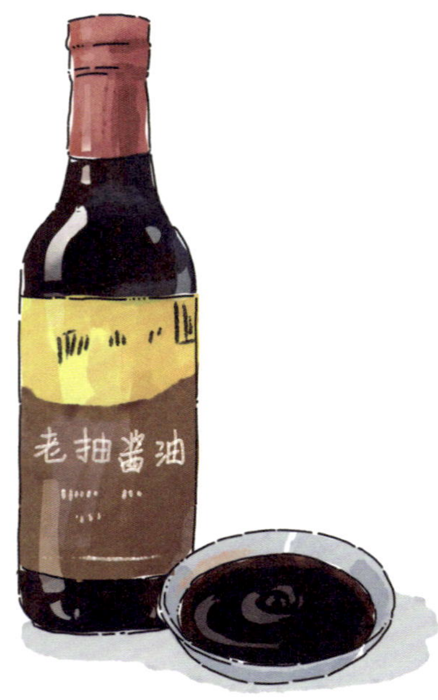

2023年12月·星期日

10

农历十月廿八

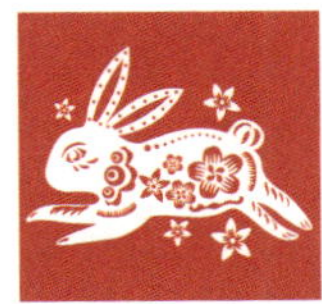

农历癸卯年 兔年

生抽

生抽是以大豆、脱脂大豆或黑豆、小麦或面粉为主要原料制成的，颜色比较淡，呈红褐色，酱香味浓，主要用于调味。生抽口感比老抽略咸，主要用于一般烹调，如炒菜或凉拌菜。

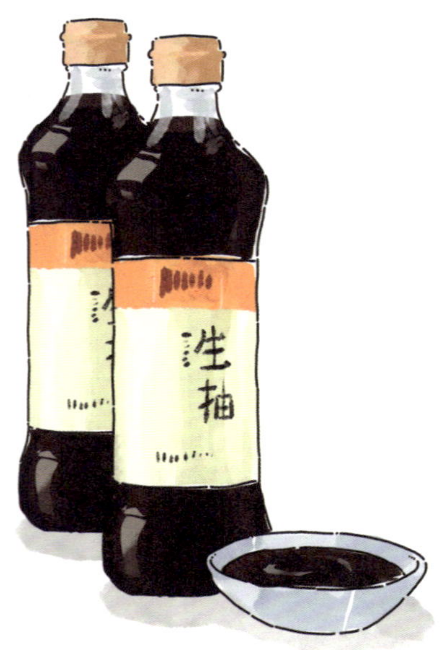

2023年12月·星期一

11

农历十月廿九

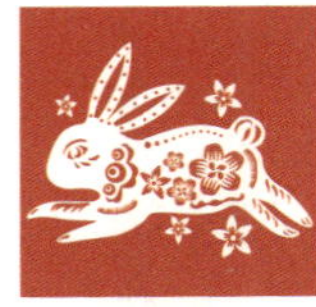

农历癸卯年 兔年

白醋

白醋是烹调的酸味辅料，色泽透亮、酸味醇正，具有保持蔬菜颜色，减少维生素损失，去腥解腻，使肉类软化而鲜嫩等作用。

做菜时，加醋的最佳时间是在两头，即原料入锅后马上加醋及菜肴临出锅前加醋，第一次应多些，第二次应少些。

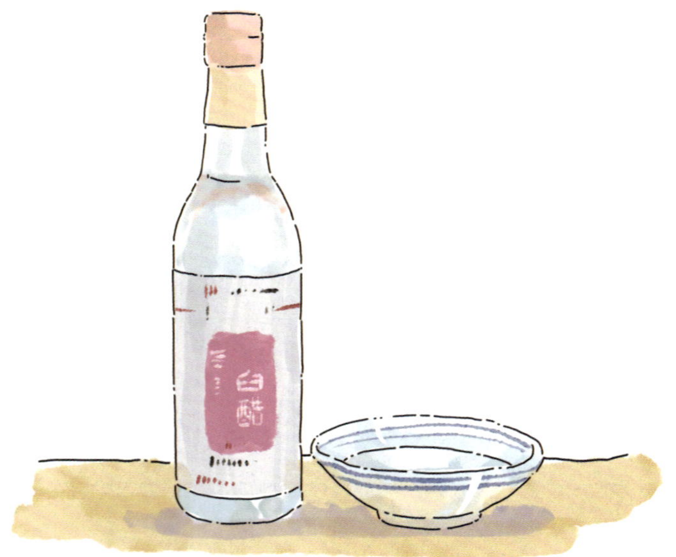

2023年12月·星期二

12

农历十月三十

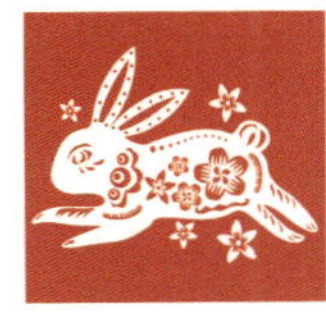

农历癸卯年 兔年

陈醋

山西老陈醋是中国四大名醋之一，素有“天下第一醋”的盛誉。陈醋能去腥解腻，增加鲜味和香味，能在食物加热过程中减少维生素C的损失，还可使烹饪原料中钙质溶解而利于人体吸收。

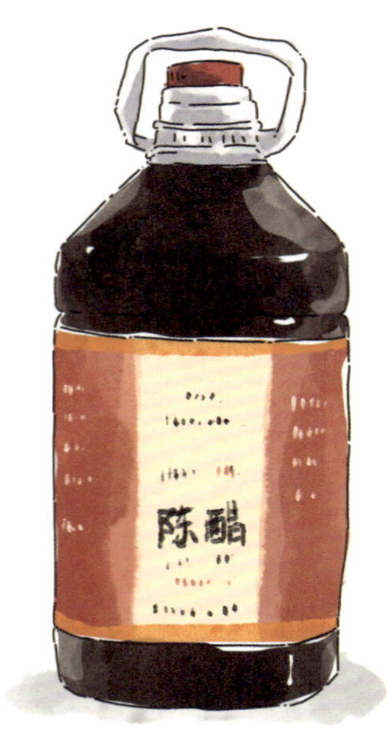

2023年12月·星期三

13

农历十一月初一

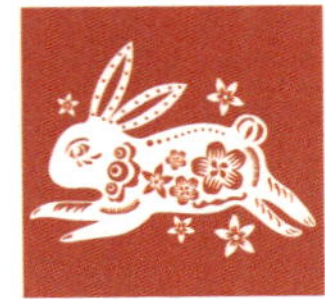

农历癸卯年 兔年

料酒

料酒指烹饪用酒，酒精浓度低（含量在 15% 以下），酯类含量较高，香味浓郁，主要作用是去腥、增香，有助于咸甜等味充分渗入菜肴中。适用于肉、鱼、虾、蟹等荤菜的烹调。但不要放得过多，以免料酒味太重而影响菜肴本身的滋味。

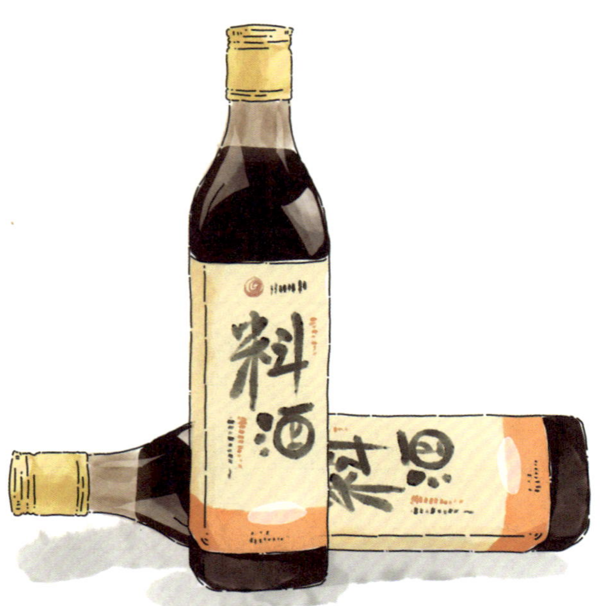

2023年12月·星期四

14

农历十一月初二

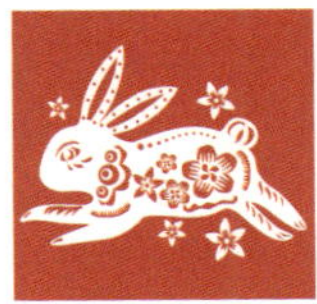

农历癸卯年 兔年

黄酒

黄酒与啤酒、葡萄酒并称世界三大古酒，属于酿造酒。黄酒香气浓郁，甘甜味美，风味醇厚，含有氨基酸、有机酸和多种维生素。黄酒可作为烹调用酒，去腥除膻，是家庭烹调常用调味品之一。

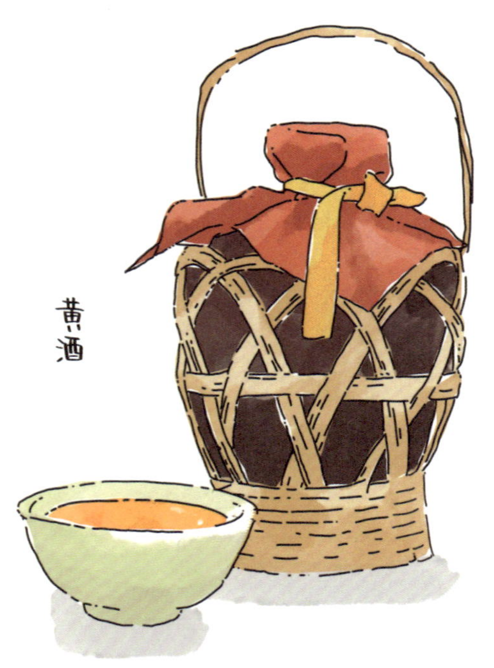

2023年12月·星期五

15

农历十一月初三

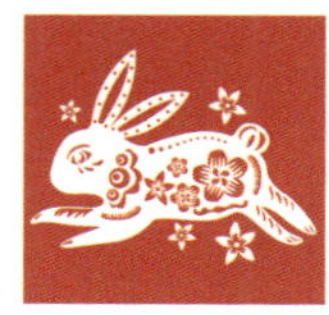

农历癸卯年 兔年

味精

味精是一种家常鲜味调味品，一般以淀粉为原料，采用微生物发酵等方法制成。主要作用是增加食品鲜味。味精中含钠较高，高血压患者要注意适量，可用菌藻等鲜味食材替代。

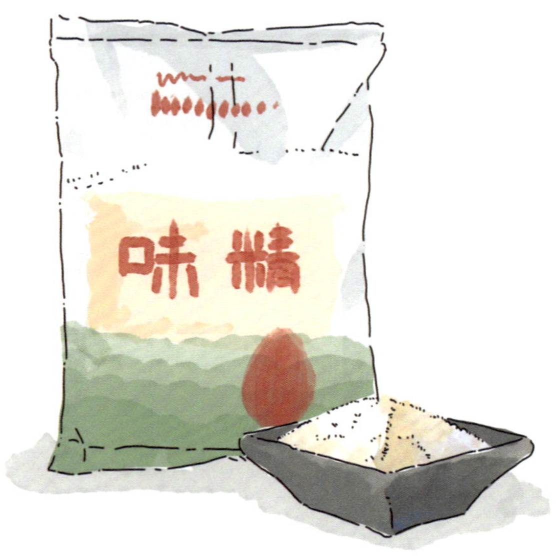

联合国粮农组织及联合国食品添加剂专家委员会规定，每天允许摄取量为每千克体重30毫克。

2023年12月·星期六

16

农历十一月初四

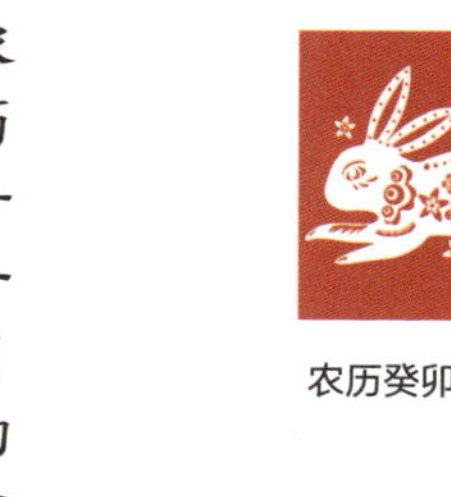
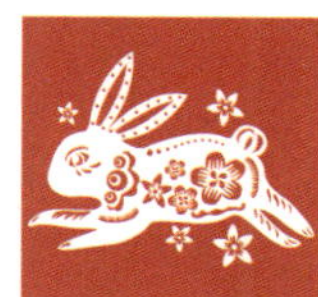

农历癸卯年 兔年

调味酱

调味酱是用于调节各类食品的味道，以满足食用者要求的酱状调味品。包括香菇酱、豆瓣酱、牛肉酱、番茄酱、沙拉酱等。联合国粮农组织提出“一荤、一素、一菇”健康饮食习惯后，菇类即食产品越来越多。但调味酱含有较多隐形盐，不宜多食。

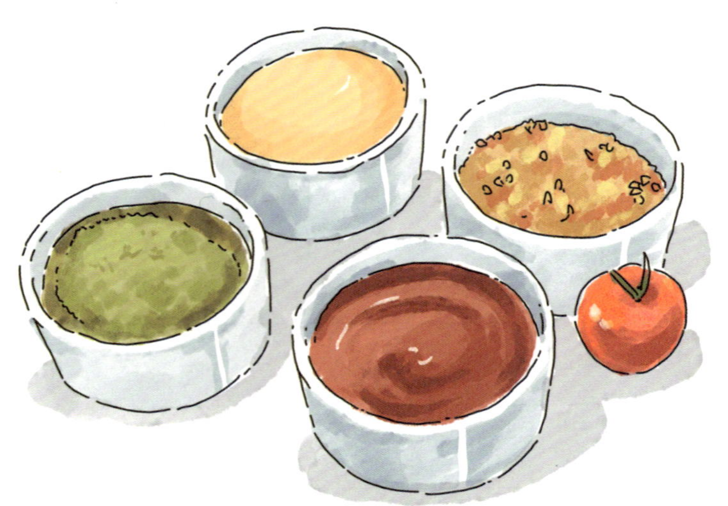

2023年12月·星期日

17

农历十一月初五

农历癸卯年 兔年

常见的隐形盐

调味品和加工食品中常含有“隐形盐”，如酱油、咸菜、酱豆腐等。此外，减盐旨在减钠，谷氨酸钠（味精）、碳酸氢钠（小苏打）等含钠的食品添加剂也属于“躲藏”在加工食品中的“隐形盐”。

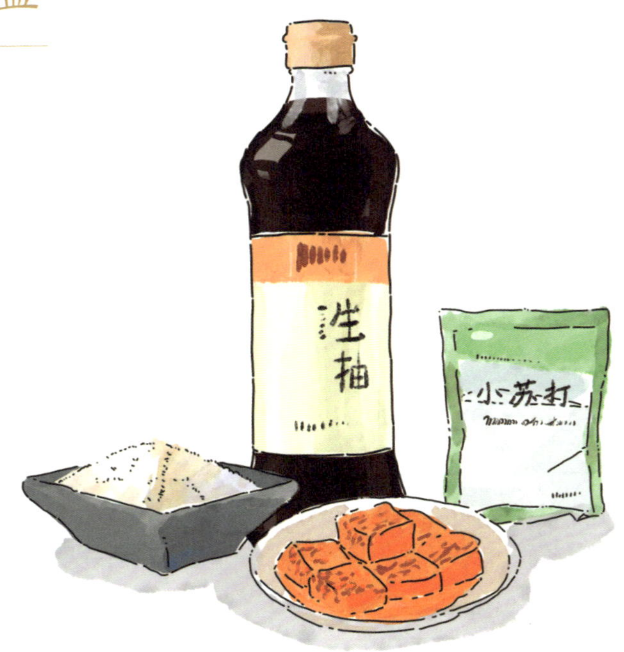

2023年12月·星期一

18

农历十一月初六

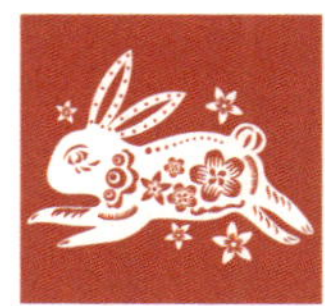

农历癸卯年 兔年

少吃高盐（钠）食品

鸡精、味精、蚝油等调味料含钠量较高，应特别注意。面包、饼干等加工食品吃起来虽然没有咸味，但制作过程中加入了盐；果脯、罐头等腌制、盐渍食品，肉干、酱肉等加工肉制品往往钠含量较高。预包装食品营养成分表强制标识了钠含量，要学会主动阅读营养标签，少吃钠超过 30％营养素参考值（NRV）的食品。

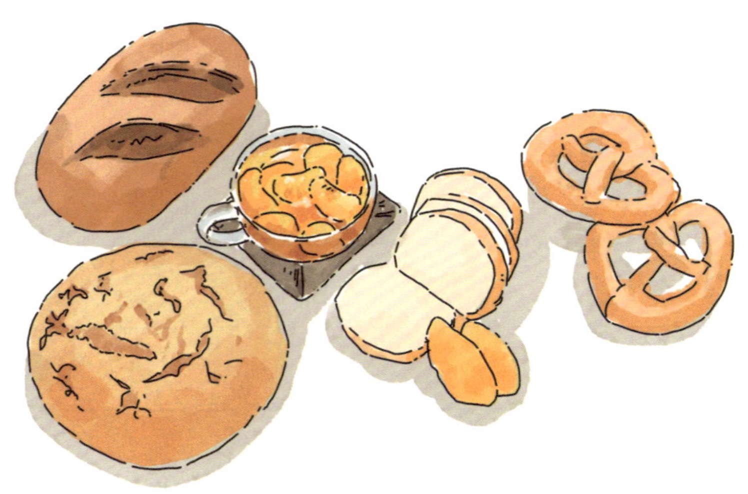

2023年12月·星期二

19

农历十一月初七

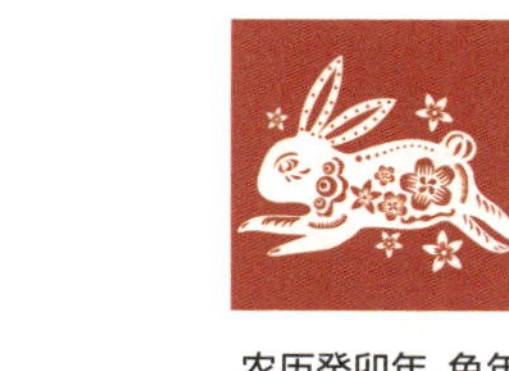

农历癸卯年 兔年

减盐5招

1. 使用定量盐勺，主动关注食盐用量，逐渐培养清淡口味。

2. 烹调时多用醋、柠檬汁、葱、姜等调味，用新鲜食材如西红柿、菌菇等代替酱料。

3. 肉类烹调使用的食盐较多，要适量食用，避免钠、脂肪等摄入过量。

4. 多采用蒸、煮、炖等方式，享受食物本味，不喝或少喝炖肉、炖菜的咸汤。

5. 主动阅读营养标签，关注食物钠含量，少吃高盐预包装食品。

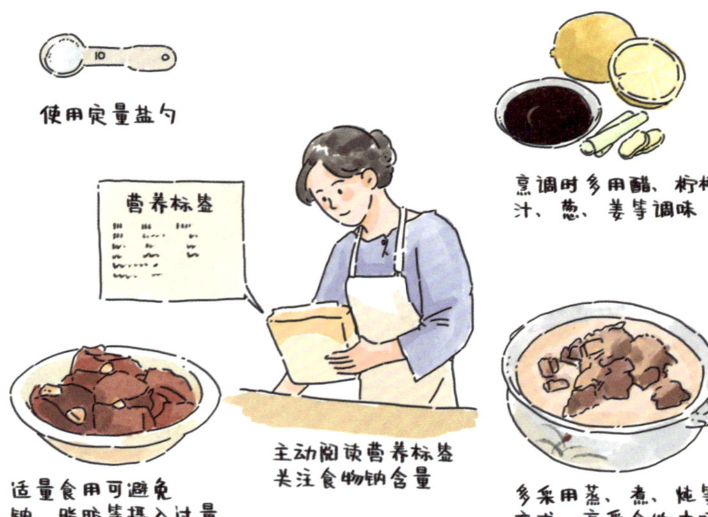

2023年12月·星期三

20

农历十一月初八

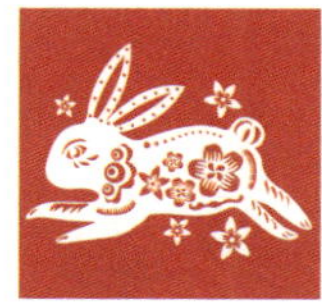

农历癸卯年 兔年

蜂蜜

蜂蜜为蜜蜂采集的花蜜经自然发酵而成的黄白色黏稠液体。纯正的蜂蜜香味浓郁，在温开水或凉水冲泡时口感甜，用较高温度的水冲泡口感会变酸。蜂蜜虽美味，但主要成分还是糖类，不宜多吃。

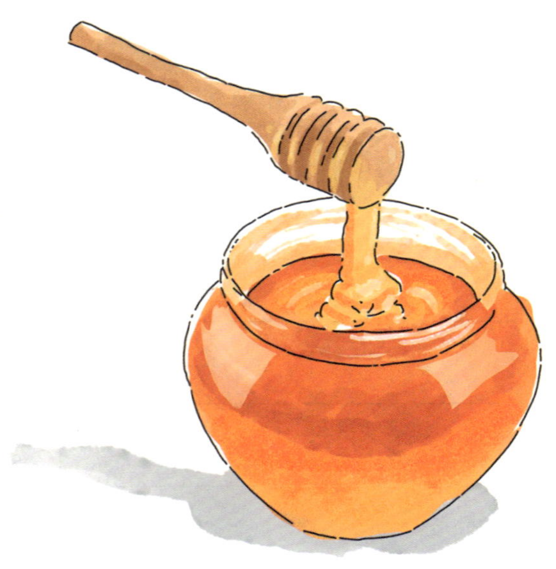

2023年12月·星期四

21

农历十一月初九

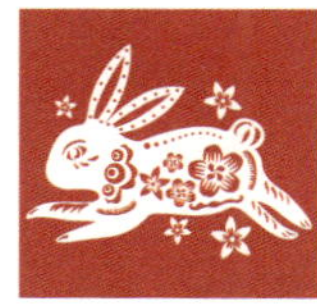

农历癸卯年 兔年

糖

根据我国相关标准的定义，“糖”一词是对单糖和双糖的统称，糖醇不包括在内。单糖包括葡萄糖、果糖和半乳糖等；双糖包括蔗糖、乳糖和麦芽糖等。单糖和双糖都自然存在于植物性食物中，如食用的蔗糖主要是从甘蔗和甜菜中提取。食品烹调和加工过程中使用的糖主要是蔗糖、葡萄糖和果糖。糖是纯能量食物，容易消化吸收，除果糖外，都具有较高的血糖生成指数。

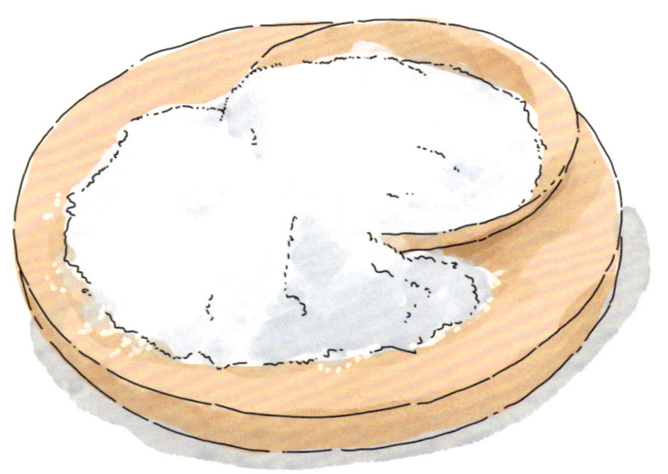

2023年12月·星期五

22

农历十一月初十

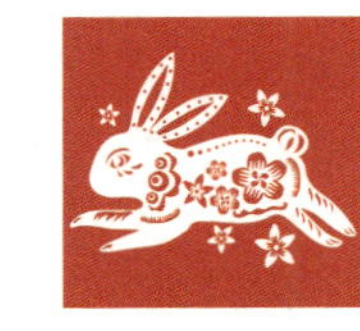

农历癸卯年 兔年

冬至

添加糖

食品生产和制备过程中被添加到食品中的糖及糖浆被称为添加糖，包括白砂糖、绵白糖、果糖、红糖、玉米糖浆等。添加糖来源于加工食品和烹调用糖，如含糖饮料、甜点、甜汤、甜口菜肴等。建议每人每天添加糖的摄入不超过 50 克，最好在 25 克以下。

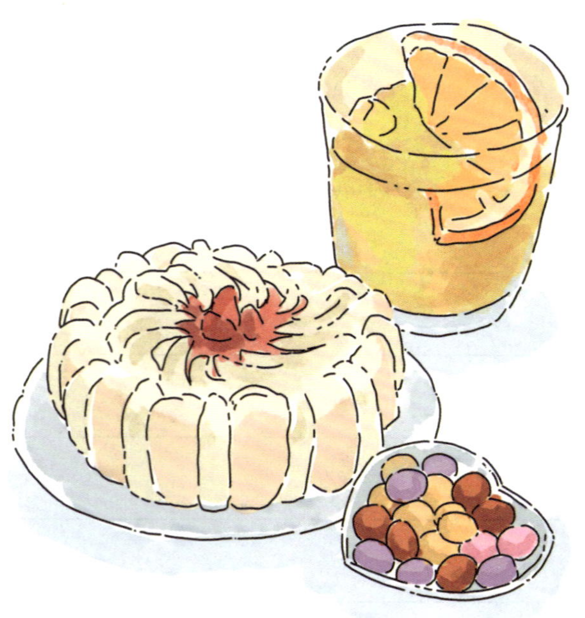

2023年12月·星期六

23

农历十一月十一

农历癸卯年 兔年

什么是『无糖』食品？

按照我国对预包装食品营养标签标识的要求，每 100 克固体食物或每 100 毫升液体食物中糖含量≤ 0.5 克（“0”界限值），就可以宣称是“无糖”。虽然不是一点儿糖都没有，但其实含量低到这个程度，对糖摄入量的影响也几乎和 0 没有区别了，因此可以在标签中直接标示为“0”。

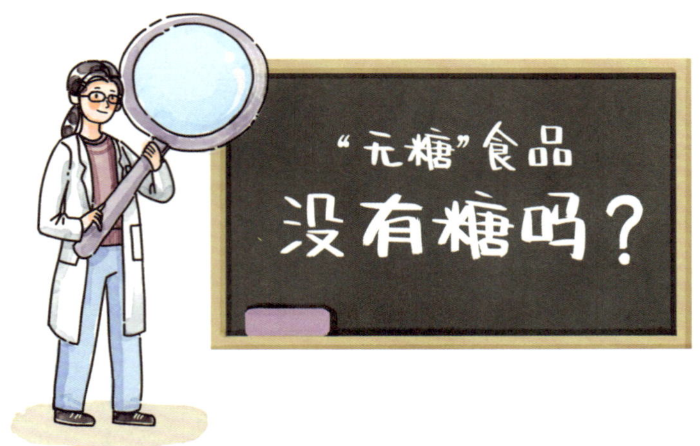

2023年12月·星期日

24

农历十一月十二

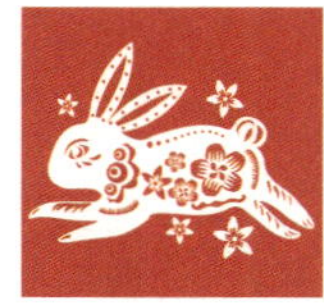

农历癸卯年 兔年

『0糖』食品为什么也甜？

0糖食品中可能会添加一些甜味剂来替代糖，所以就出现了“0糖”，但尝起来依然感觉比较甜的情况。这些甜味剂属于食品添加剂，会在食品标签的配料表中标出，如阿斯巴甜、安赛蜜、甜蜜素、赤藓糖醇等都是。

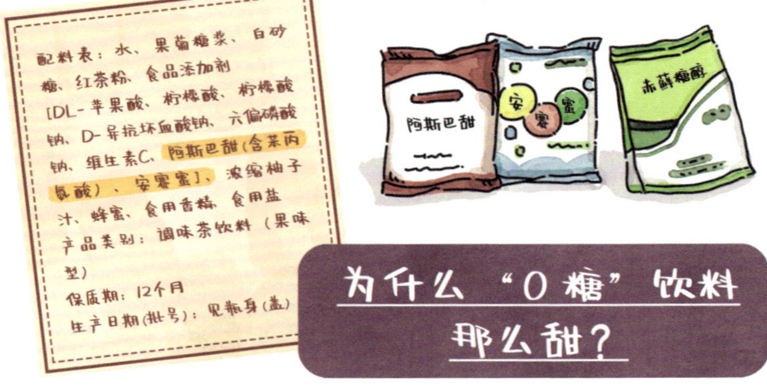

2023年12月·星期一

25

农历十一月十三

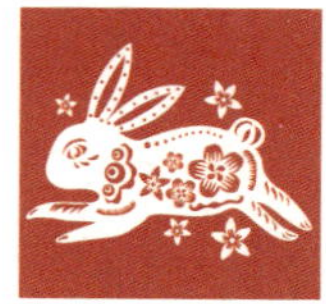

农历癸卯年 兔年

『0添加糖』等于『0糖』吗？

0 添加糖，意味着食品中没有人为地添加额外的糖，如蔗糖、葡萄糖、麦芽糖、蜂蜜、果葡糖浆等。但它和无糖不一样，添加糖不包括食物自带的糖。最常见的“0 添加糖”的例子就是市面上各种果汁。水果本身已经含有果糖，打成汁不用加糖也足够甜了。

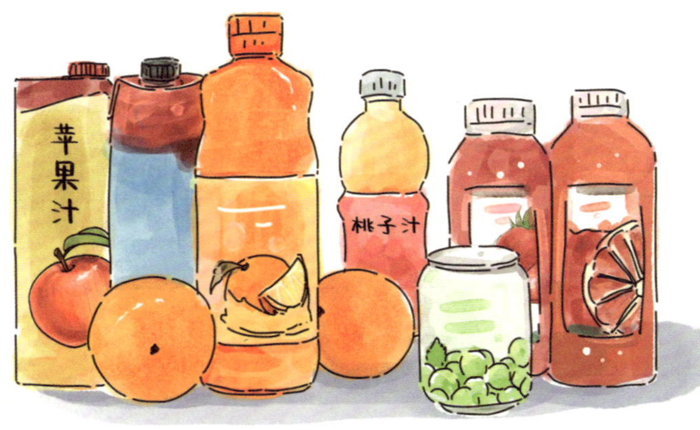

2023年12月·星期二

26

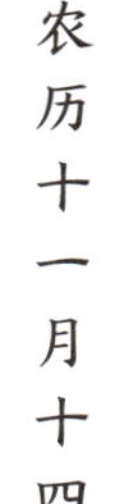

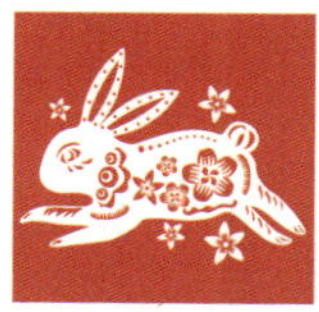

农历癸卯年 兔年

甜蜜陷阱——『0蔗糖』

“0 蔗糖”只能说明该食品不含蔗糖，即没有使用常见的白糖、红糖等。但还是可能会有葡萄糖、麦芽糖、果糖等成分，总碳水和总能量上并没有特别明显的差异。所以选购这类产品要仔细看配料表和营养成分表。

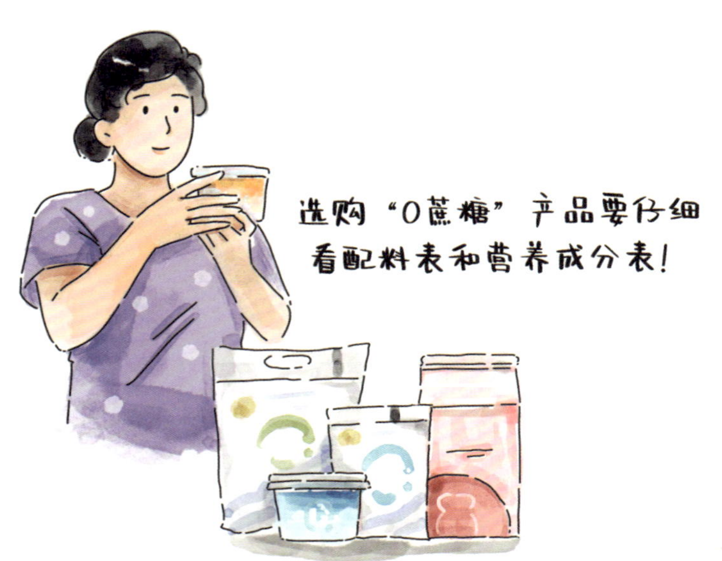

2023年12月·星期三

27

农历十一月十五

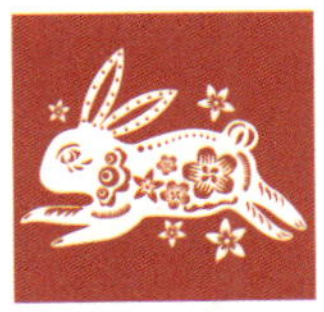

农历癸卯年 兔年

无糖糕点降血糖？

大部分无糖糕点、饼干使用了代糖，如木糖醇、麦芽糖醇、甜菊糖苷、罗汉果甜苷、赤藓糖醇等。但由于其主要原料是小麦粉，仍会在体内转变成葡萄糖被人体吸收，且总碳水化合物、脂肪和能量并不低，糖尿病患者多吃仍不利于保持血糖稳定。

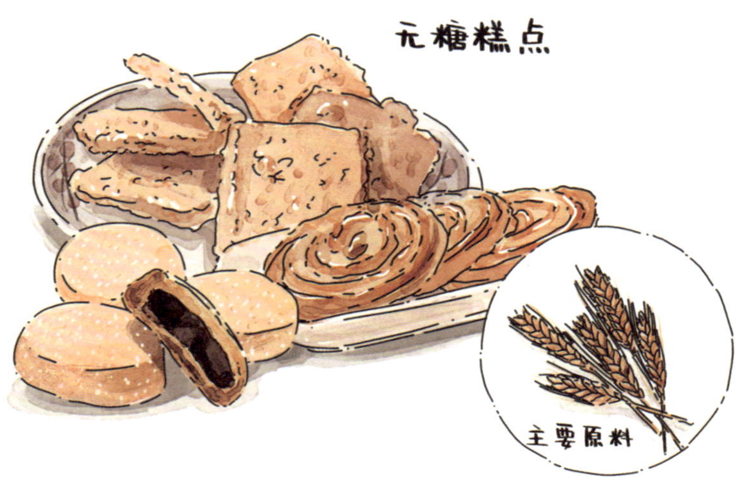

2023年12月·星期四

28

农历十一月十六

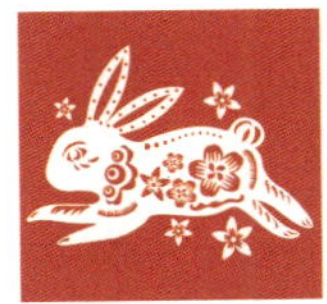

农历癸卯年 兔年

代糖饮料健康吗？

有的代糖几乎不参与糖代谢，也不产生能量，与传统碳酸饮料相比，或许会产生一定的健康益处。但这类饮料同时添加了食用香精等多种食品添加剂，经常饮用易养成“重口味”，增加糖依赖，造成嗜甜的不良饮食习惯，反而摄入更多的糖和能量。另外，研究提示，经常使用代糖可能会扰乱肠道菌群功能及胰岛素分泌。因此代糖饮料浅尝即可，不能代替白开水长期饮用。

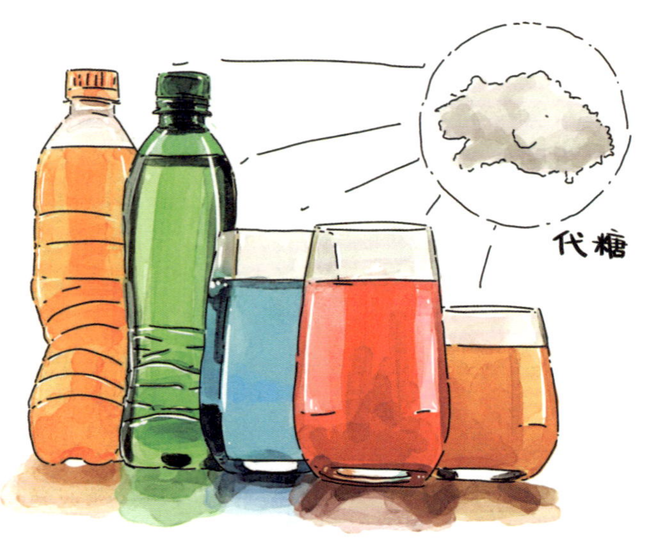

2023年12月·星期五

29

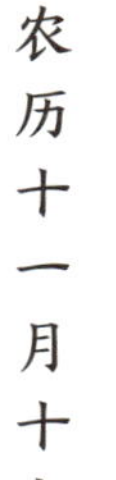

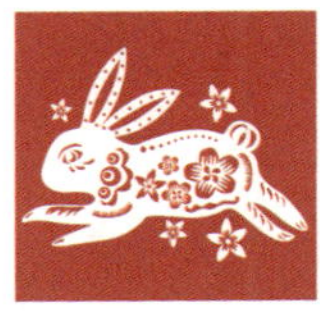

农历癸卯年　兔年

血糖生成指数

血糖生成指数（GI）反映食物中碳水化合物与葡萄糖相比升高血糖的速度和能力，是衡量食物引起餐后血糖反应的一项有效指标。一般而言，食物血糖生成指数 > 70 为高 GI 食物，55 ~ 70 为中 GI 食物，< 55 为低 GI 食物。

食物的血糖生成指数受多种因素影响，包括合理搭配、食物加工、烹调方法及膳食中所含的蛋白质、脂肪和膳食纤维等。

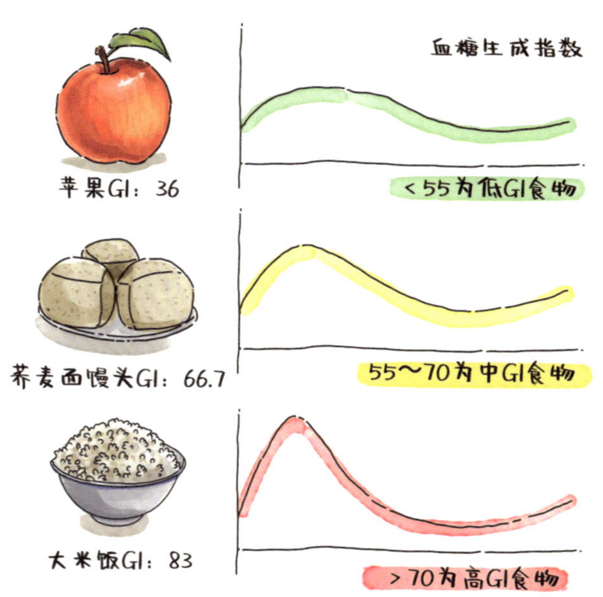

2023年12月·星期六

30

农历十一月十八

农历癸卯年 兔年

血糖负荷

血糖负荷（GL）是用食物的 GI 值乘以每百克或每食用份中所含可利用碳水化合物的量，评价的是一定质量食物引起的血糖负荷（GL）。一般食物的 GI 值是相对固定的，但评价其是否适合食用还要考虑该食物中碳水化合物的比例和食用量。因此，即使某种食物 GI 比较低，摄入量过多时也会对血糖造成严重影响。

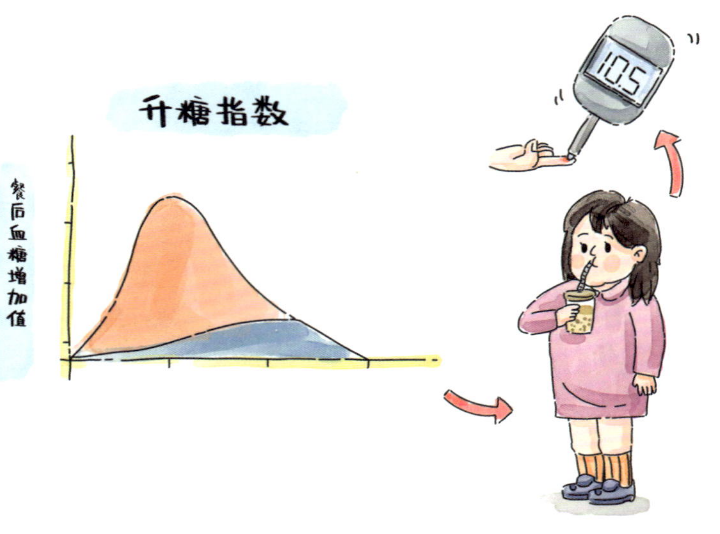

2023年12月 · 星期日

31

农历十一月十九

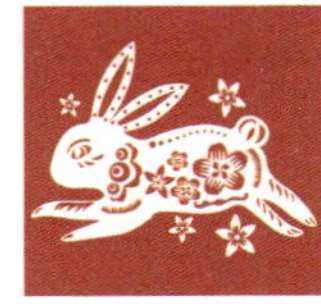

农历癸卯年 兔年

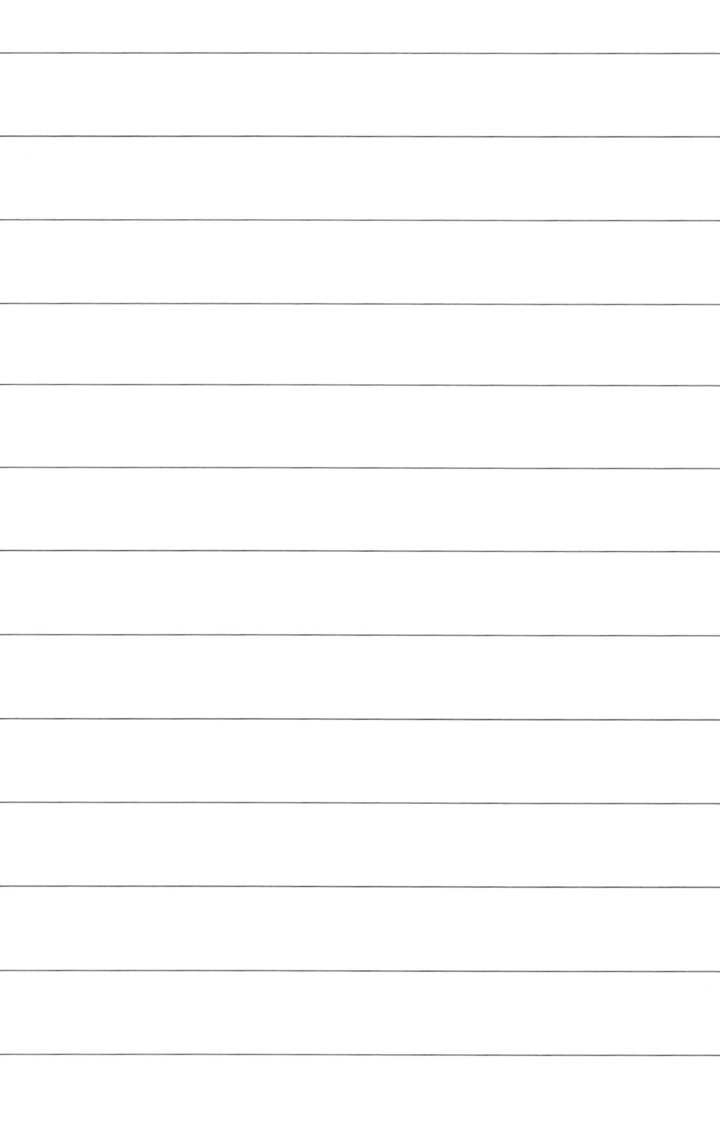